全国中医药高等教育中医骨伤科学专业院校规划教材

骨伤运动医学

（供中医学、中西医临床医学、康复医学、中医骨伤科学等专业用）

主　编

陈　岗（江西中医药大学）

袁普卫（陕西中医药大学）

全国百佳图书出版单位

中国中医药出版社

·北京·

图书在版编目（CIP）数据

骨伤运动医学 / 陈岗，袁普卫主编 . -- 北京：中国中医药出版社, 2024.9

全国中医药高等教育中医骨伤科学专业院校规划教材

ISBN 978-7-5132-8597-1

Ⅰ . ①骨… Ⅱ . ①陈… ②袁… Ⅲ . ①中医伤科学—中医学院—教材②运动医学—中医学院—教材 Ⅳ .
① R274 ② R87

中国国家版本馆 CIP 数据核字 (2023) 第 234156 号

中国中医药出版社出版

北京经济技术开发区科创十三街 31 号院二区 8 号楼

邮政编码　100176

传真　010-64405721

河北品睿印刷有限公司印刷

各地新华书店经销

开本 889×1194　1/16　印张 14.25　字数 352 千字

2024 年 9 月第 1 版　2024 年 9 月第 1 次印刷

书号　ISBN 978 – 7 – 5132 – 8597 – 1

定价　59.00 元

网址　www.cptcm.com

服 务 热 线　010-64405510

购 书 热 线　010-89535836

维 权 打 假　010-64405753

微信服务号　zgzyycbs

微商城网址　https://kdt.im/LIdUGr

官 方 微 博　http://e.weibo.com/cptcm

天猫旗舰店网址　https://zgzyycbs.tmall.com

如有印装质量问题请与本社出版部联系（010-64405510）

全国中医药高等教育中医骨伤科学专业院校规划教材

编审委员会

主　任

孙树椿（中国中医科学院）

委　员（以姓氏笔画为序）

王和鸣（福建中医药大学）

韦贵康（广西中医药大学）

朱立国（中国中医科学院望京医院）

李盛华（甘肃省中医院）

肖鲁伟（浙江中医药大学）

范吉平（中国中医药出版社）

赵文海（长春中医药大学）

郝胜利（中国中医药出版社）

施　杞（上海中医药大学）

郭艳幸（河南中医药大学洛阳平乐正骨学院／河南省洛阳正骨医院）

黄桂成（南京中医药大学）

学术秘书

于　栋（北京中医药大学）

全国中医药高等教育中医骨伤科学专业院校规划教材

《骨伤运动医学》编委会

主　编

陈　岗（江西中医药大学）

袁普卫（陕西中医药大学）

副主编

张　军（中国中医科学院）

王上增（河南中医药大学）

邰东旭（辽宁中医药大学）

汪宗保（安徽中医药大学）

叶丙霖（甘肃中医药大学）

编　　委（以姓氏笔画为序）

邓　伟（长春中医药大学）

毕　衡（云南中医药大学）

刘爱峰（天津中医药大学）

杨功旭（湖北中医药大学）

吴连国（浙江中医药大学）

汪国友（西南医科大学）

汶　希（西安工业大学）

张　霆（上海中医药大学）

欧阳建江（江西中医药大学）

唐占英（上海市中医药研究院）

曹寅生（湖南中医药大学）

学术秘书

欧阳建江（江西中医药大学）

前　言

　　中医骨伤科学系列教材由中国中医药出版社组织全国中医药院校医疗、教学、科研各领域的专家、教授集体编写，供全国高等中医药院校中医骨伤科学专业本科生（包括"5+3"或"5+4"长学制或硕士研究生）使用。

　　中医骨伤科学是在中医理论指导下，研究人体运动系统损伤和疾病的预防、诊断、治疗及康复的一门学科，具有悠久历史和丰富的临床经验，对保障人民健康发挥着重要作用，在国内外产生了巨大影响。随着中医药教育事业的发展，中医骨伤科学逐渐发展壮大，建立了自己的专业，1958年河南省平乐正骨学院成立，开创"中医骨伤科学"专业高等教育先河。1981年福建中医学院（现福建中医药大学）创办中医骨伤科学专业，列入教育部新增本科专业目录，之后全国10余所中医药院校相继成立骨伤系或开办骨伤专业。1989年国家中医药管理局组织全国17所高等中医药院校专家、教授编写了14门中医骨伤科学本科专业系列教材，1990年由人民卫生出版社陆续出版发行。该教材受到各高等中医药院校骨伤专业师生及广大骨伤科医务人员的欢迎，第1版教材印刷多达9次；1998年修订第2版，又多次印刷，共发行数十万册。20世纪末，中医骨伤本科专业一度停办。根据中共中央、国务院《关于促进中医药传承创新发展的意见》精神，加强中医优势专科建设，做优做强骨伤等专科专病，2019年教育部恢复中医骨伤科学本科专业。

　　2018年6月召开的新时代全国高等学校本科教育工作会议提出"以本为本，四个回归"，要求以人才培养为本、以本科教育为根、以教材建设为粮，由此可见教材编写的重要性。根据教育部颁发的中医骨伤科学专业目录、培养目标与要求，中国中医药出版社组织全国中医骨伤界专家组成教材编审委员会及各门教材编委会，按照教学大纲要求，出版社与编审委员会要求各位编委必须具备责任意识、质量意识及精品意识，认真进行教材编写，力求使这套教材保持中医特色和中医理论的科学性、系统性、完整性；继续坚持"三基、五性、三特定"的教材编写原则，注重理论联系实际、保证点面结合、实现整体优化，以确保教材质量；正确处理继承与发展的关系，在教材内容的深广度方面注意教学的实际需要和本学科发展的新进展；同时尽量减少各门教材内容的不必要的重复和脱节，以保证中医骨伤科学专业教学计划顺利实施。

　　本系列教材供五年制本科生使用的有《中医骨伤科学基础》《骨伤解剖学》《骨伤影像学》《中医正骨学》《中医筋伤学》《中医骨病学》《创伤急救学》《骨伤手术学》8门；供"5+3"或"5+4"长学制或硕士研究生使用的有《中医骨伤学发展史》《骨伤科古医籍选》《骨伤方药学》《骨伤科生物力学》《实验骨伤科学》《骨伤运动医学》《中医骨伤康复学》7门，共15门。由于现代科学技术发展迅速，中医骨伤科学新理论、新技术、新疗法不断产生，为了适应形势发展的需要，新教材既要传承中医骨伤精粹，又要充分吸收西医学新成果，以期培养出高层次中医骨伤专业人才。

在新的历史时期，各位编委遵循中医药发展规律，守正创新，充分发挥中医骨伤科学防病治病的独特技术优势，不负众望，精益求精，认真编写好各门教材。由于本系列教材建设工程浩大，同时时间紧迫，编写过程中难免有疏漏之处，希望各院校中医骨伤科学专业师生在使用过程中及时提出宝贵意见，以便今后进一步修订提高。

《全国中医药高等教育中医骨伤科学专业院校规划教材》编审委员会

2020 年 9 月

编写说明

　　骨伤运动医学是一门将中医骨伤科学与运动医学相结合的综合性应用交叉科学,是中医骨伤科学的重要组成部分。20世纪初随着竞技运动的蓬勃发展,运动损伤的防治得到体育界及医学界的逐步重视,一门完整的、有理论基础的独立学科——运动医学,随之诞生。运动医学在我国的发展相对较慢,体育院校及部分医学研究所开展了运动医学的临床工作和相关教学工作,但是在医学院校,特别是中医药院校的相关基础与临床研究及教育开展却寥寥无几。运动医学作为体育院校开设的主干课程,教材从20世纪60年代编写及不断修订而成型,至今仍在体育院校中使用,但授业的主要对象是从事体育工作的相关人员。随着我国开展全民健身运动,运动损伤患者在普通民众中的数量不断增多,很多医务人员已参与治疗当中,全国各大医院运动医学科逐步从骨科中分化出来,但经过专业学习和培养的医务人员,仍缺乏一定的人文素养,特别是中医药院校中医骨伤运动医学方面的教学和教材更显不足。当前运动医学发展极为迅速,最新运动医学理论与相关技术日新月异,目前全国医药高等教育使用的《运动医学》教材已经不能满足于单一的体育竞赛运动教育模式,以中医骨伤科学为主要学科知识交叉渗透的骨伤运动医学的教育与临床应用学科亟待开启与更新。

　　为适应新形势下我国中医药高等教育中医骨伤科学专业人才培养的需要,响应党和国家倡导的"健康中国2030计划"国家重大政策,切实落实中医骨伤科学专业规划教材建设,让运动医学更好地服务于社会,本教材拟根据国际运动医学联合会关于运动医学的定义结合中医骨伤特色诊治技术而进行编写。教材尽可能突出中医元素,将中医方法融入处理运动损伤及保健康复出现的医学问题,以适应中医运动损伤骨伤科医生的教育需求。同时,该教材符合教育部对五年制本科和长学制("5+3"或"5+4")中医骨伤科运动医学人才的培养要求,突出中医骨伤科学专业特点,充实现代骨科学的相关知识和技能,注重增加自主学习及实践的内容,在满足中医学专业通识教育要求的同时,又能满足中医执业医生的临床应用需求。

　　本教材坚持正本清源,突出中医特色,强化中医思维与住院医生规范化培训、执业医生资格考试接轨等编写原则,经过充分讨论,确定了教学大纲、教学内容和编写体例,在此基础上进行编写。

　　本教材分上、中、下三篇,共11章。上篇由张军、欧阳建江、唐占英、张霆、杨功旭编写,介绍骨伤运动医学科发展简史、特点、研究任务及范畴,运动生物学基础,运动医学监测,中医药在运动医学中的运用,以及运动伤害相关概念与应用;中篇由王上增、邰东旭、叶丙霖、毕衡、吴连国、汪国友、刘爱峰、曹寅生编写,重点介绍上肢、下肢及脊柱运动损伤疾病的临床诊治及研究动态;下篇由汪宗保、汶希、邓伟、唐占英编写,重点介绍医疗体育、运动损伤康复及运动保健相关理论与应用。教材统稿、审稿工作由陈岗、袁普卫负责。本教材的编写目的是使中医药院校和体育院校的学生掌握骨伤运动医学基本理论、运动伤害、运动损伤和运动康复保健知识，为从事中医骨伤临床和防治体育运动损伤打下坚实基础，可供中医药院校中医学、中西医临床医学、康复医学、中医骨伤科学等专业学生，以及体育院校运动预防与康复保健等专业学生使用，也可供骨伤科临床相关交叉学科的医务人员参考。

本教材的编写得到了全国各高等中医药院校的大力支持，更得到国家中医药管理局教材办公室和中国中医药出版社领导与编辑的大力支持，在此一并表示衷心感谢！若有不足或疏漏之处，诚望各院校师生和广大读者提出宝贵意见，以便今后进一步修订提高。

《骨伤运动医学》编委会

2024 年 6 月

目 录

上篇 总论

第一章 骨伤运动医学概述

骨伤运动医学是中医骨伤科学的综合性应用学科，研究范围广，包括医学科学和体育科学，主要研究骨与关节系统的运动损伤及疾病诊治和预防。近年来，随着骨伤科学亚学科的细分，针对运动系统损伤和疾病特点的骨伤运动医学在不断发展。骨伤运动医学总结了我国历代医家防治运动损伤的经验和成就，吸收西医学运动损伤的先进治疗理念和运动防护知识，在防治运动损伤及促进全民健康方面发挥了重要作用。

第一节 运动医学发展简史

一、运动医学的起源及成就

运动医学是一门历史悠久而又年轻活跃的学科。在远古时代，生存环境恶劣，外出捕猎和部落之间的战争需要健壮的运动功能和搏斗技巧。为了获得更多的食物和增强部落实力，人们逐步进行一些体育运动及体能竞赛，以提高生存能力，由此积累了一些防治运动损伤的医疗方法。

（一）古代运动医学的发生与发展

运动医学的发生发展始终围绕着体育运动，理论起源于体育运动时肢体损伤的防治思想及竞技能力的提高。据文史资料记载，古希腊的体育运动竞技是在宗教庆典仪式时举行，是力量与神的象征。公元前 776 年，伯罗奔尼撒的统治者——伊菲图斯，努力将宗教与体育竞技合为一体，改进了宗教仪式，并逐步大规模进行每四年一次的体育竞技盛会，由此而诞生了古代奥运会。随着奥运会的发展及盛行，为了预防运动中的意外伤害，运动医学最初的理论与实践雏形逐步形成。著名的古希腊医生希波克拉底被誉为"医学之父"，他在著作中把体育锻炼列为治疗疾病的重要方法之一。公元 2 世纪，盖伦医生主要的工作就是救治斗牛士们竞技时的伤害疾病，此后从事运动医学科的医生数量逐步增加，实现了运动保健向运动损伤疾病防治的发展。随着运动医学的逐步发展，人们对人体组织运动损伤疾病的病因、病理的认识逐步深入。

（二）现代运动医学的发展与进步

1. 关节镜的兴起与技术发展　关节镜的设计理念来源于膀胱内镜的临床应用。19 世纪初，膀胱镜是以蜡烛为光源，通过一根管子作为导光装置将蜡烛的光线引入患者的膀胱，用另一根管道进行窥视和检查。直至 1880 年，爱迪生发明了白炽灯，解决了内镜光源的难题，此后膀胱内镜逐渐成为泌尿外科的重要检查工具之一。随后人们逐渐将其应用到人体没有开口于体腔以外的封闭体腔，即将内镜通过非自然孔道进入封闭体腔进行检查，由此检查关节内结构的关节镜随之问世。最早的关节镜医生是来自丹麦的奥尔胡斯（Severin Nordentoft），他在 1912 年率先提出用集成镜观察膝关节内部，但并未被广泛应用于临床。日本东京大学的高木宪次对关节镜的发明、应用和发展作出了突出贡献，他在 1919 年利用直径 7.3mm 的膀胱镜在世界首次成功为患者实施了膝关节镜检查，1931 年膝关节镜（高木 1 号镜）问世，高木宪次的学生渡边正义一直从事关节镜事业，并不断改进设备，使关节镜的直径不断缩小，观察视角逐渐增大。随着冷光源和光导纤维的出现及发展进步，关节镜的结构设计臻于完善，加之关节镜下检查与手术成套器械的发展无疑又推动了关节镜外科的进步，关节镜手术技术也逐步普及应用于运动医学损伤的诊断与治疗。

2. 近代运动医学的学科发展　运动医学独立成为理论基础及实践技能较为完善的学科，始于 20 世纪 20 年代。1928 年在瑞士的圣莫里茨成立了国际运动医学联合会，该组织的成立加强了各国运动医学学会、临床医生和科研人员的交流，有效促进了运动医学的研究、教育和临床实践，改善了各年龄群体的健康与运动能力。至 20 世纪 50 年代以后，运动医学进入一个高速发展的时期，欧美一些国家建立了运动医学中心和研究所，很多大学开展了运动医学的学科教育，逐步开始研究运动医学的内涵，以提高运动员的技能及运动损伤的防护。1974 年，国际关节镜协会（the international arthroscope association，IAA）在美国费城成立，日本渡边正义任首届协会主席，该协会的宗旨和目的是在全世界范围内培养和提高关节镜医生的水平和传播关节镜技术，极大地促进了运动医学的理论完善及关节镜技术在国际上的应用发展。

3. 现代运动医学临床实践的进步　21 世纪，现代运动医学理论逐步得到完善，研究涉及领域包括运动生理学、运动生物力学、运动营养学、运动创伤学、运动心理学。运动医学专科具有多学科交叉的综合性基础和实践应用能力较强等特征，专业人员临床实践领域分布于体育系统、卫生系统、教育系统及部分健身机构等，为更好地服务人民运动健康提供了发展契机和就业保障。随着生物医疗及医疗器械的发展，关节镜技术应用得到了广泛开展，由最初应用于临床较为简单疾病治疗，逐步广泛应用于肩、肘、腕、髋、膝、踝等关节疾病的治疗，并取得较好的临床疗效。关节镜的临床普及应用促进了运动医学跨越式进步（图 1-1）。

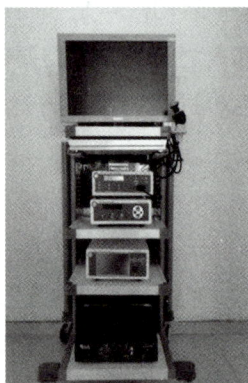

图 1-1　关节镜系统

二、中国运动医学发展史

（一）古代中国运动医学实践的形成

中医是人类历史上特有的传统医学，蕴含了中华民族祖先的唯物理论思想和古代人文科学精髓。《素问·四气调神大论》曰："圣人不治已病治未病；不治已乱治未乱。"其强调了未病先防、既病防变的中医思想。我国运动医学贯穿于中医学的发展历程中，纵观中医学的发展史，有很多与运动相关的防病体操及治疗疾病的方法，如东汉末年华佗通过观察动物的活动创建了"五禽戏"（图1-2）；西汉末年《黄帝内经》有导引术和按摩的记载；宋代"八段锦"的创建（图1-3），对我国运动医学的主导康复思想有很重要的指导意义；明代出现"易筋经"（图1-4），古本易筋经中介绍了许多捶打、揉摩、服药、药水熏洗与呼吸相结合的方法，以及肢体运动的方法。这些运动体操通俗易懂、实践有效，很快被患者及古代医家所推崇，促进了我国运动医学的发展。

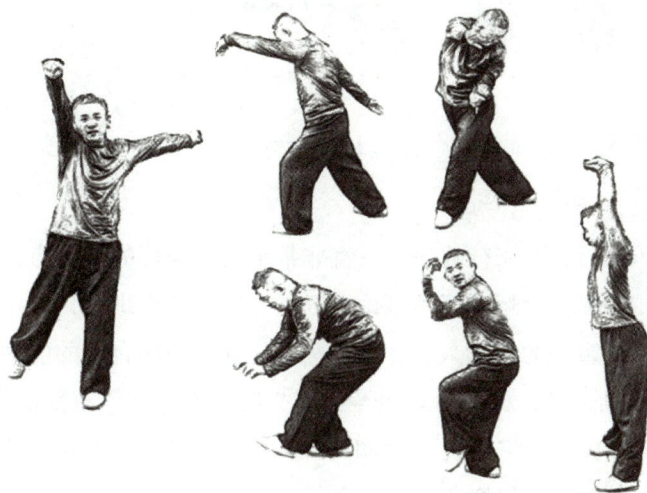

图1-2　五禽戏

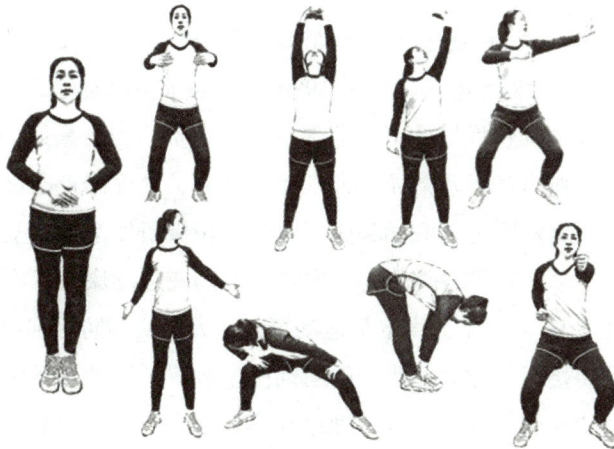

图1-3　八段锦

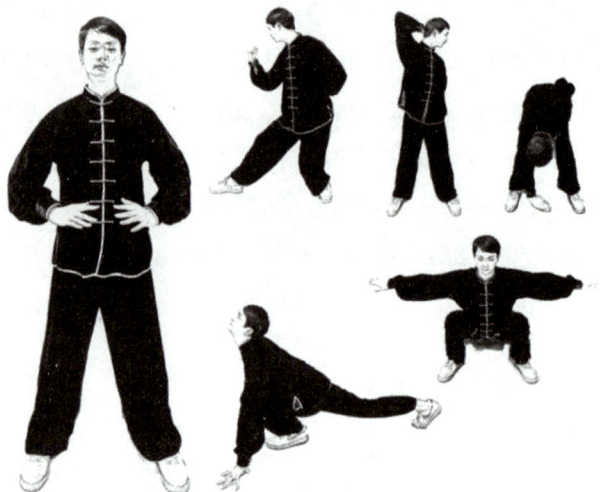

图 1-4 易筋经

（二）现代中国运动医学的发展

中华人民共和国成立后，国家行政部门一直非常重视中医药的传承与发展，大力开展了对中医学的整理与研究，许多古代运动医学理论逐渐被发掘和整理出来，应用于医疗中。随着我国经济的飞速发展和体育事业的蓬勃兴起，运动医学作为一门综合性的应用学科，在保证运动员健康、防止运动员运动损伤、提高运动员竞技能力等方面发挥着重要的作用。自 1955 年以来，我国各体育学院与部分医学院建立了运动医学教研室，如 1958 年国家体育运动委员会（现国家体育总局）建立了体育科学研究所，并设立了运动医学研究室；1959 年，北京医学院（现北京大学医学部）建立了运动医学研究所，是我国第一个运动医学专门研究机构，研究所设运动创伤、运动医务监督、运动营养生化和医疗体育专业组，开展医疗、教学、科研和运动队服务工作。此后，我国各省各地区相继建立了运动医学研究机构。

中国运动医学学会于 1978 年建立，并于 1980 年加入了国际运动医学联合会成为会员国。2014 年，国务院印发《关于加快发展体育产业促进体育消费的若干意见》（以下简称《意见》），明确了促进康体结合、加强体育运动指导、推广运动处方、发挥体育锻炼在疾病防治及健康促进等方面的积极作用，大力发展运动医学和康复医学，积极研发运动康复技术，鼓励社会资本开办康体、体质测定和运动康复等各类机构，发挥中医药在运动康复等方面的独特作用，提倡开展健身咨询和调理服务等。《意见》肯定了运动康复在人类疾病防治和健康促进中的作用，为我国运动康复治疗的发展指明了方向。我国的运动医学吸收了国外运动医学的基础理论及基本技能，综合了中医骨伤的导引、按摩等基础理论与实践知识，不断根据自身特点发展完善，形成了在营养膳食、伤病防治和骨伤治疗上的中西医结合特色。2016 年 10 月，国务院印发《健康中国 2030 规划纲要》指出："全民健康是建设健康中国的根本目的。"科学规范的运动指导及运动损伤防护将是全民健康的重要保障。由此可见，运动医学人才的培养必将成为社会的迫切需求，这也将给现代运动医学的发展带来很大契机。

（欧阳建江）

第二节 骨伤运动医学概念及特点

一、骨伤运动医学的概念与基本组成

运动医学是一门研究人体运动相关科学的综合学科，与其他医学专业一样，离不开人体解剖、生理病理的研究基础，但又不同于其他学科，它具有很强的实践性和针对性，研究的内容涉及基础医学理论、预防医学理论、医学心理学、医学营养、骨科学、康复医学、生物力学理论及体育科学理论等多方面，是一门多学科交叉的应用科学。

（一）骨伤运动医学的定义

骨伤运动医学既是我国运动医学的重要组成部分，又是中医骨伤科学的重要分支学科，中医学自远古时期就开始了应用长年积累的运动医学知识来防护运动损伤，增强身体功能，以提高在自然界的生存能力。

骨伤运动医学既是运用医学的基本知识和现代骨科学的基本技能，监督和指导体育运动训练、防治运动损伤疾病、研究运动技能，以达到增强人民体质、保障运动健康、改进运动训练方法、提高运动成绩、促进运动伤病康复目标的一门综合性学科。研究内容主要与体育运动有关，涉及运动参与者健康、身体体能素质和训练监控、膳食营养、运动损伤疾病防治及运动损害康复等内容。骨伤运动医学可应用骨伤科基础理论及中国式的强身健体方法，对体育运动者进行指导，同时也可以通过骨伤科基本临床技能、针灸、康复、理筋手法、特色中医药，借助西医学高科技医疗器械如关节镜，以及物理治疗仪如中频脉冲治疗、冲击波等，对运动伤病进行治疗，促进肢体及骨骼系统功能的康复，对人民的运动健康有着重要作用。

（二）骨伤运动医学的基本组成

骨伤运动医学结合了骨伤科学和运动医学的特征，涵盖了医疗体育科学及临床医学骨伤科学的基本内容，主要内容包括七个部分，即运动生物学基础、运动医学功能检查与医务监督、运动伤害诊治、中医药在运动医学中的应用、医疗体育、运动营养与健康、运动保健与损伤康复。这些组成部分相互交叉，互相渗透，成为骨伤运动医学学科的一个有机体。

1. 运动生物学基础 是运动医学的基础理论，也是运动医学科学的基本组成部分，包括运动损伤基础研究方法、运动对人体生理功能的影响、运动系统的人体生物力学特点等多方面，为运动医学提供了坚实的研究和发展的基础。

2. 运动医学功能检查与医务监督 是运动医学主要相关系统的临床试验检查方法，包括运动肌肉骨骼系统的神经肌肉电生理检查、关节功能的物理测量、运动医学医务监督的重要内容及常用评测指标等。

3. 运动伤害的诊治 主要包括四肢脊柱运动损伤疾患的诊断与临床治疗方法，贯穿运动损伤的解剖、生物力学及临床诊断方法、治疗手段，是骨伤运动医学的最重要的组成部分。

4. 中医药在运动医学的研究 包括中医学对运动医学的研究，提出了理解"法于自然"的思想对运动医学防治的影响，研究内容包括运动人群的中医体质研究、运动损伤的证候分型、

中医对运动医学的常用治疗方法，如推拿、针刀、针灸、火罐、外用药等治疗方法的应用，系统阐述了骨伤运动医学的中医学理念。

5. 运动营养与健康 包括运动能力的营养基本元素、营养状态评估与运动能力的关系、各种运动状态下的合理的营养补给，为达到最大的体育运动竞技成绩及保护身体运动健康提供了理论依据。

6. 医疗体育 包括医疗体育实训方法及体育运动时基本原则，指出了运动疗法对体育运动的重要指导意义，明确了运动处方的使用，特别是运动系统疾病的运动处方的运用能力。

7. 运动保健与损伤康复 包含运动损伤预防、中医"治未病"的内涵和在运动医学的外延理论、常见运动损伤的中西医预防和保护方法。

二、骨伤运动医学的特点

1. 骨伤运动医学具有中西医结合的特点 我国运动医学涵盖的理论包括西方运动医学知识及中医学的传承精髓，是我国医家应用中国医学的基本理论知识、基本操作技能，借助西医学先进理念及医疗器械，积极指导体育运动及防治运动伤害。这种中国式的运动医学模式是一种精细医学，同时又是一种精准医学，这门专科医学是国粹医学传统理念的实践精华与国际运动医学功能康复理念的完美融合。

2. 骨伤运动医学具有实践目标很强的特点 应用运动医学基本理论及中医骨伤的诊疗思维和方法，为体育运动进行监督和指导，是运动医学专业医生理论不脱离实践的根本要求。通过分析专业运动损伤，为了更好地指导人们的安全运动、提高运动竞技水平有重要作用。例如，足球运动员经常会用足部内侧踢球并伴随强力背伸活动，以至于牵拉踝关节的前侧和外侧，造成踝关节前外侧关节囊损伤，长期刺激导致局部软组织瘢痕增生及距骨颈骨赘形成，最终导致胫骨前唇与距骨颈骨赘之间的相互撞击，运动医学将该撞击后发生的临床症状命名为踝关节前部撞击综合征，也称为足球踝；打网球时，反复地做伸指及前臂旋后运动造成伸腕肌群的损伤，称为网球肘；排球运动员在向前用力扣球的一刹那，牵拉肩关节的冈上肌，反复地牵拉，引起冈上肌的损伤；打羽毛球的注意力全部集中在上半身，跳下来时可能前脚掌着地，一个很大的冲力会引起跟腱的损伤、断裂；这些运动常常导致同一组织结构的损伤，我国运动医学为了减少运动者肌肉骨骼的伤害，根据每项运动的特点，制定出针对性的运动处方，结合中医学的"未病先防"理念进行运动前教育。

3. 骨伤运动医学具有防治运动伤害方法多种多样的特点 中医学积累了很多强身健体的体操和防护运动损伤的经验方法，在五千年的文明历史中，涌现出很多诊治运动损伤疾患的医家，他们通过功能导引、按摩、针灸、理筋手法及中医药外治内服等多种方法，均可取得很好疗效。骨伤运动医学针对不同的损伤有不同的诊治方法，借助现代关节镜技术及物理治疗、中医药治疗等多种方法，为运动过程提供了可靠保障。

（欧阳建江）

第三节　骨伤运动医学任务及研究范围

一、骨伤运动医学的工作任务

运动医学是一门交叉的综合应用学科，这决定了从事运动医学的人员很多涉及医疗及体育行业，研究人员包括专业运动队的医务人员、体育教导员、康复科医生、运动医学科医务人员、骨科医生、院校运动医学相关研究人员、部分防疫部门医生、全科医生及体检医生等。运用医学的知识和技术，对运动训练进行监督和指导、防治运动损伤、研究预防性体育运动，以达到增强人民体质、保障运动员身体健康和提高运动成绩，是运动医学专业人员工作的主要目标。

骨伤运动医学的工作任务是在中医骨伤科学的理论指导下，应用骨伤科基本技能，主要开展以下三个方面工作。

1. 开展与体育运动相关损伤的预防工作　包括以下几个方面。

（1）体育运动的医学监测与防护。

（2）对运动员进行赛前指导及赛事监督。

（3）应用中医药综合技能提升运动员的体育运动能力、减轻运动性疲劳。

（4）规范医疗体育疗法与制定运动处方。

（5）避免运动伤害的防护宣教工作。

2. 开展运动损伤疾病的临床诊治工作　通过骨伤运动医学的理论及技能，对损伤疾病进行细致的体格检查，借助 MRI 等影像检查技术，以关节镜为代表的微创治疗技术，对运动损伤后相关疾病制定多样化、个体化的治疗方法。

3. 开展运动损伤后的康复与运动保健工作　包括运动损伤后进行运动功能的评估、制定运动创伤康复训练方法与伤后恢复的合理运动保健措施。

二、骨伤运动医学的研究范围

骨伤运动医学是中医骨伤科学的亚学科之一，它是以中医骨伤科理论及技能为基础，以提高中医临床对运动相关疾病的诊治综合能力为工作重点，应用骨伤科诊治疾病的方法，防治运动损伤及运动性疾病，保障人民群众的运动健康。其研究范围包括以下几个方面。

1. 研究骨伤运动医学的发生与发展，如何利用骨伤科专业基本知识，促进全民运动健康。

2. 研究人体运动生物力学机制、运动对人体生理功能影响，如何应用骨伤科学理论进行运动医学功能检查与医务监督；如何通过骨伤运动医学专项预防措施，达到最大增强人民体质，预防运动损伤及运动性疾病的目的。

3. 研究运动人群中医体质特征及相关西医学理论，如何应用中医专业理论及实践技能，防治运动伤害。

4. 研究骨伤科运动损伤疾病及运动性疾病，如何应用骨伤科基本知识及基本技能，包括关节镜微创技术等，从而保障肢体运动的功能康复。

NOTE

5.研究运动健康与营养保健，如何利用骨伤科学基本知识及特色技能，促进运动医学的发展和加速运动损伤性疾病的康复。

6.研究科学的运动处方，根据骨伤科学的"未病先防"原则，应用骨伤科学的运动解剖功能知识及基本技能，制订运动人群体育锻炼及患者的健身康复计划。

（欧阳建江）

第二章　运动生物学基础

第一节　运动对人体生理功能的影响

一、运动对骨骼的影响

骨骼是一种坚硬的结缔组织。在骨骼的生长发育及骨折后骨骼重建的过程中，成骨与破骨的对立统一起决定性作用。运动可以引起骨骼结构、骨的生物力学等发生变化，从而加速或延迟骨骼的生长发育和骨骼重建。运动对骨骼的影响主要表现在以下几个方面。

（一）运动对骨骼形态的影响

1892 年，德国医学家伍尔夫（Wolff）提出了骨变换定律，即后来著名的伍尔夫定律（Wolff 定律）。该定律认为骨的外形及其内部空隙度、矿物质含量、结构排列等经常按其所受的应力而改变。运动作为常见的外部应力，对骨骼的形态影响显著。经常参加体育运动，能够使得骨变得更加坚固，骨骼抗折断、抗弯曲、抗压缩、抗拉长和抗扭转等方面的机械性能得到不断提高。

（二）运动对骨骼生长发育的影响

骺软骨是骨的生长点和骨化中心。青少年时期，人体内器官新陈代谢最为旺盛，这个时期如进行适当的体育锻炼，能促进生长激素的分泌，刺激骨骺的迅速生长。另外，体育锻炼还能促进软骨细胞不断分裂、钙化，提高骨骼长度，促进人体的生长发育。

（三）运动对骨代谢的影响

运动可以直接或间接通过外部应力对骨产生力学刺激，使某些与骨代谢有关的微量元素、激素或激素样物质发生变化。例如，坚持长跑的人群，血钙离子低于运动比较少的人群；绝经后女体育教师比非运动老年女性血钙浓度略低。运动可以使血液中雌激素、睾酮等性激素水平升高，活性维生素 D 增加，刺激肠道对钙的吸收和利用，同时可刺激钙产生，预防骨质疏松。

（四）运动对骨折后康复的影响

骨折后由于肢体制动和长期固定，导致骨骼缺少应力刺激，进而出现骨量丢失和骨质疏松。因此，对于骨折的患者，早期进行骨折肢体的等长肌力训练和关节活动训练可以明显预防骨质疏松的发生。

骨细胞由成骨细胞演变而来。早期的骨细胞对力学刺激较为敏感，而在骨细胞成熟以后，其对应力刺激几乎不产生反应。因此，在骨折早期，合理运动所产生的应力刺激，可以被早期的骨细胞所感知，并经细胞间连接将刺激信号传递至成骨细胞，促进骨的重塑和骨折愈合等。

二、运动对关节软骨的影响

关节软骨作为一种特殊的结缔组织，由软骨基质和软骨细胞共同组成。关节软骨呈乳白色，半透明，光滑富有光泽。关节软骨内不含有血管、神经和淋巴组织，营养主要来源于关节腔内滑液的弥散。

（一）关节软骨的功能

1. 润滑功能　关节软骨非常光滑，使得关节在进行各种运动时不易磨损，并且保持关节的灵活性。关节在运动过程中，其所受到的外部载荷较为复杂，有短时的大冲击载荷，有长时间的轻度高速载荷，有较为固定和稳定的持续载荷等。因此，关节软骨的润滑机制也不是单一的，有界面润滑和液膜润滑两种不同的方式。当关节的滑膜发生病变时，关节软骨就会失去正常的润滑作用，导致损伤的产生。

2. 承载力的载荷　关节软骨可以将外部的作用力进行均匀分布，扩大关节的承重面积。关节软骨光滑而富有弹性，可以最大限度地吸收和缓冲外部的应力载荷，避免关节在进行剧烈活动时因局部受力过度而出现损伤。当关节软骨出现损伤后，对外部应力载荷的吸收作用降低，关节损伤和退变会进行性加重。

（二）运动对关节软骨的影响

1. 合理运动对关节软骨的影响　研究发现，力学刺激可以影响关节软骨细胞的形状及生成。合理的运动可以改变软骨细胞基质代谢，提高关节液和血清中基质金属蛋白酶 –1、基质金属蛋白酶 –3 等关节软骨相关生物标记物水平。青春期前和青春期的早期是较合适的运动锻炼时期，在该时期进行合理的运动可以明显促进关节软骨的发育。

2. 不合理运动对关节软骨的影响　人的关节软骨大约可以承受 25MPa 的外部载荷，超过临界值的应力载荷刺激或小于临界值但多次高频率的应力载荷刺激，均可导致关节软骨出现损伤。关节软骨在持续外力作用下发生退变、坏死，最终形成不可逆的损伤。

3. 长期制动对关节软骨的影响　长期制动可以引起关节软骨发生退变，关节囊挛缩，关节液中的透明质酸和硫酸软骨素分子裂解，关节液变稀，关节软骨不能得到充足的营养。关节制动还能导致关节内结缔组织增生，关节液弥散的通道被阻塞，进一步影响了关节软骨的营养代谢。

三、运动对肌肉的影响

肌肉在人体生长发育过程中，随着外界环境的改变，结构和功能均可发生适应性变化。不同的运动方式可以通过改变肌肉的形态、肌肉的代谢、肌肉组织的毛细血管数量、运动单位的募集能力等对肌肉产生影响。

（一）运动对肌肉形态的影响

运动时，肌肉的不断舒缩活动，可以使肌肉的胶原纤维增粗、纵裂增多，进而使得肌纤维也不断增粗，肌肉的体积增大。不同的运动方式，肌肉体积增大的部位和程度不同。肌纤维根据其收缩特性和新陈代谢可分为Ⅰ型纤维和Ⅱ型纤维两种。Ⅰ型纤维为慢缩型肌纤维，因其富含肌红蛋白和细胞色素，呈暗红色，因此又称为红肌纤维。Ⅰ型纤维的肌纤维较细，支配它的运动神经元较小，收缩速度较慢，收缩力较小，但持续时间长，不易疲劳。Ⅱ型纤维为快缩型肌纤维，因肌浆中的肌红蛋白和线粒体含量较少，呈淡红色，因此又称为白肌纤维。Ⅱ型纤维收缩速度较快，收缩力较大，但持续时间较短，易疲劳。有氧运动通常引起Ⅰ型纤维选择性增大，而爆发力运动和速度运动可使Ⅱ型纤维选择性增大。

（二）运动对肌肉代谢的影响

1. 运动对肌肉糖代谢的影响　肌肉运动所需要的能量来自肌糖原的合成与降解。运动时骨骼肌摄入葡萄糖量增加，葡萄糖经细胞膜转运至细胞内，增加细胞内对葡萄糖的利用。运动还使得糖酵解相关酶活性增强，能源储备量增加，乳酸转运增强。

2. 运动对肌肉脂肪代谢的影响　运动可以较好地减少肌肉脂肪，提高肌肉的收缩效率。人体在运动时最先消耗的是葡萄糖，当葡萄糖降到一定水平后，人体就会分解脂肪来提供能量。运动对肌肉脂肪的利用与运动强度及运动持续时间密切相关。当以 70%～90% 最大摄氧量强度运动时，在开始运动的 10～15 分钟之后，肌肉就开始消耗脂肪提供能量；在低于 60%～65% 最大摄氧量强度的长时间运动中，脂肪成为运动肌的重要供能物质。

3. 运动对肌肉中酶活性的影响　运动还改变肌肉中的酶的活性，如在速度训练中肌纤维的无氧代谢酶活性增强，而在耐力训练中肌纤维的有氧代谢酶活性增加。

（三）运动对肌肉毛细血管的影响

运动可以显著改善骨骼肌内毛细血管的数量和形态。无论是长期的静力性运动，还是动力性运动，都会使得骨骼肌内毛细血管的数量显著增加，而以静力性运动增加更为显著。

（四）运动对肌肉运动单位募集能力的影响

运动单位是位于脊髓前角的运动神经元及其所支配的全部肌纤维组成的功能单位，是运动功能的基本单位（图 2-1）。运动过程中，并不是所有的运动单位都参与肌肉的收缩。参与收缩的运动单位和神经冲动的结合称为运动单位的募集。运动单位的募集能力跟到达运动终板神经冲动的大小密切相关。长期的体育锻炼可以改善神经控制，增强神经冲动在运动终板的传导，进而增加肌肉运动单位的募集能力。

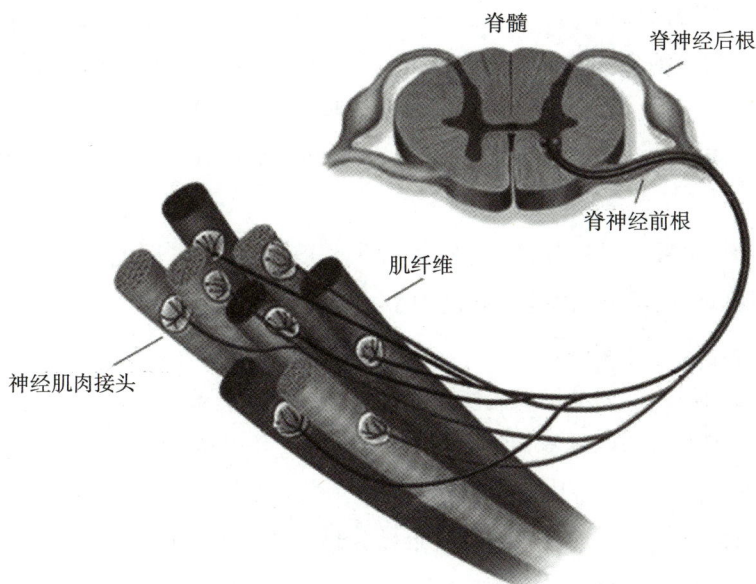

图 2-1　运动单位

四、运动对其他系统功能的影响

（一）运动对循环系统的影响

运动可以显著提高人体代谢水平和耗氧量，进而引起心率发生适应性变化，以提高每分钟心排血量，满足肌肉组织的耗氧需求。因此，心率和运动强度之间存在着线性关系，随着运动强度的增大而上升。这个过程可引起血液循环速度加快，回心血量的增加刺激了心脏交感神经兴奋，促进儿茶酚胺分泌，引起心肌收缩力增强，导致每搏输出量明显增加。

运动能导致动脉血压产生显著变化。动力性运动时由于心脏收缩增强，交感舒血管神经兴奋使得外周血管扩张，因此出现收缩压明显升高，舒张压的变化相对较小；静力性运动时由于后负荷增高，静脉回流阻力增大，使收缩压的升高幅度相对较小，而舒张压升高较为明显。运动还可以使冠状动脉侧支循环增多，改善心肌供血，降低冠心病发病的风险。

（二）运动对呼吸系统的影响

运动时，随着运动强度的增大，呼吸会变得加深加快，肺的通气量增加，可从安静时的 6～8L/min 增加到 80～150L/min，呼吸频率也增加到安静时的 3～5 倍，达到 40～60 次 / 分。运动过程中，肺部的血流量明显增多，同时血液中儿茶酚胺含量增加，呼吸性细支气管扩张及肺泡毛细血管前括约肌扩张，使得通气肺泡数量和呼吸膜的面积均明显增加，从而增加了组织血流量和气体交换面积。

（三）运动对消化系统的影响

运动对消化系统功能有着双向的影响。激烈的运动可以使得内脏的血管收缩，血流量减少，消化腺的分泌功能下降，导致消化能力受到抑制。因此，在运动强度较大和较为激烈的比赛中，运动员经常会出现腹泻、腹痛、呕吐和恶心等胃肠症状，这种现象被称为运动性胃肠综合征。运动对消化系统也有良好的调节作用。长期系统的运动锻炼可以使胃肠蠕动能力增强，消化液分泌增多，从而提高消化和吸收的能力。

（四）运动对泌尿系统的影响

运动可以影响肾脏的超微结构，如对于慢性肾脏疾病患者，合理适度的运动可以减轻肾小球滤过膜的厚度，促进内皮细胞恢复正常，从而减少白蛋白的排泄；较为剧烈的运动可使得肾小球基底膜增厚，内皮孔径增大；激烈运动时，肾小动脉收缩，肾脏血流量减少，肾素 - 血管紧张素系统活性升高，使得肾小球膜的通透性增高，这些因素都可以使得肾脏白蛋白排泄增多，诱发蛋白尿的产生。

运动后由于排汗和饮水量等因素影响使得尿量减少，尿液被浓缩，尿乳酸等含量显著增加。因此，尿乳酸的含量可以作为反映人体运动强度大小的指标。

（五）运动对内分泌系统的影响

1. 运动对儿茶酚胺的影响　运动可以促使血液儿茶酚胺含量升高。运动强度越大，血液中儿茶酚胺的分泌越多，但两者的变化不一定呈现为线性关系。长期的系统体育锻炼会使运动员儿茶酚胺分泌的贮备能力增强，提高其运动水平。

2. 运动对生长激素的影响　运动可以促进脑垂体分泌生长激素，其升高幅度与运动强度呈正相关。生产激素的变化与运动的时间也关系密切。一般在运动期间的前 10 分钟生长激素不会出现变化，10 分钟以后才表现出上升，其峰值则出现在运动开始后的 25 ～ 30 分钟。

3. 运动对下丘脑 – 垂体 – 肾上腺轴（HPA）的影响　　HPA 轴是神经内分泌系统的重要部分，参与控制应激的反应，并调节许多身体活动。在 HPA 轴的调控过程中，促肾上腺皮质激素（ACTH）和糖皮质激素（GC）起主要作用。运动可以促进 ACTH 的释放，提高 ACTH 水平，从而加强肾上腺的作用。GC 的分泌与运动强度呈正相关，低负荷运动时，GC 水平不会发生明显的改变；而在进行力竭性运动时，GC 水平就会相应升高。GC 升高可以促进肝脏的糖异生活动，加速体内非糖物质生成葡萄糖，使得在运动时人体的产能底物增多。运动还可以刺激抗利尿激素（ADH）的分泌，减少泌尿系统对水、盐的排泄，起到保持体内电解质平衡，防止运动中脱水或血容量下降的情况出现。

（六）运动对免疫系统的影响

长期合理的运动能够增加人体 T 细胞、B 细胞的数目和功能，增加杀伤细胞的数目和能力，从而促进免疫系统产生积极、有益的反应，降低人体感染的风险。一次性、大强度、过量的运动可使人体免疫功能显著下降，导致对疾病的抵抗力减弱。大强度过量运动后的 3 ～ 72 小时内，人体淋巴细胞数量减少，免疫球蛋白 IgA、IgG 及重要补体 C_3、C_4 含量显著降低。因此，在流行性感冒等传染病流行时期，经常参加激烈运动的人群其发病率显著高于一般人群。

（唐占英）

第二节　运动系统人体生物力学

一、骨骼的生物力学

骨骼是构成人体的基本结构，起着保护内脏器官、支撑人体和参与运动的重要作用。

（一）骨的组成和结构

骨由骨组织、骨膜和骨髓等共同构成。骨组织是一种坚硬而有一定韧性的结缔组织，基本成分是骨细胞、骨胶纤维和骨基质。

1. 分子水平骨的组成和结构　　在分子水平，骨基质主要由有机基质和无机基质组成。其中，有机基质约占骨基质的 35%，主要由胶原蛋白和糖蛋白构成；无机基质约占骨基质的 65%，主要由羟基磷灰石、钙离子、镁离子、钠离子、钾离子和氯化物、磷等微量元素组成。

2. 细胞水平骨的组成和结构　　在细胞水平，骨组织由骨原细胞、成骨细胞、骨细胞和破骨细胞四种基本细胞构成，其中以骨细胞最多。骨细胞位于骨基质内，其余三种细胞均位于骨组织的边缘。

（1）骨原细胞　　骨原细胞是骨的干细胞。骨原细胞主要来源于原始间胚叶细胞，在骨的生长、发育过程中可以分化为成骨细胞，进而发育为成熟的骨细胞。骨原细胞主要位于骨外膜和骨内膜的深层。在生理条件下，骨原细胞与骨的生长和重塑有关；在病理条件下，骨原细胞在骨折愈合的修复过程中具有重要作用。

（2）成骨细胞　　成骨细胞是骨形成的重要功能细胞，负责合成、分泌胶原和糖蛋白，形成骨基质；与破骨细胞一起根据机械张力重塑骨骼，维持骨代谢的平衡。成骨细胞在体内有四种不同的形式，分别是前成骨细胞、成骨细胞、骨细胞和队形细胞。

（3）骨细胞　骨细胞由成骨细胞转化而来，在骨组织中含量最丰富、存活时间最长。骨细胞在骨吸收和骨形成的过程中起重要作用，是维持成熟骨新陈代谢的主要细胞。

（4）破骨细胞　破骨细胞是一种大型多核细胞，负责骨的溶解和吸收。破骨细胞吸收骨基质的有机物和矿物质，造成基质表面不规则，形成近似细胞形状的陷窝，称为 Howship 陷窝。破骨细胞产生许多酶，其中主要是酸性磷酸酶，可以溶解骨中的有机胶原和无机钙磷。

3. 组织水平骨的组成和结构　在组织水平，骨组织主要分为密质骨和松质骨。在成熟的骨骼中，密质骨分布于长骨骨干、扁骨和不规则骨的表层，结构按照哈佛式系统排列，质地致密，抗压抗扭曲性强；松质骨分布于长骨的两端、短骨、扁骨及不规则骨的内部，由骨小梁和骨髓构成，内含有造血细胞、脂肪和血管。骨小梁相互交织，呈不规则的立体网状结构，其排列与骨所承受的压应力和牵张力方向一致，从而使得骨组织能够承受较大的外力。

（二）骨骼的生物力学特性

1. 骨的载荷　施加于骨组织上的外力称为骨的载荷。根据外力的不同形式，骨的载荷可分为拉伸载荷、压缩载荷、弯曲载荷、剪切载荷、扭转载荷和复合载荷等。

（1）拉伸载荷　在骨的表面施加大小相等，沿轴线方向相反的力产生的载荷称为拉伸载荷。拉伸载荷在骨的内部产生拉应力和应变，如在进行拔河比赛时，上肢骨处于被拉伸状态（图2-2）。

（2）压缩载荷　在骨的表面施加大小相等，沿轴线方向相对的力产生的载荷称为压缩载荷。压缩载荷在骨的内部产生压应力和应变。如在举重运动时，四肢骨均处于被压缩状态（图2-3）。

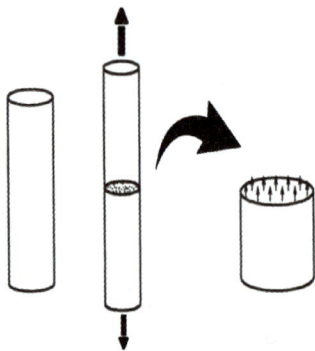

图 2-2　骨拉伸载荷示意图　　　　图 2-3　骨压缩载荷示意图

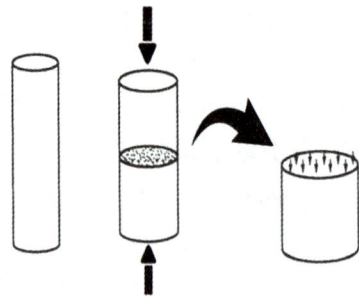

（3）弯曲载荷　在骨的表面施加使其沿轴线发生弯曲的载荷称为弯曲载荷，如颈椎、腰椎的屈伸运动等（图2-4）。

（4）剪切载荷　在骨的表面施加大小相等，方向相反，作用线相距很近的载荷称为剪切载荷。剪切载荷在骨的内部产生剪应力（图2-5）。

（5）扭转载荷　在骨的表面施加使其沿轴线发生扭转的载荷称为扭转载荷，如腕关节、踝关节的旋转运动等（图2-6）。

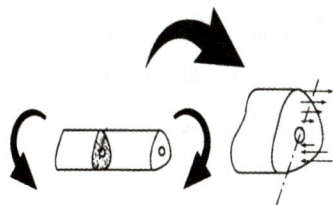

图 2-4　骨弯曲载荷示意图

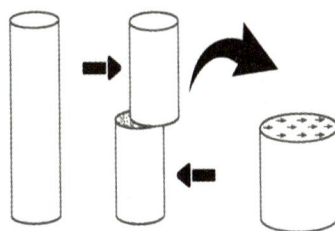

图 2-5　骨剪切载荷示意图

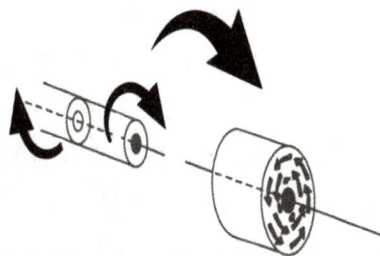

图 2-6　骨扭转载荷示意图

（6）复合载荷　人体在运动时，往往受到不同力的作用，这种作用于在骨的表面上两种以上的力称为复合载荷。

2. 骨的应力和应变　不同形式的外部作用力作用于骨骼时，骨骼内部可产生相应地阻抗以抵抗外部的作用力，称为骨的应力。骨骼由于外力的作用而产生的结构上的重塑，称为骨的应变。应力和应变在骨的生长发育中有重要作用，合理的应力可以促进骨的生长和发育，而超负荷的应力会导致骨折的发生。

3. 骨的刚度和强度　骨的刚度和强度是骨组织重要的力学特性。骨的刚度是指骨骼抵抗变形的能力。刚度可以使骨骼在承受外部载荷时产生不超过一定范围的弹性变形，维持骨骼的结构不被破坏。骨的强度是指骨骼抵抗外部载荷的能力。骨的强度分为弹性强度、最大强度和断裂强度。不同部位和不同方向载荷对骨的强度的影响有较大差别，如股骨纵向极限拉伸强度是135MPa，横向极限拉伸强度则只有 53MPa；而松质骨的强度在很大程度上取决于骨小梁的密度和走向。

二、骨骼肌的生物力学

骨骼肌（横纹肌或随意肌）占人体体重的 40%～50%，是人体最大的组织。骨骼肌具有产生随意运动、抵抗外部应力、维持身体的姿势和位置的重要作用。

（一）骨骼肌的组成和结构

骨骼肌由肌腹、肌腱、血管和神经共同组成。肌腹由大量的肌纤维构成。肌纤维又称肌细胞，形状细长，细胞核位于纤维的边缘，外表有肌内膜包裹。100～150 条肌纤维共同构成一个肌束，周围由肌束膜包绕。许多小的肌束合并组成一个大的肌束，最后由几个大的肌束构成由肌外膜包裹的肌腹。在肌内膜、肌束膜和肌外膜中分布有丰富的血管和神经。

NOTE

（二）骨骼肌的生物力学特性

1. 骨骼肌的物理特性   骨骼肌的物理特性主要包括伸展性、弹性和黏滞性三个方面。骨骼肌在外力作用下可以被拉长，而在去除外力后被拉长的骨骼肌会恢复到原来的长度，这就是骨骼肌伸展性和弹性的表现。骨骼肌的黏滞性主要是指肌肉在收缩时，肌纤维细胞之间的摩擦力。骨骼肌的黏滞性与温度关系密切，温度越高，黏滞性越低；温度越低，黏滞性就越高。因此，运动前的热身运动可以有效降低肌肉的黏滞性，提高肌肉的运动能力。

2. 骨骼肌的生理特性   骨骼肌的生理特性包括兴奋性、传导性和收缩性等。骨骼肌受到外部刺激后可以产生兴奋，并通过兴奋 - 收缩偶联机制进行传导，进而引起肌肉的收缩。骨骼肌的收缩按其长度变化，可以分为向心收缩、离心收缩、等长收缩和等动收缩。向心收缩时，骨骼肌起止点相互靠近，长度缩短。离心收缩时，骨骼肌纤维被慢慢拉长，同时肌肉收缩产生张力。等长收缩时，骨骼肌在收缩过程中长度不变，不产生关节运动，但肌肉内部的张力增加。等长收缩可以维持肢体姿势，为其他关节的运动创造适宜的条件。等动收缩时，骨骼肌以恒定的速度在整个关节范围内收缩，肌肉收缩时产生的力量与外界的阻力始终相等。

3. 骨骼肌受载时的收缩变化   当神经冲动刺激所支配的肌肉时，肌肉产生收缩。向心性收缩时，低载荷下肌肉收缩的速度高于高载荷下肌肉收缩的速度，随着肌肉收缩的速度变小，肌肉的收缩力增加。如果载荷继续增加，肌肉就会变为离心收缩，随着载荷的不断增加，肌肉不断被延长。

三、肌腱、韧带的生物力学

（一）肌腱、韧带的组成和结构

肌腱和韧带由大量呈平行排列的纤维胶原构成，是一种高密度的结缔组织。在肌腱和韧带中，细胞的含量较少（主要是成纤维细胞），约占整个结构的20%，而剩下的80%为细胞外基质。细胞外基质由水分和固体物质组成，其中水分所占的比例为70%，固体物质所占的比例为30%。

1. 胶原肌腱和韧带   由最为常见的 I 型胶原组成。在肌腱中，由于肌腱所受外力大部分是单一方向的张力，因此胶原纤维的排列比较有规律，与肌腱主轴平行；而在韧带中，由于韧带所受的外力有时不是呈单一方向，因此胶原纤维的排列不一定与韧带的主轴平行，有时会相互交叉呈网状排列。

2. 弹力蛋白   弹力蛋白主要分布在弹性较强的韧带中（黄韧带），在肌腱和四肢韧带中分布较少。弹力蛋白赋予黄韧带特殊的功能，可以在运动中预先给脊神经运动单元提供适当的张力，保护脊神经免受挤压，提高脊椎的稳定性。

3. 基质   在肌腱和韧带中，基质的主要成分包括蛋白聚糖、离子蛋白和结构蛋白等，这些蛋白和多糖可以使肌腱和韧带纤维牢固的黏合在一起，增强肌腱和韧带的稳定性和坚韧度。

（二）肌腱、韧带的生物力学特性

1. 肌腱和韧带的黏弹性   黏弹性是肌腱和韧带重要的机械力学特性。黏弹性可以使肌腱和韧带能承受很强的张力，将肌肉的收缩力传导至关节并带动关节运动，同时能够抵抗外力避免关节过度伸展而引起损伤。肌腱和韧带的黏弹性与受载荷的速率关系密切。快速的载荷可以使肌腱和韧带产生较大的刚度，储存较高的能量，从而防止被较强的应力所拉断；而慢速重复的载荷可以使肌腱和韧带发生塑性变形，这些塑性的变形会随着载荷的不断重复而增加，当载荷超过肌腱和韧带的生理负荷范围，就会有微断裂产生。

2. 影响肌腱和韧带生物力学特性的因素　影响肌腱和韧带生物力学特性的因素有很多，主要包括年龄因素、长期制动、糖尿病和类固醇激素等。

（1）年龄因素　在青少年中，肌腱和韧带胶原纤维直径比较粗，承载拉伸的强度比较强；而在成年人和中老年人群中，其胶原纤维的直径显著缩小，承载拉伸的强度也随之减退。

（2）长期制动　肌腱和韧带会受应力的影响而重新塑造。当外部应力载荷下降时，其刚度就会降低；而外部应力载荷增大，其刚度就会增强。因此，长时间制动会导致肌腱和韧带应力下降，韧带的刚度降低。

（3）糖尿病　糖尿病对人体肌肉骨骼系统有较大的影响，可以使肌腱出现挛缩。糖尿病患者多伴有骨质疏松，使得肌腱和韧带在骨的接合处更容易出现应力性微损伤等。

（4）类固醇激素　类固醇激素类药物可以降低肌腱和韧带胶原的合成，从而使韧带和肌腱失去弹性，一旦在运动中肌腱和韧带被过度拉长，就会造成撕裂。

四、神经的生物力学

神经系统分为中枢神经系统和周围神经系统两部分，中枢神经系统由脑和脊髓组成，周围神经系统由脑和脊髓发出的神经元、神经节、神经丛及运动终板等共同组成。周围神经广泛分布于人体的体表、关节、骨骼肌和内脏等各个部位。周围神经结构特殊，功能复杂，对局部微环境的变化比较敏感，许多因素都会引起周围神经的损伤，导致周围神经病变的发生。本章节重点介绍周围神经系统的组成、结构和生物力学特性。

（一）周围神经的组成和结构

1. 神经纤维　神经纤维由神经元的轴突、髓鞘和神经膜组成，包括感觉神经纤维和运动神经纤维两种。神经纤维除了传递信号，还可以通过轴突转运功能在神经元胞体和运动终板之间进行物质转运。

2. 周围神经的结缔组织　周围神经的结缔组织包括神经内膜、神经束膜和神经外膜。神经束膜具有屏障功能，将神经与周围环境隔离开来，维护神经束内正常的离子环境。神经外膜是神经纤维最浅表的结构，可以保护神经免受外力损伤。脊神经根由于缺乏神经外膜的保护，因此其神经纤维更容易受到损伤。

3. 周围神经的微循环　周围神经的神经外膜、神经束膜和神经内膜上的血管网构成了庞大的微循环系统。在神经外膜，微循环系统由 $25 \sim 150\mu m$ 的动脉和静脉构成，呈纵向分布。在神经束膜，毛细血管丛纵向排列并在各个节段形成环状结构。这些血管斜向穿过神经束膜，当神经束膜内组织压力增高时，毛细血管容易被关闭，致使神经束内血液供应减少。

（二）周围神经的生物力学特性

1. 周围神经的抗拉伸性　周围神经有较强的抗拉伸载荷的特性，在一定程度可以被延长。一般情况下，周围神经被延长达到约 20% 时，就到达了弹性极限；被延长 25% ～ 30% 时，其结构就会被完全破坏。由于周围神经有丰富的微循环系统，因此快速短暂的牵拉可以促进血液从血管经过神经外膜、神经束膜和神经内膜最后达到神经纤维，从而改善神经的血液供应。

2. 周围神经的抗挤压性　周围神经受到挤压时会出现感觉麻木、疼痛和肌肉无力等症状。周围神经对微环境要求非常高，尤其是对血液供应的敏感度非常高。挤压可以引起神经缺血而肿胀，发生脱髓鞘改变，最终导致神经纤维水解。长时间压迫可以引起轴突闭锁，使得轴突对远端机械性压迫的敏感性进一步增强，导致受压迫的神经出现双卡压综合征。

（唐占英）

第三章 运动医学监测

运动医学监测是运用医学理论和科学手段对参与运动者及运动环境进行监测管理，预防运动中各种有害因素对运动者造成伤害；指导运动者进行合理的锻炼，使运动有益于促进人体生理功能发展。运动医学监测的主要目的是保障运动安全、促进运动效能、维持比赛公平，主要包含以下内容：运动者体能检测与评价、运动损伤的诊治、各类赛事的医务维护及监督。运动医学监测与常规临床医学检查不同点在于：运动医学监测更为注重运动过程中身体功能的状态及数据的变化、对运动损伤类疾病疗效的专有康复判断标准、对专业运动者兴奋剂检测。

第一节 运动器官功能检查

运动者的运动器官功能检查是指对运动者身体相关器官功能状态进行一系列医学检查和评估，目的在于了解身体的健康状况、功能水平、运动效能等基本情况，是进行医务维护和监督工作的首要任务。

运动器官功能检查的内容很多，应当根据不同的运动目标、损伤状态及赛事需求进行选择，一般分为：①基础体格检查：如人体形态检查、肢体结构及功能测量、肌力测量等。②专项功能监测：以X线、电生理及生化方面特殊的检查设备，监测运动者身体、肢体、关节及脏器功能。近年来，随身佩戴式监测设备的出现和逐步完善改进，可以将两类监测内容进行整合处理统计分析，给运动医学监测带来极大的便捷，也给全民健康提供了大数据分析的支持。

一、躯体形态检查

躯体形态检查常用于对运动者筛查及运动损伤状态的初步诊断。通过简单的躯体形态检查，判断人体是否存在异常的肢体结构间的力学关系。躯体形态检查是评价运动者生长发育水平及正常运动能力相关的重要内容之一。

常用的躯体形态检查包括脊柱形态、胸廓形态，以及腿和足的形态检查等。

（一）脊柱形态检查

被检查者穿短裤背心背对检查者，双手自然下垂正视前方立正站立，检查者观察其头位是否居中正直，躯体形态有无缺损畸形，左、右肢体的长短、粗细、形状是否对称。直立的标准姿势：从背面观，头颈、脊柱和两足跟应在一条垂直线上，两肩峰的高度，两髂嵴上缘的高度都应当一致；从侧面观，头顶、耳屏前、肩峰、股骨大转子、腓骨小头和外踝尖各点应在同一垂直线上，脊柱呈正常生理弯曲（图3-1）。

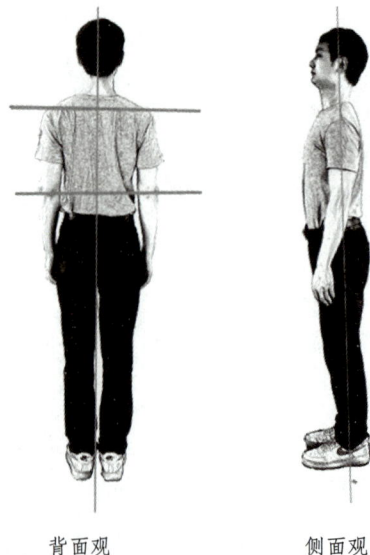

背面观   侧面观

图 3-1 直立位标准姿势

1. 脊柱前后弯曲度的检查 身体直立时，前后方向观察，脊柱是笔直的；从侧方观察，脊柱呈现四个弯曲，称为脊柱的生理弯曲，即颈段前弯（曲）、胸段后弯（曲）、腰段前弯（曲）、骶尾段后弯（曲）。如果从背面看脊柱不是笔直的，或者从侧面看颈段、腰段弯曲过深、过浅都属于异常。脊柱异常弯曲往往是由于长期伏案作业，或因劳动和运动的影响，肌肉用力不平衡，迫使身体长期处于某种特定姿势所致。如弯腰工作者及乒乓球、自行车运动者易发生胸段后弯过深、形成驼背；射击运动者易发生脊柱侧弯。此外，脊柱结核、佝偻病、关节炎、小儿麻痹等疾病引起的脊柱畸形则是由于脊椎骨发生病理损害所致。

临床常用脊柱测量计来检查脊柱前后弯曲度：令被检查者脱去上衣，背靠测量计立柱站立。头部保持正直，两肩胛间、骶部和足跟部紧靠立柱。检查者站在侧方，移动测量计上的小棍，使之与脊柱上的棘突接触。根据测量计立柱与脊柱间小棍的距离，可以测出脊柱各段前后弯曲的程度（图 3-2）。正常情况下，颈弯和腰弯的深度为 3 ~ 5cm（颈弯 3 ~ 4cm，腰弯 2 ~ 2.5cm）。

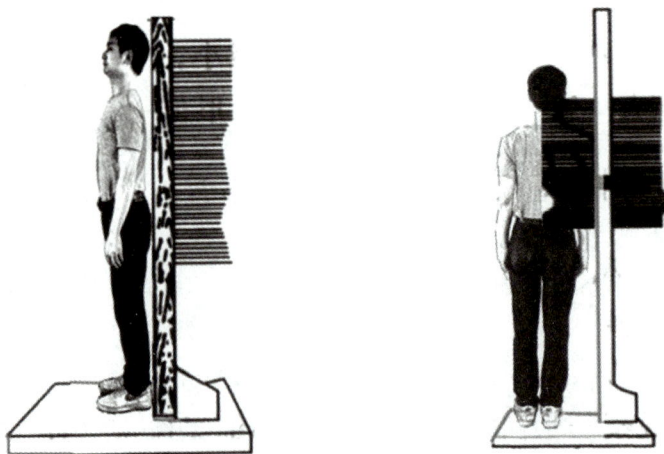

图 3-2 脊柱前后弯曲度测量

背的形状大体可分为四种类型（图 3-3）。

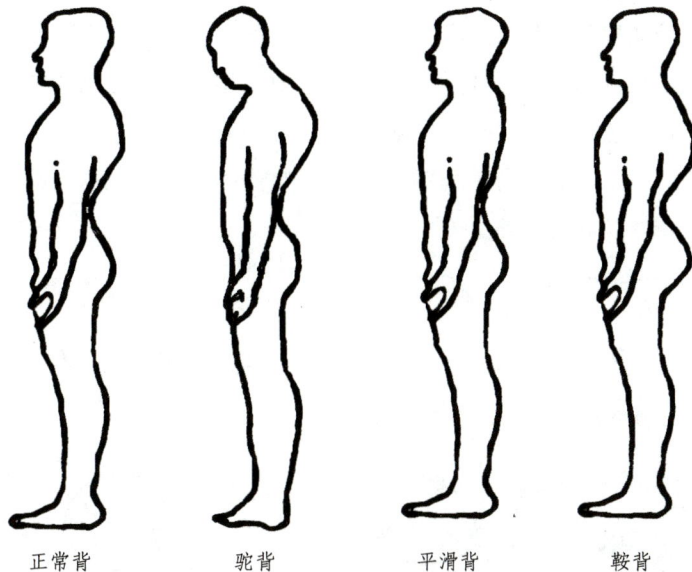

图 3-3　背的形状

（1）正常背　颈弯和腰弯的深度在正常范围。

（2）驼背　胸段后弯程度加大似驼峰，腰段前弯小于 2 ～ 3cm。

（3）平背或直背　胸弯和腰弯均减小，背部平直。

（4）鞍背　腰部前弯较正常大于 5cm 以上，形似马鞍。

2. 脊柱侧弯的检查　快速筛查目测时常用重锤法检查脊柱侧弯：令被检查者只穿着短裤，检查者位于被检查者身后以细绳系一重锤自然下垂，以此检查侧弯的方向和弯曲程度。首先观察所有棘突是否与重锤的细绳保持一致，有无偏移现象。若有单纯向左或向右偏移，称为"C"形弯曲；若脊柱上段向左、下段向右偏，或正好相反，上段向右、下段向左偏，称为"S"形弯曲（图 3-4）。其次测量偏移的程度。偏离细绳不足 1cm 者，可不诊断为侧弯；偏离 1.1 ～ 2cm 为 1 类侧弯；偏离 2cm 以上为 2 类侧弯；偏离达 5cm 以上为 3 类侧弯。最后根据侧弯是否可逆来确定侧弯的性质，令被检查者尽力做体前屈，此时若侧弯消失，则为习惯性侧弯，即 1 类侧弯；若不消失，则为固定性侧弯，即 2 类侧弯。1 类侧弯可以通过矫正体操进行矫正。

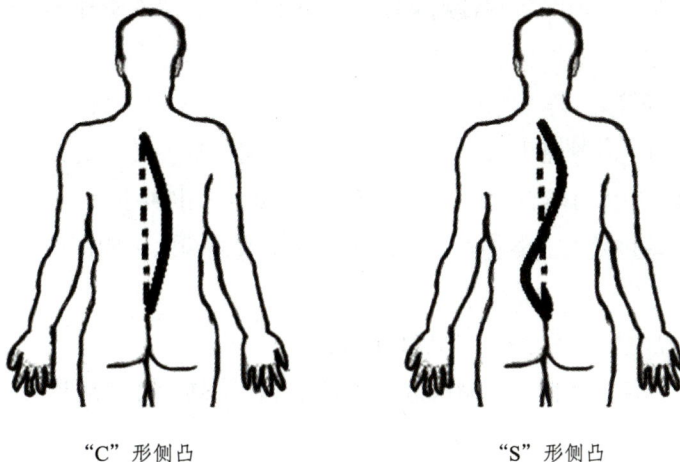

"C"形侧凸　　　　　　　　"S"形侧凸

图 3-4　脊柱侧弯类型

NOTE

（二）胸廓形态检查

1. 测量胸廓前后径和横径　使用测径规或骨盆测量器。前后径指胸廓前点和胸廓后点之间的距离。前点位于左右第四胸肋关节上缘水平和前正中线相交点；后点为前点同一水平的棘突处。横径指与前后径同一平面的胸廓两侧最宽处之间的距离。

2. 胸廓形态　胸廓不正常者常伴有脊柱畸形，影响整体姿势。根据胸廓前后径和横径的比例关系，将胸廓形状分为以下几种类型（图 3-5）。

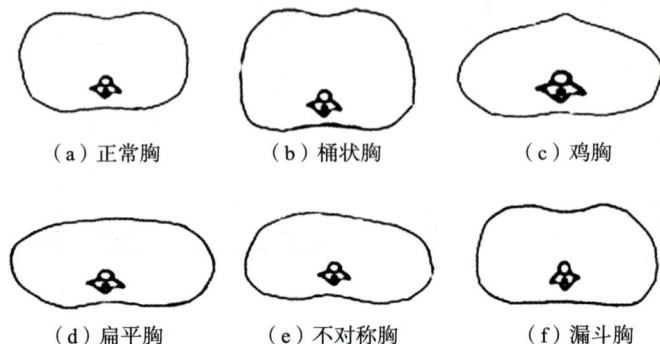

（a）正常胸　　（b）桶状胸　　（c）鸡胸

（d）扁平胸　　（e）不对称胸　　（f）漏斗胸

图 3-5　胸廓形状（横断面）

（1）**正常胸**　胸廓上方略小，下方稍宽，呈圆锥形，横径与前后径之比约为 4：3。正常成人胸廓均属此型。

（2）**桶状胸**　肋骨上提，肋间隙加宽，胸廓上方宽度与下方宽度相近，呈圆桶状，横径和前后径之比接近 1。桶状胸多见于肺气肿、支气管哮喘患者。此外，婴幼儿胸廓尚未发育好，所以也呈桶状。

（3）**鸡胸**　胸廓前后径大，前后径和横径之比小于 1，胸骨明显向前方凸出似鸡胸脯，称为鸡胸，常见于佝偻病。

（4）**扁平胸**　胸廓呈扁平状，前后径较小，横径与前后径之比增大，常见于瘦弱体型及慢性消耗性疾病患者。

（5）**不对称胸**　胸廓两侧不对称，常见于重度脊柱侧弯、胸膜疾病、胸椎结核、发育畸形、陈旧性外伤畸形等。

（6）**漏斗胸**　胸骨下端内陷，胸骨剑突联合处下陷最深，使胸廓外形似漏斗，常见于佝偻病及先天性胸廓异常。

（三）腿的形态检查

腿的形状形成与幼年时骨骼生长发育关系密切，长期过多不良的姿势和动作也会影响腿的形状。令被检查者两腿并拢自然直立（注意不可用力并腿），用特制的内径卡尺测两膝之间或两足跟之间的距离。两腿并拢立正姿势站立时，根据两足跟或两膝之间的距离，将腿的形状分为四种类型（图 3-6）。

（1）**正常腿形**　站立时，两足跟和两膝均能靠拢。

（2）**"O"形腿**　两足跟并拢时两膝内侧不能靠拢（即两膝均为内翻膝），且相距超过 1.5cm 以上者。

（3）**"X"形腿**　两膝并拢时两足跟不能靠拢（即两膝均为外翻膝），且相距超过 1.5cm 以上者。

（4）"D"形和"K"形腿 一侧膝正常，若另一侧膝内翻称为"D"形腿；若外翻则称为"K"形腿。

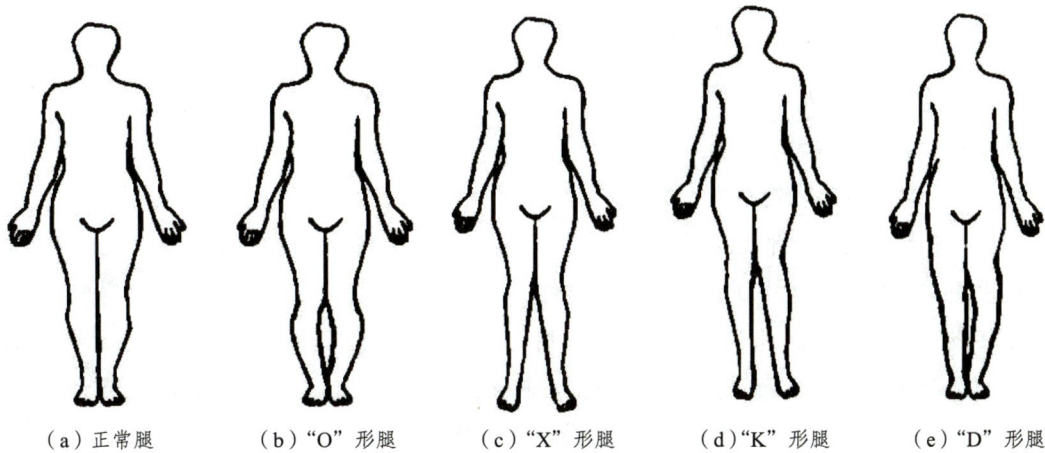

（a）正常腿　　（b）"O"形腿　　（c）"X"形腿　　（d）"K"形腿　　（e）"D"形腿

图 3-6　下肢形态

（四）足弓的形态检查

足弓是指足底部由跗骨形成的拱形结构。足弓的存在，保证了足在负重支撑时具有一定缓冲弹性，可缓冲足底对地面的冲力及减轻行走、跑、跳时地面应力对脊柱与大脑的震荡。足部各关节韧带及足底腱膜的韧度下降，使足弓下陷，产生扁平足。扁平足导致下肢的支撑能力大大降低，身体和脊柱的姿势也会发生改变。

检查足弓的方法有印迹法、足高测量法和 X 线摄片法，其中 X 线摄片法最为准确，可直接观察和测量构成足弓的各块骨的形状和位置。但是由于需具备专门的知识和技术，不适于人群普查。

常用的普查方法是印迹法：准备一块足够大的 5 ~ 6 层纱布或海绵垫，用淡红、淡蓝或淡绿色墨水将它浸湿后，放在坐凳前面的大方形浅盘内铺平。令被检查者坐在凳上，赤足，双脚同时踩在盘内站立。此时足底便染上颜色。之后，坐下，抬脚，移去浅盘，换上白纸铺在地面，要求双脚相距同肩宽的同时站立于白纸上，再坐下，抬足，纸上即印出一双带颜色的足迹。标记被检查者姓名编号留做画线来评定足形。

评定时，采用画线比例法：即在足印的内侧和外侧各画一条切线，找到足印空白区最宽处，测量此处至两切线的距离。根据足印空白区最宽距离 a 与带色印区最窄距离 b 的比例评定足形（图 3-7）。

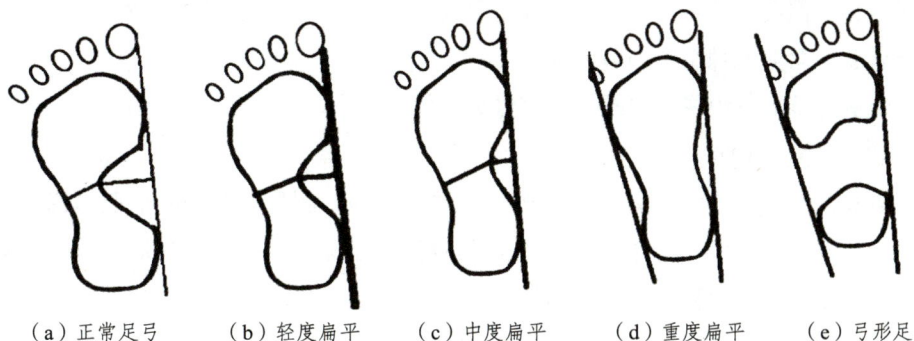

（a）正常足弓　　（b）轻度扁平　　（c）中度扁平　　（d）重度扁平　　（e）弓形足

图 3-7　画线比例法评定足形

在足印迹内侧第一跖趾关节和足跟外做一切线，在足印迹外侧第五跖趾关节和足跟处也做一切线。a、b 各为由足印弓形内缘的最高点至内、外侧切线的垂直距离。

正常足弓：$a : b = 2 : 1$

轻度扁平足：$a : b = 1 : 1$

中度扁平足：$a : b = 1 : 2$

重度扁平足：足印无空白区

弓形足：足印区狭窄处断离不相连

理论上一般认为，扁平足者下肢支撑和弹跳能力差，不利于从事跑跳运动。但实际情况中，在役运动员中扁平足发生率比较高，很多优秀田径运动员都有扁平足，甚至严重扁平。运动者扁平足多的原因与早期进行过多过重负荷的练习有关，由于腿部肌肉力量代偿了足弓的缺陷，看不出对运动能力有什么障碍。因此，也提示临床进行足踝部检查的同时，应注意腿部肌肉功能综合判断。弓形足的足弓弹性差，长距离跑易引起跖肌筋膜炎、跟腱炎等损伤。

二、肢体测量

中医骨伤经典论著《仙授理伤续断秘方》已提出"相度患处"的重要性，可用带尺测量肢体的长短、周径粗细，量角器测量关节活动角度大小等，并与健侧做比较。通过测量法进行对比分析，既准确又具体，可以用作正确的记录。人体肢体测量是对人体躯体形态，包括体重、长度、宽度、厚度、肢体围度及肌肉力量等，通过肢体测量可以较为客观地了解被检查者生长发育状况和体质水平。

测量中应严格遵循测量学的三属性，即可靠性、有效性和客观性。因此，测量者必须具有严肃的科学态度，进行严密地测量实施，尤其在对大群体进行测量时需要随时抽样重复验证测量的准确程度。所使用的测量仪器的型号规格、测量的方法、要求应当统一化和标准化。

（一）肢体长度测量法

测量时应将肢体置于对称的位置上，而且先定出测量的标志并做好记号，然后用带尺测量两标志点间的距离。如有肢体挛缩而不能伸直时，可分段测量。测量中发现肢体长于或短于健侧，均为异常。四肢长度测量方法如下。

1. 上肢长度 从肩峰至桡骨茎突尖（或中指尖）。

2. 上臂长度 肩峰至肱骨外上髁。

3. 前臂长度 肱骨外上髁至桡骨茎突，或尺骨鹰嘴至尺骨茎突。

4. 下肢长度 髂前上棘至内踝下缘，或脐至内踝下缘（骨盆骨折或髋部病变时使用）。

5. 大腿长度 髂前上棘至膝关节内缘。

6. 小腿长度 膝关节内缘至内踝，或腓骨头至外踝下缘。

（二）肢体周径测量法

两肢体取相应的同一水平测量，测量肿胀时取最肿处，测量肌萎缩时取肌腹部。如下肢常在髌上 10～15cm 处测量大腿周径，在小腿最粗处测定小腿周径等。通过肢体周径的测量，以了解其肿胀程度或有无肌肉萎缩等。肢体长短、周径变化可见如下几种情况。

1. 长于健侧 伤肢比健肢显著增长，常为脱位的标志，多见于肩、髋等关节向前或向下脱位，亦可见于骨折过度牵引等。

2. 短于健侧　伤在肢体，多系骨折有短缩畸形；伤在关节，则因脱位而引起，如髋关节、肘关节之向后脱位等。

3. 粗于健侧　较健侧显著增粗并有畸形者，多属骨折、关节脱位等；如无畸形而量之较健侧粗者，多为伤筋肿胀等。

4. 细于健侧　可为陈旧损伤或有神经疾患而致肌肉萎缩。

三、肌力测量

肌力指肌肉主动运动时的力量、幅度和速度，检查方法及测定标准如下。

1. 肌力检查方法　肌力测定一般不用任何特殊设备，仅通过对关节运动加以阻力（对抗）的方法，嘱患者做抗阻力运动，就能大致判断肌力是否正常、稍弱、弱、甚弱或完全丧失。检查时应两侧对比，观察和触摸肌肉、肌腱，了解收缩情况。肌力检查可以测定肌肉的发育情况和用于神经损伤的定位，对神经、肌肉疾患的预后和治疗也有一定价值。

2. 肌力测定标准　分为 6 级。

0 级：肌肉无收缩（完全瘫痪）。

Ⅰ级：肌肉有轻微收缩，但不能够移动关节（接近完全瘫痪）。

Ⅱ级：肌肉收缩可带动关节水平方向运动，但不能对抗地心吸引力（重度瘫痪）。

Ⅲ级：能抗地心引力移动关节，但不能抵抗阻力（轻度瘫痪）。

Ⅳ级：能抗地心引力运动肢体，且能抵抗一定强度的阻力（接近正常）。

Ⅴ级：能抵抗强大的阻力运动肢体（正常）。

四、关节活动度测量

关节活动度测量可用特制的量角器来测量关节活动范围，并以角度记录其屈伸旋转的度数，与健侧进行对比，如小于健侧，多属关节活动功能障碍。测量关节活动度时应将量角器的轴心对准关节的中心，量角器的两臂对准肢体的轴线，然后记载量角器所示的角度（没有量角器时，也可用目测并用等分的方法估计近似值），与健肢的相应关节比较。目前，临床应用的记录方法多为中立位 0°法。对难以精确测量角度的部位，关节活动功能可用测量长度的方法以记录各骨的相对移动范围。例如，颈椎前屈活动可测量下颌至胸骨柄的距离，腰椎前屈测量下垂的中指尖与地面的距离等。

1. 中立位 0°法　需要先确定拟测量的关节的中立位为 0°，如肘关节完全伸直时定为 0°，完全屈曲时可呈 140°。

2. 邻肢夹角法　以两个相邻肢段所构成的夹角计算，如肘关节完全伸直时定为 180°，完全屈曲时可呈 40°，那么关节活动范围是 140°（180°～40°）。

（张霆）

NOTE

第二节　运动相关系统试验及检查

一、心血管运动试验

心血管运动试验是对运动者进行指定负荷量的运动前后的心血管功能监测，常用的定量负荷试验有以下几种。

1. 一次运动负荷试验　30 秒钟 20 次蹲起并测量脉搏和血压连续 3 分钟。由于负荷量较小，适用于初参加锻炼者和少年儿童。

2. 联合运动负荷试验　由两种以上的负荷按照一定的顺序和时间组成的负荷试验，由于负荷强度大、时间长（约需 20 分钟），故只适用于运动员。

3. 台阶试验　以一定的频率，上下一定高度的平台并持续一定的时间，根据登台结束后恢复期脉搏的变化评定心脏功能。

二、肺容量和通气功能检查

反映人体呼吸功能的指标有肺活量、肺通气量、摄氧量等，检查呼吸功能常用的负荷试验有五次肺活量试验、屏息试验（闭气试验）、PWC_{170} 试验、最大吸氧量（VO_2max）测定等。

1. 五次肺活量试验　连续测 5 次肺活量，每次间隔 15 秒钟（包括吹气时间在内），记录各次结果。评定内容：各次肺活量数值基本相同或逐次增加者为功能良好；逐次下降，特别是最后两次明显下降者为功能不良。

2. 屏息试验（闭气试验）　屏息试验是反映人体耐受低氧能力的一种简易方法。一般可分为三种情况进行。

（1）平静屏息　受试者静坐休息后自然呼吸，听到屏息口令即开始屏息，直至不能坚持为止，记录屏息时间。

（2）深吸气后屏息　受试者听到屏息口令后，先做一深吸气，然后屏息，记录屏息时间。

（3）深呼气后屏息　受试者听到屏息口令后，先做一深呼气，然后屏息，记录屏息时间。

三种情况的屏息，以深吸气后屏息的时间最长。屏息时间的长短和肺活量大小有一定的关系。一般人吸气屏息的时间，男子为（58.8±3.33）秒，女子为（42.4±3.26）秒。运动者的屏息时间较长，尤其是游泳和航海运动者，这可能与他们肺活量较大有关。

3. PWC_{170} 试验　PWC_{170} 是指人体在运动状态中心率达到每分钟 170 次的稳定状态下，单位时间身体所做的功（kg·m）。根据功率（kg·m/min）大小评定身体功能能力。

PWC_{170} 的直接测定较复杂，因此一般采用间接测定。间接测定法的原理：运动过程中心率和功率在一定范围内（相当于心率处于 120 ～ 180 次 / 分）呈直线相关。根据这种关系，让受试者完成两次不同功率的负荷运动，要求第一次负荷使心率超过 110 次 / 分，第二次负荷使心率尽可能接近 170 次 / 分。通过已知负荷及两次负荷后的心率，就可以推算心率为 170 次 / 分时身体所做功率。PWC_{170} 的值越高，表示身体功能能力越强。从卡尔普曼的资料和我国运动者的试验结果来看，凡是对耐力素质要求高的项目，运动者的 PWC_{170} 数值也较高。

4. 最大吸氧量（VO_2max）测定 最大吸氧量是反映心肺功能的重要指标，也是有氧工作能力的重要指标。最大吸氧量的测定方法有两种：直接法和间接法。

（1）最大吸氧量的直接测定 利用自动气体分析仪或心肺功能自动分析仪，直接计算或自动分析出最大吸氧量的方法。常采用功率跑台或功率自行车、心肺功能自动分析仪进行测定。

试验方法：受试者戴好呼吸口罩，使呼出气与气体分析仪相连，然后在功率跑台或功率自行车上进行递增负荷运动，分析仪每分钟自动记录心率、通气量和吸氧量。此时，吸氧量随负荷的递增而递增。当心率达到 180 次 / 分以上，呼吸商超过 1，吸氧量不再升高（或比两次测量数值相差少于 2mL/min），或者受试者极度疲劳不能再继续运动下去，这时的吸氧量即最大吸氧量。直接测定方法较复杂，而且要求受试者进行力竭的运动，故不便广泛应用，以后相继推出了不少较为简便的间接测定法。

（2）最大吸氧量的间接测定 利用心率与运动功率、耗氧量呈线性关系，建立推算公式来间接推算最大吸氧量的方法。常用的方法可由 PWC_{170} 间接推算，研究证明，PWC_{170} 与最大吸氧量密切相关。1967 年，卡尔普曼提出了由 PWC_{170}（kg•m/min）间接推算最大吸氧量的公式。

一般人最大吸氧量 =2.2×PWC_{170}+1240（mL/min）

运动者最大吸氧量 =1.7×PWC_{170}+1070（mL/min）

三、神经肌肉电生理检查

神经功能检查在对运动者运动损伤评价中相当重要，不仅脊柱、四肢损伤常伴有神经的损害，而且在诊断伤科疾病时，常需要与神经系统方面的疾病相鉴别。神经功能检查应与全身体格检查同时进行，应在患者的充分合作下，根据病史和症状系统地进行，并将检查结果按精神状态、感觉、运动、反射等项目依次记录。

（一）感觉检查

进行感觉检查时，被检查者必须意识清醒并合作。检查时让被检查者闭目，告知在受感觉刺激时，应立即主动回答，避免暗示性提问。先全身检查一遍，如发现有感觉障碍，再从感觉消失或减退区查至正常区，后再至过敏区。检查部位应充分暴露，并进行两侧对称区的比较。应注意感觉障碍的程序、性质，其界线可用笔在患者皮肤上画出，并反复检查核实，从而推断病变的部位，用于随访比较。

1. 检查内容 临床上将感觉分为浅感觉、深感觉及复合感觉。

（1）浅感觉 浅感觉是指皮肤及黏膜的痛觉、温度觉及触觉。

1）痛觉：痛觉检查一般是用圆头针针尖以均匀的力量轻刺患者皮肤，嘱患者回答："痛""不痛""尖的""钝的"。为了避免患者主观的不正确回答，或用圆头针帽钝端触之，或将针尖提起而用手指尖触之，以判断患者回答是否正确。痛觉障碍有痛觉缺失、痛觉减退和痛觉过敏等。检查时应掌握刺激强度，可从无痛觉区向正常区检查，自上而下，两侧对比。

2）触觉：常用捻成细条的棉花，轻触患者皮肤，嘱患者每次感觉到时，即回答"有"或说出触到之次数。每次给予的刺激强度应一致，但刺激的速度不能有规律，以免患者未受刺激而顺口回答。由于触觉分为粗触觉和精细触觉，他们分别在脊髓内通过对侧脊髓丘脑束及同侧后索的薄束和楔束两条通路传导，故在脊髓病变时其他感觉明显障碍而触觉仍可能存在。

3）温度觉：包括温觉及冷觉，可用分别盛有冷水或热水的试管两支，轮番接触皮肤，嘱患者说出"冷"或"热"的感觉。测定冷觉的试管温度为 40 ～ 45℃，温度过高、过低会在刺激时引起痛觉反应。

（2）深感觉　深感觉是指身体深部组织（肌肉、韧带、肌腱、骨骼及关节等）的感觉，包括关节觉、震动觉和深部痛觉 3 种。

1）关节觉：有被动运动觉和位置觉两种。测定被动运动觉时，嘱患者闭目，检查者轻轻握住患者手指或足趾的两侧，做伸或屈的动作，由患者说出活动后与前一静止位置的方向关系，如"向上""向下"等，幅度由小到大，以了解其程度。测定共济运动的指鼻试验、踝膝胫试验、站立、行走步态等，如在闭眼后进行，则为测定位置觉的方法。

2）震动觉：是用产生震动的音叉置于某些骨突起处所感到的震动。一般都用震动着的音叉柄置于骨突起处（踇趾、内外踝、髂嵴、棘突、锁骨、胸骨、腕关节等），正常人即有震动的感觉。骨骼具有共鸣的作用，因此在骨突起处较易测定，但是如放于提起皮肤的皱褶上亦可有震动觉，因皮肤、皮下组织、肌肉、骨骼等均有深感觉感受器。脊髓后束损害时，下肢震动觉丧失往往较上肢早。下肢震动觉减退或上、下肢震动觉不同，可能具有临床意义；但是震动觉可随年老而进行性丧失，在较年老者可完全丧失。

3）深部痛觉：人体深部组织所感到的疼痛，称为深部痛觉。它不像浅感觉性疼痛那样局限而较为弥散，属于深感觉，但其传导通路与深感觉不同，不是通过后索的薄束和楔束，而与浅感觉的痛觉一样经脊髓丘脑侧束传导。深部痛觉的检查可用挤捏肌肉或肌腱，或压迫睾丸、眼球等方法，用力宜逐渐增加。脊髓痨患者的下肢肌腱（特别是跟腱）深部痛觉很早就丧失，周围神经炎患者的肌肉、肌腱及周围神经的压痛增加，肌炎患者的肌肉压痛亦增加。在个别周围神经损伤时，沿该神经进行压迫，有刺痛感觉的部位，即为神经再生的地点。

（3）复合感觉（皮质感觉）　复合感觉是指利用上述两种以上的感觉进行辨认的感觉，实际上并不是以上感觉的混合，而需要大脑皮质（顶叶皮质）的综合、分析、统一和判断，因此又称为皮质感觉。如果上述的单纯感觉正常，而下述的复合感觉障碍时，提示丘脑以上特别是顶叶的损害。临床上常用的复合感觉有皮肤定位觉、两点辨别觉、实体觉、图形觉等。

2. 临床意义　感觉障碍可能提示以下损害。

（1）神经干损害　深、浅感觉均受累，范围与某一周围神经的感觉分布区相一致。

（2）神经丛损害　该神经丛分布区的深、浅感觉均受累。

（3）神经根损害　深、浅感觉均受累，范围与脊髓神经节段分布区相一致，并伴有该部位的疼痛，称为"根性疼痛"，如椎间盘突出症，颈椎病等。

（4）脊髓横断性损害　损害节段以下深浅感觉均受累。

（5）脊髓半侧损害　损害节段以下同侧痉挛性瘫痪、深感觉障碍，对侧痛、温觉障碍，两侧触觉往往不受影响，同时伴有同侧运动功能障碍，称为脊髓半侧损害综合征。

（二）肌电图检查

肌电图是利用电子技术记录神经肌肉生物电活动的诊断技术，用电机把肌肉所产生的生物电位引导出来，经过放大，可显示出一定的波形，就是肌电图。根据神经、肌肉的解剖特点及支配关系，可以利用肌电图进行定位、定性及鉴别诊断。

1. 肌电图基本原理 肌电位是指肌肉纤维在不同状态下的电位活动，按大类可分为自发肌电、诱发肌电（在电流刺激状态下的肌电位活动）。自发肌电位，即平常所称的"肌电图"，一般分为静息状态（自发电位）、轻收缩状态（运动单元电位）、最大用力状态（干扰相、同步电位）。诱发肌电，又称神经电图，主要由运动神经传导速度（MCV）、感觉神经传导速度（SCV）、F波、H反射、瞬目反射等项目组成。

2. 肌电图的基本情况

（1）正常肌电图 肌肉松弛时不出现电位，称为静息电位，肌肉收缩时只有少数运动单位兴奋产生动作电位，表现为界限清楚的单相波、双相波、三相波，较少出现多相波，随着收缩力增强，运动单位数量和每个运动单位的放电频率均增加，肌肉最大收缩时，各放电波形互相重叠，波幅参差不齐，不能分出单个电位，称为干扰相。

（2）病理肌电图 在病理状态下，失去神经支配的肌纤维，如神经损伤 15～20 天以后，在放松时即出现波形纤细、低窄的纤颤电位，时限一般为 1～2 毫秒，波幅多小于 300μV。此外，有的患者在肌肉放松时出现自发的颤动，此时可出现自发的运动单位电位，称为束颤电位，时限宽，波幅高，常为多相波。

（张霆）

第三节　骨伤运动医学的医务监督

骨伤运动医学的医务监督是指以骨伤学科专业医学知识和方法，对运动者的健康状态进行监控和保护。骨伤临床医生在负责诊断、治疗各类与运动相关的损伤疾病的同时，还应承担以下相关医务监督工作：对伤员恢复运动前身体功能评估及运动处方建议与指导、对参与比赛专业运动员的赛事监督。

一、骨伤运动医学对伤员的医务监督

骨伤运动医学的医务监督主要体现在对伤员恢复运动的总体评估。患者经过临床治疗后达到临床愈合标准后，将逐步恢复患者的日常生活和工作状态，但此时伤员往往不能立即恢复至受伤前的运动状态，仍需要一个渐进的过程，而骨伤运动医学应对该过程进行有效的医务监督，并给予伤员更有效的个体化运动康复处方以促使伤员尽早恢复运动状态。

（一）伤员恢复运动前的身体功能评估

骨伤运动医学的医务人员应对伤员进行该疾病此阶段专项的临床评估，并针对该时期的骨伤状态，有不同的判定标准，如踝关节无移位骨折闭合复位外固定、踝关节严重移位骨折手术内固定后、跟腱断裂单纯石膏固定后、跟腱断裂切开缝合修复等，其拆除外固定的时间不同，拆除固定后的功能活动能力不同，可允许进行的康复锻炼动作和幅度也不同。因此，及时客观地评估是给予正确有效康复处方的重要前提。

（二）伤员康复运动处方的建立与指导

骨伤运动医学与普通骨伤临床医学的治疗预期目标是不同的，骨伤运动医学的治疗目标是促使伤员恢复到良好的运动比赛能力，因此，需要在治疗伤员的早期就开展积极的康复功能锻炼指导及监控随访。

1. 在客观的临床评估基础上分阶段的康复运动处方，并给予患者正确的动作指导，重点在于教导伤员掌握锻炼动作要领及锻炼宜忌，尤其是应充分告知伤员康复运动动作的极限，以及在哪种情况下应及时就诊。

2. 应提醒伤员在康复锻炼中注意服装的选择宜忌：嘱咐伤员不要穿易滑的塑料底鞋等进行锻炼，运动服装一般要求宽松合适，不要过于肥大或过紧；禁止将胸花、别针、小刀、铅笔等尖锐锋利的物品放在衣服口袋里，以免刺伤。

3. 尤其要提醒行走活动部分受限的伤员，在进行锻炼过程中应注意锻炼环境的选择，并注意锻炼辅助器械的安全性，应选择较为宽敞平整的运动场地，单双杠或拉环等固定器械有无年久失修的潜在危险等。

二、骨伤运动医学对参赛运动员的赛事监督

对于参赛运动员来说，良好的身体及心理状态是获得更好比赛成绩的必需条件。协助做好比赛期间的组织和宣教工作，是骨伤运动医学对于参赛者的医务监督工作的主要内容。

（一）比赛前的医务监督

1. 良好的心理疏导   运动者在比赛前期精神处于高度紧张状态，容易导致内分泌系统功能紊乱，出现焦虑、失眠等精神症状，应对参赛者进行健康宣教，开展体育卫生宣传工作，如充分做好准备活动、遵守比赛规则、饮食饮水卫生、遵守生活制度、讲究个人卫生等。

2. 赛前的体格检查   比赛之前应再次体检，对参赛运动者体检的重点是心血管系统。除了一般医学检查之外，还要进行功能检查，必要时可做肝肾功能、心电图等特殊检查。不允许有感冒、发烧、心动过速、心电图异常改变、外伤未愈或严重内脏器官疾病者参加比赛。

3. 赛前运动环境的卫生监督   检查比赛场地、路线、器械设备和服装的卫生。例如，马拉松比赛、自行车拉力赛等，对途中的地形、饮食站的布置和救护车的配备要做详细调查，做好比赛场地、设备的卫生检查，组织运动赛事期间的医疗和临场急救准备工作。

（二）赛中医务监督

1. 协助做好赛期伙食的调配和管理工作，为运动者提供充足的营养。

2. 建立赛期临场医疗急救站。

3. 开展体育卫生宣传工作。严格把控参赛者赛程中的饮食饮水卫生。

4. 随着个人佩戴式医疗监控设备的进一步成熟，提倡对重大赛事参赛者赛程间统一提供便携式个人医疗监控设备，对信息数据集中管理、数据人工智能实时监控，以达到全民健身的最终目标。

（三）赛后医务监督

1. 赛后的体格检查   根据比赛项目的特点和需要，有针对和选择地测定某些生理指标，从中发现是否有异常改变，以便及时处理，尤其对那些能量消耗大的比赛项目，赛后要密切观察运动员的身体恢复情况。

2. 赛后的康复指导   这方面的康复指导工作目前尚不受重视，尤其是参加马拉松等非专业

运动员，其赛后康复更多采用被动休息的方式，这对身体有害无益。应正确指导这些运动者采用正确的康复锻炼方式，帮助赛后身体功能恢复。比赛引起的疲劳及体力消耗常常不能在一两日内恢复，采用个体化综合康复手段是必要的。如适应性训练结合温水浴、局部按摩、热敷和局部负压等手段，对马拉松等高强度的比赛后 2 ～ 3 周仍需要适应性训练，并结合补充营养及心灵的放松康复治疗等。

（四）兴奋剂的监督

国际奥委会规定：某些基于药理作用能使身体功能超常提高的药物，尽管这些药物是治疗所必需的，也应看作是兴奋剂，在比赛中严格禁用。运动者为了提高比赛成绩而摄入体内的物质都称为兴奋剂，包括了用非常规方法摄入，或非正常量摄入体内的生理物质。一旦查出使用了兴奋剂，运动者将被剥夺比赛资格，取消已获得的名次。

1. 兴奋剂的种类　1974 年，国际奥委会公布了五大类 32 种药物属于兴奋剂。这些药物加上其化学衍生物，种类繁多。由于有一些人躲开禁用范围，不断去为运动者提高成绩寻辟新的途径，从而使得禁用兴奋剂的种类也随之增多。至今，可以确定为兴奋剂的已达到七大类，这七大类及主要作用如下。

（1）精神刺激剂　苯丙胺、可卡因等。

（2）拟交感神经剂　麻黄素等。

（3）中枢神经刺激剂　尼可刹米、咖啡因、士的宁等。

（4）麻醉止痛剂　海洛因、吗啡、哌替啶等。

（5）合成类固醇　乙基睾丸素、甲睾酮等。

（6）血液兴奋剂　自体血回输法或诱发性红细胞增多法等。

（7）β 肾上腺素受体阻滞剂　普萘洛尔、美托洛尔等。

前三大类药物的主要作用是刺激神经系统，通过对中枢神经系统的刺激作用来提高神经兴奋性，从而调动身体贮备；第四类药物具有镇痛作用，故在比赛中能克服疲劳反应从而提高耐久能力；第五类药物是同化激素制剂，具有明显的蛋白合成作用，能促进肌肉发达，增强肌力；第六、七两类药物由 1985 年第 90 届国际奥委会决定列为禁用兴奋剂。其中，血液兴奋剂是通过先抽取自身的一定数量的血，经过一段时间的储存（如 3 ～ 4 周），于比赛前再输回本人体内，可以获得高原训练的效应。虽然规定为兴奋剂，但因为是自身的生理物质，目前尚无可靠的检验手段。阻滞剂具有缓解外周紧张的作用，如肌肉颤抖、多汗等。因此，它对射击、射箭这类比赛时需要高度协调的项目是有益的，对那些控制紧张情绪对成绩的影响大于体力的项目也是有益的。

2. 兴奋剂的危害性　药物性兴奋剂本身是药物，对某些疾病的治疗至今仍然是不可缺少的。每一种药物都有一定毒性或不良反应。运动者是健康人，非正常的用药之后还要立即进入激烈的竞赛状态中去。在这种情况下，就容易造成对身体的伤害。

运动者借助于兴奋剂的药理作用，能够在竞赛中保持高度旺盛精力和非凡的体力，不知疲倦地去战胜对手。兴奋剂的危害恰恰就在"不知疲倦"。疲劳是人体自动节制消耗的反应，是自身具备的自我保护能力。如果不知疲倦，体内贮备就会被无节制地消耗掉，轻者使疲劳不易消除，体力恢复延长；重者将导致体内生理生化异常和紊乱，出现极度衰竭，危及生命。

兴奋剂使用过量更会对身体产生特有的不良影响。例如，过量的苯丙胺可引起血胰岛素升高、血糖降低或精神失常；过量士的宁可引起抽搐、痉挛，造成缺氧或过度兴奋；反复使用吗啡、哌替啶则会成瘾；合成类固醇则因为主要是雄性激素类药物，长期使用可对骨骼发育、生殖功能、肝脏等产生不良影响，还可能发生女性男性化、月经周期紊乱等；β肾上腺素受体阻滞剂使无氧耐力、静力耐力、有氧能力和有氧耐力都降低。使用血液兴奋剂则可能对运动者造成感染的威胁，并被认为是不道德的。

3. 应重视禁用兴奋剂　运动员应依靠科学的训练、顽强的意志和拼搏精神在竞赛中去战胜对手，绝不能把取胜寄托于兴奋剂。一方面，运动员应多了解哪些是兴奋剂，哪些常用合成药含有兴奋剂；另一方面，在比赛期尽量不服对成分不了解的药。需注意，很多感冒药和中草药合剂的成分含有兴奋剂，即使是在赛期，用药也得十分谨慎。此外，赛期饮料的选择也不可忽视。有的市售饮料及药物均含有不同成分的兴奋剂，要慎用（表3-1）。

表3-1　部分含兴奋剂成分的常用药物

药　名	兴奋剂成分	药　名	兴奋剂成分
复方樟脑酊	乙醇、吗啡	复方麻黄碱片	麻黄素
棕色合剂	乙醇、吗啡	麻吉黄甘片	麻黄素
藿香正气水	乙醇	百喘朋（咳喘片）	麻黄素
五味子酊	乙醇	胆麻片	麻黄素
豆蔻酊	乙醇	胆麻荚片	麻黄素
复方甘草片	吗啡	复方麻黄炒地龙片	麻黄素
复方桔梗散	吗啡	鼻通	麻黄素
复方川贝精片	麻黄素	麻胆滴鼻剂	麻黄素
麻杏止咳糖浆	麻黄素	新麻滴鼻剂	麻黄素
复方白松糖浆	麻黄素	味麻滴鼻剂	麻黄素
防风通圣丸	麻黄素	麻黄素滴鼻液	麻黄素
支气管炎片	麻黄素	滴鼻净（萘甲唑啉）	拟交感神经胺类
止嗽青果丸	麻黄素	治喘灵（异丙肾上腺素）	异丙肾上腺素
定喘止咳丸	麻黄素	舒喘宁（沙丁胺醇）	异丙肾上腺素类药物
止嗽化痰丸	麻黄素	小叶枇杷素气雾剂	乙醇
止嗽定喘丸	麻黄素	复方阿司匹林（APC）	咖啡因
清金宁肺丸	麻黄素	解热止痛散	咖啡因
鸡苏丸	麻黄素	扑尔感冒片	咖啡因
润肺化痰丸	麻黄素	氨非加片（PPC）	咖啡因
咳嗽定喘丸	麻黄素	散痛片（优散痛）	咖啡因
止嗽西瓜膏	麻黄素	去痛片（索米痛片）	咖啡因
疏风止嗽丸	麻黄素	撒烈痛	咖啡因
通宣理肺丸	麻黄素	使痛宁	咖啡因
发汗解热丸（冲和丹）	麻黄素	脑宁片	咖啡因
十滴水	乙醇		

（张霆）

第四章　中医药在运动医学中的运用

第一节　中医学对运动损伤的认识及辨证

运动损伤主要指体育运动过程中由于机械性或物理性因素所造成的伤害，包括筋伤、骨折、脱位、内伤等。根据损伤性质，分为急性损伤和慢性损伤、闭合性损伤和开放性损伤；可根据损伤程度，分为轻度损伤（轻度扭挫伤）和重度损伤（闭证、厥证、脱证等）；还可根据损伤的组织、解剖部位等进行详细划分。运动损伤的特点是小伤多、筋伤多、慢性损伤多、复合伤多，与运动项目、运动环境、运动强度密切相关。中医学在运动损伤的预防、治疗及康复中具有重要作用。

一、中医学对运动损伤的认识

中医学认为，人是一个有机的整体，外伤会引起脏腑气血功能的改变。薛己在《正体类要》中曰："肢体损于外，则气血伤于内，营卫有所不贯，脏腑由之不和。"肢体的损伤多伤及气血，"气为血之帅""血为气之母"，两者相互影响。"久视伤血""久立伤骨""久行伤筋"，说明长期的重复动作会引起相应部位的疲劳或损伤，而"肝主筋""肾主骨""脾主肌肉"则说明会进一步影响脏腑功能。

二、运动损伤的中医辨证

辨证方法以八纲辨证、气血辨证、脏腑辨证、经络辨证、卫气营血辨证、三焦辨证、皮肉筋骨辨证为基础。通过辨证，可以明确损伤的部位、组织、性质、程度、中医证候及中药运用原则。

（一）运动损伤的皮肉筋骨辨证

通过皮肉筋骨辨证，可以明确损伤的解剖部位、组织、性质及程度。

1. 皮肉损伤

（1）擦伤　指因摩擦所致的表皮损伤，可见少许点状渗血。

（2）撕裂伤　指皮肤有伤且皮下层有裂口。

（3）挫伤　表皮无破损，伤及皮下软组织，可有肿胀、疼痛、皮下出血或血肿、活动轻度受限等。

2. 筋伤

（1）扭挫伤　指运动导致筋的部分损伤，可分为轻度、中度、重度，分别对应少部分、较大部分筋的断裂或完全断裂。

（2）筋结　指损伤后局部气血凝滞，出现局限性包块。

（3）筋缩　指损伤后筋的挛缩，出现关节活动不利、疼痛等症状。

（4）筋萎　指损伤后出现筋的功能减弱，出现乏力等症状。

（5）疲劳　指运动后出现局部酸痛、活动受限、乏力等短期症状，经休息或调理可迅速缓解。

（6）劳损　指长期反复的运动导致筋的损伤，可表现为疼痛、乏力、活动受限，严重者也可导致筋的完全断裂。

（7）筋出槽　指筋离开正常位置，出现疼痛、活动受限等。

3. 骨与关节损伤

（1）骨折　指骨的完整性或连续性受到破坏，出现疼痛、肿胀、功能障碍、畸形、异常活动、骨擦音及骨擦感。

（2）脱位　指构成关节的骨关节面失去正常的对位关系，表现为疼痛、肿胀、功能障碍、畸形、弹性固定。

（二）八纲辨证

八纲辨证包括表里、寒热、虚实、阴阳四个相互对应的纲领，分别表示疾病的病位和趋势、性质、正邪关系、总体特征等，其中阴阳为总纲，表、实、热属于阳证，里、虚、寒属于阴证。

1. 表里　是指病邪的深浅，包括损伤部位的深浅。

（1）表证　指外损皮毛，或恶寒、发热、头痛身痛、鼻塞流涕等。

（2）里证　指骨断筋伤，或脏腑受损、气血运行不畅等。

2. 寒热　指人体对疾病反映的状态，或病邪的性质。

（1）寒证　阴盛则寒，多指正气不足、外界寒邪内侵；表现为肢冷喜温、口淡不渴、大便稀溏、小便清长、舌质淡、苔白滑、脉沉或虚细等，局部皮色不润泽、不红不肿。

（2）热证　阳盛则热，多指正气充足、感受热邪；表现为高热面赤、口渴喜冷饮、烦躁不安、大便秘结、小便短赤、舌质红、苔黄、脉数等，局部红肿焮热、疼痛，或肉腐成脓、脓液稠厚，或情绪亢奋、躁动。

3. 虚实　指人体正气的强弱和病邪的盛衰。

（1）虚证　表现为形体羸弱、短气、乏力、自汗盗汗、脉细等，多见于损伤后期、慢性损伤。

（2）实证　表现为壮热、烦渴、脉实有力等，多见于损伤急性期。

4. 阴阳　是八纲辨证的首务。辨阴证阳证是对疾病总体性质的概括。

（1）阴证　正气弱，抗病力弱；表现为虚衰、寒性，多见于起病慢、病程长、病位深者。

（2）阳证　正气强，抗病力强；表现为亢奋、热性，多见于起病急、病程短、病位浅者。

同时阴阳辨证还包括阴虚、阳虚、亡阴、亡阳等。

1）阴虚：指阴液亏虚、不能制阳所表现的虚热证候；表现为咽干口燥、五心烦热、潮热盗汗、形体消瘦、颧红、舌红少津、脉细数等，见于劳伤。

2）阳虚：指阳气虚弱、不能制阴所表现的证候；表现为畏寒肢冷、口淡不渴、喜热饮、面色㿠白、神疲、小便清长、大便溏薄、舌淡胖嫩、苔白滑、脉沉迟无力等，见于劳伤。

3）亡阴：指阴液严重耗损欲竭；主要表现为汗出如油、身热烦躁、面赤唇焦、口渴欲饮、小便少、舌红而干、脉细数无力等；见于高热大汗、剧烈吐泻等。

4）亡阳：指体内阳气极度衰微欲脱；主要表现为冷汗淋漓、汗质稀淡、四肢厥冷、面色苍白、表情淡漠、口不渴、喜热饮、呼吸微弱、舌质淡润、脉微欲绝等；见于严重外伤，长时间剧烈运动后也可能出现。

（三）气血辨证

气血辨证是骨伤运动医学的关键。损伤可以引起人体气血功能的紊乱。气血运行周身，可以充养皮肉筋骨，五脏六腑，维持人体正常生命活动。疾病发生往往由气及血，由血及气。

1. 伤气　包括由损伤引起气、脏腑功能不足和气机运行的紊乱。

（1）气虚　指全身或某一脏腑组织的功能不足或衰退；表现为气短、乏力、语声低微、脉细软无力、伤痛绵绵不休等；多见于严重损伤后期、慢性损伤、体质虚弱患者等。

（2）气滞　指气机运行不畅；表现为胀闷疼痛，范围广泛，局部没有明显压痛点；多见于胸胁部挫伤，或其他部位挫伤。

（3）气闭　指严重损伤骤然导致气机运行阻滞；表现为晕厥、不省人事、烦躁妄动、四肢抽搐、昏睡困顿；多见于严重损伤患者，或颈项、头部外伤患者。

（4）气脱　指元气的骤然大量丢失，是气虚最严重的表现；主要表现为突然昏迷、醒后又昏迷、呼吸浅促、面色苍白、四肢厥冷、二便失禁、脉微弱等；常见于开放性损伤或多发伤导致失血过多、头部创伤等严重伤害，长时间剧烈运动后也可能出现。

（5）气逆　指损伤导致肝胃气机不降反而上逆；主要表现为嗳气频频、恶心、呕吐等；多见于胸腹部损伤。

2. 伤血　指外伤导致血的功能失常。

（1）血瘀　指损伤导致血不循经、留于脉外或留于皮下、肌肉、脏腑等处，或瘀滞不行；主要表现有局部肿胀、疼痛如刺、痛点固定不移、瘀紫等，全身表现有面色晦暗、唇舌青紫、脉涩；多见于急性损伤。

（2）血虚　指损伤导致血液不足或温煦失职；主要表现为面色无华或萎黄、头晕、心悸、心烦失眠、手足发麻、爪甲色淡、唇舌淡白、脉细无力，甚则皮肤干燥、头发干枯、关节僵硬活动不利等；多见于损伤导致失血过多，或瘀血不去、新血不生，或因损伤严重致肝肾津液不充，或长期过度运动等。

（3）血脱　指创伤严重出血，血液短期大量丢失出现虚脱症状；主要表现为四肢厥冷、大汗淋漓、烦躁不安，甚至晕厥、脉细数无力等；多见于严重创伤、大血管损伤等。

（4）血热　是指损伤后血液淤积化热；主要表现为发热、口渴、心烦、舌红绛、脉数等，严重者高热昏迷，或局部化腐成脓，或血热妄行至出现出血现象；一般合并有运动损伤外的其他疾病。

3. 气血两伤　气血关系密切。气推动血运行周身，濡养四肢百骸；血能载气，失血也能伤气。外伤往往伤气及血，伤血及气，出现气血功能同时紊乱的情况。气血两伤主要有以下几种情形。

（1）气滞血瘀　指气机不畅与血行瘀阻并存的证候；主要表现为局部胀满疼痛、窜痛、刺痛、拒按、局部青紫肿胀、脉弦涩等；见于运动损伤的急性期。

NOTE

（2）气虚血瘀　指气虚运血无力导致血行瘀滞的证候；主要表现为神疲乏力、少气懒言、外伤后局部青紫不消、外伤后肿块不消、脉细涩无力等；见于体质虚弱或老年患者外伤后期，或见于过用苦寒后。

（3）气血两虚　指气虚血虚同时存在的证候；主要表现为面色淡白无华、萎黄、神疲乏力、少气懒言、头目眩晕、心悸多梦、唇甲色淡、形态消瘦、舌淡嫩、脉细无力等；见于严重外伤后、久病不愈、长期过度运动休养补充不够等。

（4）气不摄血　指气虚不能统摄血液，出现以出血为主的证候；主要表现为吐血、便血、尿血、崩漏等出血症状，并见面白无华、神疲乏力、少气懒言、头晕心悸、动则加剧等；见于严重创伤、久病、久劳等。

（5）气随血脱　指大量丢失血液引起气随血外脱的证候；主要表现为大量出血，同时出现面色苍白、神情淡漠、四肢逆冷、大汗淋漓、脉微细，甚至晕厥等；见于严重损伤，主要见于脏器、动脉损伤。

（杨功旭）

第二节　中医学在体育运动能力提升中的运用

运动能力的表现形式主要是运动成绩，是顽强的意志、健康的身体和优异的技术综合体现。良好的身体功能状态是发挥最佳运动能力的关键因素之一。体育运动能力的提升是一个长期及循序渐进的过程，包括体育运动能力的保持与提高、克服运动疲劳等。运动能力与身体的健康状态、气血是否充盈、脏腑功能是否协调及精神状态有关。长期的运动会耗气伤津，引起脏腑功能失调，或产生运动疲劳。中医药调理能协调脏腑功能、消除运动疲劳，有助于保持良好的身体状态，促进运动能力的提升。

一、保持运动状态

（一）身体状态与体育运动的关系

人体的健康状态是精气神的外在表现。气血充盈才能神志清晰，精力充沛，表现良好的运动能力。气与血的生成都依赖水谷精微化生，依赖五脏功能活动协调完成；如果人体经络脏腑功能失调，则阴阳平衡失调，人体的精气神受到损耗，导致脏腑亏虚、元气虚弱、精血不足，会使身体的功能状态不能胜任大的运动量，导致运动能力下降。习惯性、规律性的体育运动会对人体生理和心理产生积极的影响，使气血充盛，脏腑调和。但是长期高强度的运动，或运动方法不当，也会产生不良影响。

（二）中医药对保持运动状态的认识

过度的运动会耗气、伤津、伤脾、伤肾。中医学的"脾""肾"与运动能力密切相关。脾为"气血生化之源""主一身之肌肉"，与运动中的能量代谢关系密切。《诸病源候论·虚劳病诸候》指出："强力举重，久坐湿地伤肾。"益气生津、健脾补肾是中医药调整体能的主要方法。人体各个组织器官都处于一个统一的整体中，以五脏为中心，通过经络系统把五脏六腑、四肢百骸等全身组织器官联系成有机的整体，并通过精气、血液、津液的输布作用来适应外界环境变化。通过配伍应用中药，实现"虚则补之，实则泻之"的作用，调整人体的气血、阴阳、津液、脏腑功能，使脏腑功能协调，气血充盈，体力充沛，则运动能力提高。

二、运动性疲劳恢复

（一）运动性疲劳的中医辨证分型

运动型疲劳的中医辨证分型尚不统一，较为成熟的分型方法是张世明带领的团队归纳提出的分型方法，主要包括形体疲劳、脏腑失调、气血失调、阴阳失调、神志失调、月经失调等几个方面。

1.形体疲劳　主要指肌肉、筋、骨与关节的疲劳，多见肌肉酸困疼痛、筋骨关节疼痛等症状。

（1）筋肉疲劳酸痛证　常见筋肉酸痛、发紧、发硬、筋肉压痛广泛、动作不协调、发僵、脉弦等症状。

（2）关节和骨疲劳证　常见关节筋骨疼痛、有压痛、微肿或不肿、脉弦等症状，还可以出现疲劳性骨折。

2.脏腑失调　主要指脏腑功能失调和肾气不足。

（1）脾胃功能失调　包含肝胃不和证、食积阻滞证、脾气虚弱证：①肝胃不和证，常见胃脘或胁肋胀痛不舒、嗳气、呃逆、反酸、苔薄黄、脉弦等症状。②食积阻滞证，常见胃脘胀痛、食后胀闷、吞酸嗳气、厌食、便多或泻下不爽、肠鸣矢气、舌苔黄厚或腻、脉滑或弦等症状。③脾胃虚弱证（脾气虚弱证），常见胃脘隐痛、食少腹胀、口淡无味、便溏、神疲、肢体倦怠、舌淡、舌边有齿印、脉虚等症状。

（2）肾气不足　包含肾阴虚证、肾阳虚证：①肾阴虚证，常见腰膝酸软而痛或筋骨酸软、五心烦热、眩晕耳鸣、遗精、闭经、舌质红少津少苔、尺脉细数等症状。②肾阳虚证，常见畏寒肢冷（腰膝以下为甚）、面色㿠白、小便清长、夜尿多、舌淡苔白、尺脉细弱等症状。③肾阴阳两虚证，常见畏寒肢冷、五心烦热、眩晕耳鸣、腰膝酸痛、遗精早泄、尺脉弱等症状。

3.气血失调　气血不足，包括气虚证、血虚证、气血两虚证。

（1）气虚证　常见神疲乏力、气短懒言、自汗、舌质淡、脉虚等症状。

（2）血虚证　常见面色淡白、头晕眼花、心悸多梦、脉细等症状。

（3）气血两虚证　常见神疲乏力、面色淡白、气短懒言、头晕耳鸣、心悸失眠、舌淡脉弱等症状。

4.阴阳失调　阴阳虚，包含阴虚证、阳虚证、阴阳两虚证。

（1）阳虚证　常见畏寒肢冷、口淡不渴或喜热饮、尿清便溏、舌淡胖、脉沉迟无力等症状。

（2）阴虚（液、津亏）证　常见口渴欲饮、小便短黄、大便干结、盗汗、五心烦热、低热、口燥咽干、舌红少津少苔、脉细数等症状。

（3）阴阳两虚证　常见畏寒肢冷、五心烦热、低热、眩晕耳鸣、心悸腰酸、舌淡少津、脉弱而细等症状。

5.神志失调　主要指精神和神志内伤，表现为失眠、精神不振、困倦厌训等症状。

NOTE

6. 月经失调　包含痛经、月经先期、月经后期、月经先后不定期、月经过多、月经过少和闭经等症状。

（1）月经先期　连续两个以上周期月经提前 7 天以上。

（2）月经后期　连续两个以上周期月经延后 7 天以上。

（3）月经先后无定期　月经周期时而提前、时而延后达 7 天以上。

（4）月经过多　月经血量较平常明显增多，而经期、周期基本正常。

（5）月经过少　月经血量较平常明显减少，或经行时间不足两天，且经量亦少。

（6）经期延长　行经持续时间达 7 天以上，甚至淋沥半个月，而月经周期基本正常。

（7）痛经　经期或行经前后周期性出现小腹疼痛，或痛引腰骶、剧痛等。

（8）闭经　非妊娠原因月经中断 3 个月以上。

（二）运动性疲劳的辨证论治

1. 对形体疲劳者，可采用推拿、熏蒸、针灸等方法。

2. 对有骨折者，可按骨折治疗原则采取相应的治疗措施。

3. 脏腑失调、气血失调、阴阳失调、神志失调、月经失调者除选用推拿、熏蒸、针灸的治疗方法外，还需运用中医辨证施治。

（1）脾胃功能失调　①肝胃不和证：须疏肝理气和胃，选用左金丸、越鞠丸等。②食积阻滞证：须健脾消食，选用保和丸。③脾胃虚弱证（脾气虚弱证）：须健脾益气，选用四君子汤、参苓白术散等。

（2）肾气不足　①肾阴虚证：须滋补肾阴，选用六味地黄丸、左归丸等。②肾阳虚证：须滋补肾阳，选用肾气丸、十补丸等。③肾阴阳两虚证：须兼补阴阳，选用大造丸等。

（3）气血失调　①气虚证：以补气为主，选用四君子汤、补中益气汤等。②血虚证：以补血为主，选用四物汤等。③气血两虚证：兼补气血，选用八珍汤等。

（4）神志失调　选用温胆汤、小柴胡汤。

（5）月经失常　选用四物汤、胶艾汤等。

（三）与运动疲劳相关的常用中药

1. 提高应激能力　附子、肉桂、淫羊藿、肉苁蓉、熟地黄、黄芪、巴戟天、仙茅、白术、甘草、五味子等。

2. 提高内源性睾酮水平　鹿茸、淫羊藿、蛤蚧、冬虫夏草、人参、海参、刺五加、附子、肉桂、蛇床子、黄芪等。

3. 抗自由基氧化　人参、枸杞子、灵芝、何首乌、丹参、黄芪、冬虫夏草、绞股蓝等。

4. 增强人体免疫能力　黄芪、淫羊藿、黄精、女贞子、白芍、首乌、狗脊、鹿茸、人参、菟丝子、枸杞子、墨旱莲、补骨脂、熟地黄、麦冬、百合、仙茅、杜仲、白术、扁豆、冬虫夏草、五味子、附子、巴戟天、紫河车、山茱萸、当归、阿胶、鸡血藤、鱼腥草、川芎等。

5. 增加血红蛋白含量　党参、黄芪、大枣、当归、熟地黄等。

6. 增强心血管系统功能　人参、黄芪、刺五加、麦冬、补骨脂等。

7. 调节中枢神经兴奋性　人参、五加参、五味子等有双向调整作用，既可用于功能亢进症，也可用于功能低下症。

8. 抗缺氧　人参、红景天、刺五加、鬼箭羽、三七、南星、枸杞子、党参、麦芽、白术、白芍、当归、熟地黄、龙眼肉等。

（杨功旭）

第三节　中医药在运动损伤及运动性疾病治疗和康复中的运用

运动损伤、运动性疾病的中医药治疗包括内治、外治两类方法。运动损伤、运动性疾病运用中药内服治疗时须辨证论治，运用中医外治法同样遵循辨证论治的法则。

一、中医内治法

以下是中医药治疗运动损伤、运动性疾病的常用方法。

1. 活血化瘀法　用于运动损伤的急性期，表现为肿胀、疼痛、痛有定处，或局部瘀紫，常用桃红四物汤等。

2. 行气止痛法　用于胁肋部损伤、扭挫伤的急性期，表现为胀痛不止，常用复元活血汤等。

3. 益气生津法　用于运动损伤耗气伤津，表现为短气、乏力、口渴、舌质淡红、少津等，常用生脉饮等。

4. 补气法　用于运动损伤、疲劳，见面色㿠白、语声低微、四肢无力、舌质淡、脉细缓等，常用四君子汤等。

5. 和营止痛法　用于损伤后，经活血化瘀法治疗后，瘀血、疼痛减轻，但仍未完全消退，且不宜继续攻下的患者，或损伤的轻症早期患者，常用和营止痛汤、七厘散等。

6. 接骨续筋法　用于损伤的中期，筋骨连接但不坚固，瘀肿逐渐消退，使用接骨续筋药物，佐以活血化瘀的药物，达到祛瘀生新的效果，常用接骨紫金丹等。

7. 补血法　用于损伤导致的失血过多，或瘀血不去、新血不生，或长期过度运动，表现为面色无华或萎黄、头晕、心悸、心烦失眠、手足发麻、爪甲色淡、唇舌淡白、脉细无力，甚则皮肤干燥、头发干枯、关节僵硬活动不利等，常用四物汤、归脾汤等。

8. 补益气血法　用于长期运动导致的气血亏虚，表现为面色淡黄、短气乏力、心慌、心悸、爪甲色淡、口唇淡白、舌淡苔白等，常用八珍汤等。

9. 健脾益气法　用于运动疲劳，表现为食少、便溏，或吐泻、四肢乏力、形体消瘦、胃脘闷胀、面色萎黄、舌苔白、舌质淡、脉细缓或虚缓等，常用参苓白术散等。

10. 补肾法

（1）肾阴虚型　表现为口渴欲饮、小便短黄、大便干结、盗汗、五心烦热、低热、口燥咽干、舌红少津少苔、脉细数等，须滋补肾阴，选用六味地黄丸、左归丸等。

（2）肾阳虚型　表现为畏寒肢冷、口淡不渴或喜热饮、尿清便溏、舌淡胖、脉沉迟无力等须滋补肾阳，选用肾气丸、十补丸等。

（3）肾阴阳两虚型　表现为畏寒肢冷、五心烦热、低热、眩晕耳鸣、心悸腰酸、舌淡少津、脉弱而细，须兼补阴阳，选用大造丸等。

NOTE

11. 舒筋活血法　用于运动损伤中后期、肢节屈伸不利、麻木不仁等，选用独活寄生汤等。

12. 温筋通络法　用于损伤后期，损伤局部气血不畅，或气血不足、风寒湿邪入络，或局部喜温恶寒、遇天气变化出现疼痛等不适，选用大活络丸、麻桂温筋汤等。

二、中医外治法

（一）拔罐疗法

1. 作用原理

（1）疏通经络　拔罐疗法通过温热机械刺激及负压吸引作用，刺激体表的穴位及经筋皮部，疏通经络，调和营卫，使气血畅通、筋脉关节得以濡养，行气止痛，从而治疗各种疼痛性疾病。

（2）调和脏腑　拔罐疗法在经络、穴位局部产生负压吸引作用使体表穴位产生充血、瘀血等变化，通过经络调节脏腑功能，从而治疗各种脏腑疾病。

（3）平衡阴阳　阳盛则热，阴盛则寒。发热是阳气盛实的表现，寒战恶寒是阴气盛实的症状，在大椎拔罐能够治疗发热的疾病，在关元则能治疗寒性的疾病。

（4）协助诊断　通过观察拔罐后体表的变化可以推断疾病的性质、部位及与内脏的关系。

（5）祛除病邪　拔罐疗法以负压吸拔体表的穴位，有开腠理、散风寒、除瘀血、消肿散结的作用，还有调整脏腑经络的功能，鼓舞人体的正气，有助于排出体内致病邪气。

（6）双向调节　拔罐疗法具有双向的良性作用，有助于纠正人体因疾病而导致的功能失调，取穴和拔罐方法不变，不同时期，其作用不同。

2. 适应证　急性踝关节扭伤、肱骨外上髁炎、肱二头肌长头肌腱炎、运动牵拉伤、颈椎病、腰椎间盘突出症、急性腰扭伤、腰肌劳损、各类软组织损伤及运动性疾病等。

3. 禁忌证

（1）高热、抽搐、皮肤过敏、皮肤溃疡、骨折脱位等。

（2）孕妇的腹部、腰骶部。

4. 注意事项

（1）拔罐后注意观察患者局部及全身情况，如果出现异常，须及时处理，必要时停止拔罐。

（2）起罐的手法应轻柔缓慢，不可强硬地将玻璃罐向单方向上提或旋转拔出。

（二）针刀疗法

针刀由朱汉章于1976年设计，是将针灸针和手术刀融为一体，由针刀柄、针刀体和刀刃三部分组成的医疗器械。其以针的方式刺入人体，并在体内发挥刀切开、剥离、松解的作用。针刀是在不切除人体组织、器官的前提下，恢复人体的生理平衡，从而治疗疾病的一种医疗工具。针刀医学是对中医学的针刺疗法和西医学的外科手术疗法的一种有机融合。

1. 治疗原理　针刀医学理论体系认为，动态平衡失调是引起慢性软组织损伤的根本病因，力平衡失调是引起骨质增生的根本病因，这些疾病的发生根本是由于人体弓弦力学系统的平衡失调。针刀可以在非直视条件下，切开瘢痕，分离粘连与挛缩，松解筋膜，则恢复动态平衡。

2. 适应证

（1）各种慢性软组织劳损性疾病。

（2）骨质增生性疾病与骨关节疾病。

（3）神经卡压综合征。

（4）狭窄性腱鞘炎。

（5）退行性脊柱相关性疼痛。

3. 禁忌证

（1）凝血机制异常者。

（2）心、脑、肾脏等器官衰竭者。

（3）严重糖尿病、皮肤破溃不易愈合者。

（4）血压不易控制的高血压患者。

（5）施术部位有皮肤感染，或在深部有脓肿者。

（6）施术部位有重要神经血管、重要脏器或恶性肿瘤，施术时无法避开者。当患者施术部位的皮肤感染、全身急性感染性疾病的症状得到有效控制时，以及在内脏疾病及高血压得到有效控制时，人体的状态得以恢复，可以实施针刀治疗。

4. 注意事项

（1）熟悉解剖结构。要深入掌握针刀施术处的解剖特点和动态改变、主要血管和神经的体表投影、体表标志和体内标志。在胸背部、锁骨上须避免刺入胸腹腔；在颈部、腰部及四肢须注意不要损伤大血管、神经干和内脏器官。

（2）严格无菌操作。针刀是闭合性手术，虽然它的创面很小，然而一旦感染却很难处理，这要求所有物品必须经高温高压法灭菌。

（3）妇女月经期、妊娠期及产后慎用本疗法。针刀治疗的刺激能促使盆腔充血，加强子宫收缩，如果在妇女月经期治疗可能会导致月经不调，妊娠期可能会导致流产。产后针刀治疗的刺激可能导致恶露不尽，甚至引发盆腔炎。

（4）瘢痕体质者慎用本疗法。

（5）针刀治疗部位有毛发者宜备皮。毛发和毛囊是细菌藏身的好地方，针刀治疗时应剃去治疗部位的毛发以防止感染，也便于针刀术后贴无菌敷料。

（6）患者精神紧张、劳累后或饥饿时不适宜运用本疗法。当患者感到精神紧张、劳累后或饥饿时，行针刀治疗会增加晕针刀的概率，暂不适宜运用本疗法。

（三）针灸疗法

针灸是针刺与艾灸的合称。临床上常将针灸作用于经络腧穴以防治疾病的方法和技术称为针灸疗法。

1. 作用原理

（1）疏通经络　是指祛除经络瘀阻而使其恢复通畅的作用，是针灸较为基本和直接的治疗作用。

（2）调和阴阳　是指使患者人体从阴阳失衡状态向平衡状态转化的作用，这是针灸治疗最终要达到的根本目的。

（3）扶正祛邪　是指扶助人体正气及祛除病邪的作用。

2. 适应证

（1）针灸对急慢性疼痛的治疗　肋间神经痛、颈臂综合征、肩凝症、网球肘、坐骨神经痛、腰痛、骨关节炎等各类运动带来的急慢性疼痛。

NOTE

（2）针灸对其他疾病的治疗   可有效缓解运动性疲劳，以及运动过度带来的腹痛、腹泻。

3. 禁忌证   禁止为贫血、过饱、过饥、低血压、低血糖、身体虚弱、精神紧张、严重静脉曲张、出血性疾病、皮肤过敏或溃烂者进行治疗，以免发生意外事件；疤痕体质者禁用灸法。

4. 注意事项

（1）使用无菌针具。

（2）治疗期间密切观察患者。

（3）对针灸疗法恐惧者，不适用针灸疗法，不应强行治疗。

（四）中药熏蒸

中药熏蒸疗法，又称蒸气疗法、气浴疗法、中药雾化透皮疗法，是以中医学理论为指导，利用药物煎煮后所产生的蒸气，通过熏蒸人体达到治疗目的的一种中医外治疗法。中药熏蒸疗法治疗软组织损伤疼痛由来已久，早在《黄帝内经》就有"摩之浴之"的表述。

1. 作用原理

（1）促进血液循环   使周身体表毛细血管网充分扩张、开放，外周血容量迅速增加，体内储血重新分布，改善全身血液循环。

（2）促进身体发汗   解表祛邪，祛风除湿，促进体内代谢。

（3）缓解疼痛   在温热作用下，随着血液循环的改善，静脉和淋巴回流加速，渗出液得以迅速吸收、代谢和排泄，从而使肿胀减轻、疼痛缓解。

（4）提升抗炎作用   加速炎症致痛介质的清除。

（5）提高免疫力   中药蒸气的温热作用，能增加体内脑啡肽的含量，使小动脉及毛细血管周围白细胞总数增加，单核吞噬细胞系统功能加强，大小吞噬细胞的吞噬功能加强，淋巴细胞的转化功能加强，使人体的免疫功能提高。

2. 适应证   适用于各类运动系统疾病，以及各种疼痛性疾病、骨折和脱位后的功能恢复期治疗，同样也适用于运动员比赛前的紧张、过度训练及比赛后的疲劳等。

3. 禁忌证

（1）重症高血压、心脏病、急性脑血管意外、急慢性心功能不全、重度贫血、动脉硬化症等。

（2）过度疲劳。

（3）妇女妊娠及月经期。

（4）急性传染病。

（5）有开放性创口、感染性病灶、年龄过大或体质特别虚弱者。

（6）对熏蒸药物过敏者。

4. 注意事项

（1）熏蒸时，冬季注意保暖，夏季避免吹风。全身熏蒸后皮肤血管扩张，血液循环加速，全身温热出汗，因此必须待至汗出停止后穿好衣服再外出。

（2）熏蒸时应注意与药液保持一定的距离，以感觉温热舒适为度，避免被蒸气烫伤。

（3）饭前、饭后半个小时内不宜进行全身熏蒸。

（4）全身熏蒸时间不宜过长，熏蒸过程中，如患者发生头晕、心慌等不适时，应停止熏蒸，让患者卧床休息。

（5）熏蒸时若发现皮肤过敏，应立即停止熏蒸，并给予对症处理。

（6）应用熏蒸疗法，如无效或病情加重者，应停止熏蒸治疗，改用其他治疗方法。

（7）熏蒸时，方中若有作用峻猛或有毒性的药物，应根据病情严格控制用量，并且防止溅入口、眼、鼻中。

（五）推拿治疗

推拿是运用手法作用于人体相应的部位引起局部或全身反应，从而调节人体功能，达到防治伤病目的一种治疗方法。推拿广泛运用于运动性疾病、运动性损伤的治疗与预防，在体育运动中广泛运用于运动训练和比赛的各个环节。

1. 作用原理

（1）对运动系统的作用　推拿能使肌肉中的毛细血管扩张和闭塞的毛细血管开放，增加肌肉的血液供应，改善肌肉的营养，增强肌肉的弹性和收缩力，提高肌肉的工作能力；还能使疲劳肌肉中的乳酸尽快得以排除，有助于消除运动后的酸痛和疲劳；还能使关节周围的韧带、肌腱、关节囊的弹性和柔韧性增强，拉长挛缩的韧带，促进关节滑液的分泌，从而增大关节的活动度和灵活性。

（2）对运动损伤的作用　推拿可加快瘀血吸收和静脉血液、淋巴液的回流，达到消肿止痛的目的；还能引起一部分细胞内的蛋白质分解，产生组织胺和类组织胺物质，使毛细血管扩张、开放；局部血流增加，循环加快，缓解局部由神经反射引起的血管和肌肉痉挛，解除对局部末梢神经的压迫，可减轻或消除疼痛；还能使肌肉痉挛得以解除，粘连的组织得以松解。

（3）对运动性疾病的作用　推拿对多种运动性疾病都有良好的治疗作用，如由于紧张的训练和比赛往往使运动员心理负担过重。在激烈的训练和竞赛中比较常见的肌肉痉挛，多见于中长跑、马拉松、竞走和自行车等项目。对于运动训练和比赛导致的疲劳等，均可使推拿手法帮助运动员舒缓神经，放松肌肉，缓解腹痛和疲劳。

（4）对其他疾病的作用　推拿能促进人体的血液循环使周围血管扩张而血流加快，从而降低大循环的阻力，减轻心脏的负担。按摩一定的穴位可以缓解腹痛、痛经、头痛等不适。

2. 适应证　推拿适用于各种运动损伤和疾病，如急性腰扭伤、肱骨外上髁炎、踝关节扭伤、腓肠肌损伤、膝关节半月板损伤等；运动员失眠、焦虑、疲劳等；人体器官的功能障碍和慢性炎症。

3. 禁忌证

（1）诊断不明确的急性运动损伤，如急性脊柱损伤、四肢骨折。

（2）各种恶性肿瘤。

（3）各种溃疡性皮肤病、烧伤、烫伤。

（4）各种感染性化脓性疾病和结核性关节炎。

（5）严重心脏病、肝病、凝血功能异常。

（6）严重精神病。

（7）各种急性传染病。

4. 注意事项

（1）须有整体观念，辨证施术，标本同治，缓急兼顾。

（2）治疗时密切观察患者的情况，及时了解患者对治疗的感受。

NOTE

（六）中医练功疗法

中医练功疗法，古称导引术，即"摇筋骨，动肢节，行气血"，可缓解关节病痛。长沙马王堆三号汉墓出土的《导引图》上绘有四十余种姿势，形象栩栩如生，这是我国历史上所见到的较早的《导引图》。隋唐时期以后，由导引衍化派生出来的各种健身术更加名目繁多，如八段锦、太极拳、练功十八法、易筋经等，多包含运动疗法的等长、等张、离心收缩，以及开链及闭链运动，也包含本体感觉、灵敏性、柔韧性训练等运动疗法的内容，简要介绍如下。

1. 八段锦　八段锦由八个动作组成，即"两手托天理三焦，左右开弓似射雕，调理脾胃单举手，五劳七伤向后瞧，摇头摆臂去心火，两手攀足固肾腰，攒拳怒目增气力，背后七颠诸病消"。八段锦能增强肌肉力量、防治不良姿势和缓解腰背痛。八段锦的练功方法应以内功为主、内外相合。因此，练习八段锦除注意外形动作以外，还要配合意守、呼吸及以意领气和动作的得气感。八段锦的锻炼方法有两种：一种是用力的练法，另一种是不用力的练法。用力练动作时，仍要保持人体放松，不可用僵力或单纯的臂力，动作要随呼吸，气贯丹田；不用力的练法则主要以外带内，外动促进内动，有助于改善因骨折、骨折术后、关节损伤及关节损伤术后等引起的关节、韧带、肌腱的本体感觉下降，以及平衡能力下降、柔韧性及灵敏性降低等。八段锦锻炼的中心部位在脊柱，整套功法练习要求重心上、下、左、右不断转换，并力求身体平衡、动作连贯相随，同时要求所有动作通过一个中心来指挥，即脊柱；也就是说，要通过脊柱的活动来带动四肢。

2. 太极拳　太极拳螺旋式的弧形动作使全身主要关节和肌群都能参与活动，经过反复的运动，使肌群能拉长到一般运动所不能达到的长度，长年累月，一张一弛，使肌肉匀称丰满，柔韧而富有弹性，并增加收缩能力。经常练习可增强关节的活动性、肌肉的伸展性和增强韧带的柔韧性。由于肌肉的收缩对骨骼的牵拉作用及新陈代谢的加强，骨的血液供给得以改善，使骨的形态结构和性能都发生良好的变化，骨质也变得坚固，这就提高了骨的抗折、抗弯、抗压缩和抗扭转方面的性能，不易发生变形和畸形。另外，太极拳动作多变、柔和、稳定、圆滑、前后连贯、缓慢进行，能有助于人体协调性和平衡性的训练，有效提高人的心肺功能。

3. 练功十八法　练功十八法是一种简单易行而功效较好的锻炼方法，对防治颈、肩、腰、腿病及某些慢性疾病具有一定的作用。练功十八法是有目的地通过各大关节、肌群的柔韧性及力量训练，对颈肩部、项背部、腰部的肌肉、肌群进行牵伸，改善软组织的血液循环，活跃软组织代谢和营养过程，以防治软组织挛缩、粘连、退行性改变和萎缩，提高运动系统的功能。

4. 易筋经　易筋经是以站式为主的练功法，使躯干、四肢保持一定的姿势，全身肌肉放松，手臂呈静力性，灌注有力，思想集中，排除杂念，呼吸均匀。练习易筋经在运动创伤康复中有牵伸舒展、伸筋拔骨作用，其功法中的每一势动作，不论是上肢、下肢，还是躯干，都要求有较充分的屈伸、收展、扭转身体等运动，从而使人体的骨骼及大小关节在传统定势动作的基础上，尽可能地呈现多方位和广角度的活动。其目的就是要通过"拔骨"运动达到"伸筋"目的，牵拉人体各部位的大小肌群和筋膜，以及大小关节处的肌腱、韧带、关节囊等结缔组织，促进活动部位软组织的血液循环，改善软组织的营养代谢过程，提高肌肉、肌腱、韧带等软组织的柔韧性、灵活性和骨骼、关节等的活动功能，达到强身健体的目的。

5. 五禽戏　名医华佗创编了五禽戏，是参照虎、鹿、熊、猿、鸟五种禽兽的动作编成的一套导引术，可针对伤病的需要选用其中某些动作。它常用于缓解外伤引起的关节功能障碍、慢性腰腿痛和慢性关节疾病引发的症状。

（杨功旭）

NOTE

中篇 运动伤害

第五章 运动伤害概论

第一节 运动伤害范畴与因素

一、运动伤害范畴

（一）定义

运动伤害是指在运动中所受到的伤害，包括所有人，不仅是专业运动员，也包括非专业运动员，在从事体育运动（田径、体操等）及与体育运动相关的活动（步行、爬山等）中所发生的各种急、慢性伤害。

运动伤害既是运动医学中的重要组成部分，又是创伤外科的重要分支。通过统计学的方法总结病因和发病机制，加以深入研究，提出具有针对性的预防、治疗、康复和伤后训练措施，并结合实践经验，协助改进运动条件，改善运动方法和提高运动效率，以期把运动伤害发生率降到最低，来提高人民的生活质量水平。伴随 2008 年北京奥运会的召开，全民健身的积极性空前高涨，健康运动、科学运动，已成为全民共识。然而，人们在享受健身、挑战极限运动的同时，健身运动导致的各种伤害也对参加者造成了一定的负面影响。因此，运动伤害是运动医学中的重要组成之一。

（二）运动伤害的分类

运动伤害包括运动创伤性疾病和运动性疾病。

1. 运动创伤性疾病 根据伤害部位、损伤程度等，可分为以下几类。

（1）根据伤后皮肤或黏膜完整与否分类

1）开放性伤害：指伤处皮肤或黏膜的完整性遭到破坏，受伤的组织有伤口，与外界空气相通，如擦伤、刺伤及开放性骨折等。

2）闭合性伤害：指伤处皮肤或黏膜无破损，受伤的组织无伤口，与外界空气不相通，如挫伤、肌肉拉伤、关节扭伤及关节脱位等。

（2）根据伤后病程长短分类

1）急性伤害：指瞬间遭到直接暴力或间接暴力造成的相对明显的伤害，如肌肉拉伤、关节韧带扭伤等。

2）慢性伤害：指局部过度负荷，多次微细损伤积累而成的损伤，或由于急性损伤处理不当转化来的陈旧性损伤，如肩袖损伤、髌骨软骨软化症、疲劳性骨膜炎等。

（3）根据受伤组织结构分类　伤害何组织，即为何伤害，如肌肉拉伤、关节脱位等。运动中严重伤害很少，其中以肌肉、筋膜、肌腱、韧带和关节囊伤害最多，其次是肩袖损伤、半月板撕裂和髌骨软骨病（图5-1）。

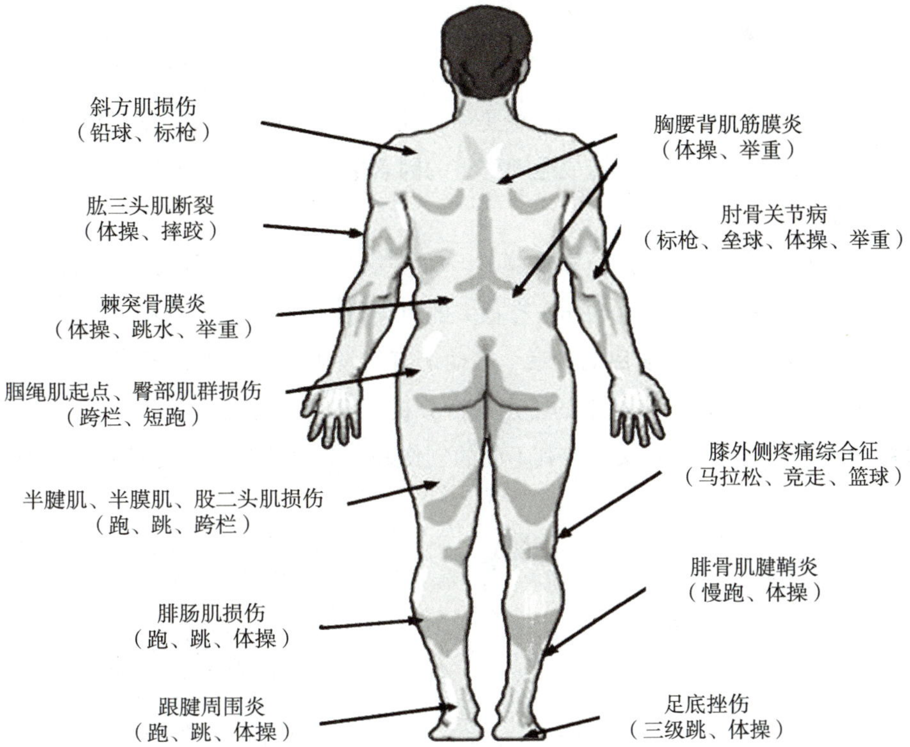

图 5-1　常见运动伤害及其发病规律

（4）根据伤情轻重分类

1）轻伤：指不影响工作和训练者，如不丧失工作能力的伤害。

2）中等伤：指不能按原定训练计划者，如丧失运动能力 24 小时以上要在门诊治疗者。

3）重伤：指需停训治疗，如需长期住院治疗者。

（5）根据伤害与运动技术和训练的关系分类

1）运动技术伤：指与运动技术及运动项目密切相关，其中少数属于急性伤害，如肱骨投掷骨折、短跑跟腱断裂等，多数属于过劳伤，是慢性微细伤逐渐积累而成的，如足球踝、网球肘等。

2）非运动技术伤：指与运动技术无关的意外伤，如刺伤等。

2. 运动性疾病　常见类型有以下几种。

（1）晕厥　是指因脑部血液供应不足而发生的暂时性知觉和行动能力丧失现象，是因运动员参加激烈运动或比赛时，由于过分紧张或激动造成的现象。

（2）肌肉痉挛　是指肌肉发生不自主的强直性收缩，俗称"抽筋"。运动中最易发生肌肉痉挛的部位是小腿腓肠肌，其次是足底部的屈踇肌和屈趾肌。常见原因有三种。

1）寒冷刺激：肌肉受到低温刺激，兴奋性增加，易发生强直性收缩。如游泳时受冷水刺激之后，"抽筋"现象较为常见。

2）电解质丢失过多：如大量出汗，使电解质丢失过多，肌肉兴奋性增高，可发生肌肉痉挛。

3）肌肉连续过快地收缩：在剧烈运动中，由于肌肉连续快速收缩，而放松时间又太短，可引起肌肉痉挛。

（3）运动性腹痛　腹痛是运动中较常见的一种症状，特别容易发生在长跑比赛中，在竞走、篮球等运动项目中也易发生。

二、运动伤害的因素

参加体育运动就有可能发生伤害，无论是竞技比赛，还是业余运动，随着参加次数的增加，受伤的概率也会随之升高。因此，造成运动伤害的因素也随之增多。

（一）运动伤害的自身因素

医生、体育运动工作者及运动员如掌握了运动伤害的发病规律，就可采取恰当的预防措施，降低运动伤害的发生率，对防治运动伤害有重大的意义。

1. 运动伤害的发生与运动项目的关系　运动伤害的发生因运动项目不同而异，同时也存在一定规律。有关专家对运动伤害发生的特点进行分析，可以看出运动伤害的发生与专项技术要求密切相关，而不同的运动项目又各有其不同的创伤好发部位及专项多发病（图5-2）。

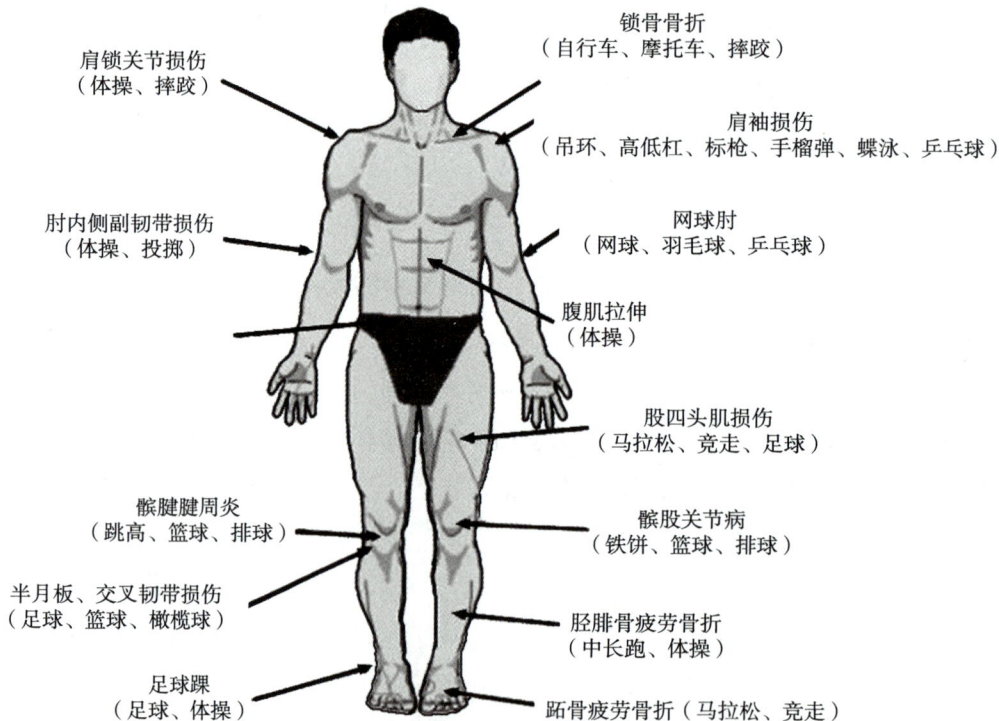

图 5-2　常见运动创伤及其发病规律

（1）篮球运动员　易伤膝（髌骨软骨病、半月板及副韧带损伤）、踝（踝周韧带扭伤）。

（2）体操运动员　易伤腰（腰部肌肉筋膜纤维炎、脊椎棘突骨膜炎及椎板骨折）、肩（肩袖损伤及肱二头肌长头肌腱腱鞘炎）、膝（伸膝腱膜炎、髌骨软骨病及半月板损伤）、腕（伸屈肌腱腱鞘炎）。

（3）跨栏运动员　易伤大腿后群肌肉。

（4）投掷运动员　易伤肩（肩袖损伤）、肘（肘内侧副韧带损伤及骨关节病）、腰（腰肌肉筋膜炎）、膝（髌骨软骨病、半月板及副韧带损伤）。

2. 运动伤害的潜在因素　不同运动项目会造成不同部位的伤害，其原因有二：一是不同运动项目的特殊技术要求；二是运动员自身存在的解剖弱点。当两者由于某种主观原因同时起作用时，极易发生运动伤害。例如，篮球运动员易伤膝，这是由于篮球运动员经常处于膝关节半屈曲位（130°～150°），而膝的这个角度，又恰是它的解剖弱点，此时内韧带、外韧带及十字韧带，以及两侧的肌肉都处于较松弛的状态，关节杠杆长，导致关节稳定性相对减弱，因而易发生膝关节软组织损伤（韧带、半月板损伤和髌骨软骨病等）。

3. 运动伤害的致伤条件　虽然引起运动伤害有以上原因，但如果没有外部因素的诱导，也不易发生。因此，超负荷的运动及不合理的训练方式是运动伤害的致伤条件。

4. 运动伤害的预防措施　为了减少运动伤害的发生，使其向着对运动员有利的方向发展，主要措施如下。

（1）加强易伤部位的预热及专项辅助训练　运动员对易伤部位的预热十分重要，不但可以加快局部血液循环，使肌肉伸展性、弹性增加、应激能力提高，而且能调整运动员的心理，减少紧张感和压力感，使运动伤害发生率降到最低水平。

（2）加强易损部位的肌肉、韧带的力量训练　易损部位的肌力提高，韧带弹性增加，能有效地预防运动伤害。为了防止髌骨软骨病的发生，应当加强股四头肌的锻炼，使髌骨通过股四头肌的作用，充分稳定膝关节。因此，加强薄弱部位和易伤部位的练习，有助于提高它们的功能。在增强肌肉力量的同时，可运用肌肉的弹性和伸展性来预防运动伤害（表 5-1、表 5-2）。

表 5-1　6810 名优秀运动员的韧带断裂患病率

病名	现病	既往	合计	患病率（%）
股四头肌腱断裂	10		10	1.47
跟腱断裂	7	6	13	1.91
槌状指	5	1	6	0.88
腘绳肌腱断裂	5	1	6	0.98
肱三头肌腱断裂	4		4	0.58
肱二头肌腱断裂	2		2	0.29
股内收肌断裂	2		2	0.29
胸大肌腱断裂	1		1	0.15
前臂屈髋肌断裂	1		1	0.15
胫前肌断裂	1		1	0.15
跖腱膜断裂	1		1	0.15
趾伸肌腱断裂	1		1	0.15
总　计	40	8	48	7.15

NOTE

表 5-2　6810 名优秀运动员的韧带断裂患病率

病名	现病	既往	合计	患病率（%）
膝交叉韧带断裂	39	2	41	6.02
距腓前韧带断裂	37	6	43	6.31
膝胫侧副韧带断裂	23	4	27	3.96
肘尺侧副韧带断裂	6	3	9	1.32
膝腓侧副韧带断裂	5		5	0.73
拇掌尺侧副韧带断裂	4		4	0.59
趾胫侧副韧带断裂	2		2	0.59
总　计	116	15	131	19.52

（3）科学、合理安排运动量　恰当安排运动量，避免过多易伤动作的训练和局部超负荷量现象的发生，如掷铁饼易患髌骨软骨病。因此，训练过程中应当合理安排膝半蹲发力的专项与辅助练习，教练员和运动员都应该了解专项训练及常规训练的意义。

（4）采取支持带保护　在高强度训练中或肌肉、关节有疼痛时，应当采用支持带固定方法保护易损失部位，减少伤害的发生。

（二）运动伤害的外在因素

1. 对运动伤害的重视度不足　运动伤害的发生，与体育运动相关人员对预防运动伤害的重视不足有关。由于相关人员缺乏运动伤害的专业知识，以及缺乏对运动员的安全教育，在训练和比赛中，未积极有效地采取预防和保护措施，发生运动伤害后又未认真分析原因、总结经验，从而导致运动伤害频繁发生。

2. 训练水平不够　即身体强度训练、专项技术训练、战略战术训练及心理素质训练等不够。

3. 教学、训练及比赛安排不合理　准备活动不当和未遵守科学的训练原则，都有可能导致运动伤害。前者是使神经系统、运动系统和内脏器官充分兴奋，以适应正式运动的需要；后者则是严格遵循训练的客观规律，按照人体负荷大小与应激程度的适应性规律来合理安排训练方案，主要包括系统性和循序渐进原则、个别对待和巩固性原则等。目前，运动队中常见的错误是不顾年龄和性别的差异、训练程度好坏及伤病情况等，盲目参考高强度的训练大纲，严重违反人体对负荷的适应性规律，致使许多优秀运动员受伤而提前退出运动队。

4. 运动参加者自身状态不佳　自身状态包括生理和心理两个方面。前者如失眠、劳累或伤病初愈等，可使运动员力量及动作协调性下降，注意力不集中，从而导致技术上的失误而致伤；后者如情志欠佳恐惧、胆怯易惊或急躁易怒等，易产生运动伤害。

5. 缺乏医务监督意识　运动员必须在训练前或比赛前进行体格检查及运动功能评定，以便为教练员提供科学的信息，从而合理地安排训练计划。因此，缺乏医务监督意识也是导致运动伤害的重要原因。

6. 场馆、器械及服饰不符合卫生要求　场馆光线欠佳，通风较差，地面凹凸不平、过硬、过滑，器械表面粗糙不达标，服装、鞋袜大小不适等，均是引起运动伤害的因素。

7. 训练中缺乏保护与帮助意识　在体操与技巧项目中采取相应的自身保护措施尤为重要，不仅教练员要教会，而且运动员也要学会自我保护及借助某些支持带、护具的帮助，避免不必要的伤害。此外，环境因素，如海拔过高、缺氧、阴暗天气光线不足、高温或寒冷潮湿等，都会对运动员的健康造成伤害。值得一提的是，运动员不遵守运动规则，也是造成伤害的重要原因之一。

（毕衡）

第二节　运动损伤诊断技术

一、物理诊断技术

物理检查方法是诊断运动创伤的基本方法，且运动创伤检查方法与骨科类似，视诊、触诊、听诊、动诊、量诊及其他特殊检查方法均具有重要的诊断价值。诊断原则如下：①采用综合检查法。②双侧对比。③由近及远，由局部到全身。④辨证论治，综合分析。

（一）脊柱检查

1. 颈部

（1）视诊　应注意颈部发育及姿势是否正常、生理前凸是否存在、有无瘢痕及窦道。

（2）触诊　检查颈部棘突、椎旁肌、横突等处有无压痛。

（3）动诊

1）臂丛神经牵拉试验：患者取坐位，头偏向健侧，检查者一只手抵患侧头部，另一只手握患腕，向反方向牵拉。受试者上肢出现麻木或放射痛为阳性，提示颈椎病神经根性压迫（图5-3）。

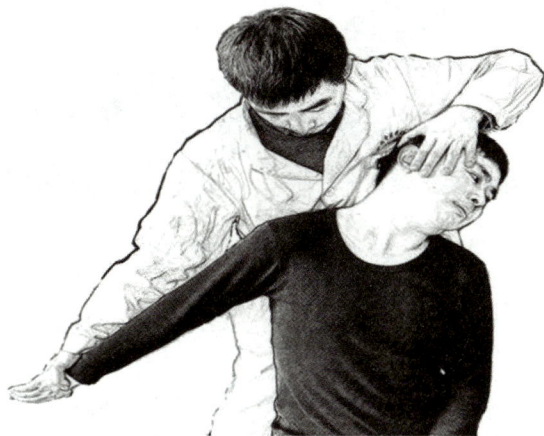

图5-3　臂丛神经牵拉试验

2）颈压轴试验：患者端坐，头后仰并偏向患侧，检查者用手掌在其头顶加压。若患者肢体出现放射性痛或麻木为阳性，提示有神经根性损害，多见于神经根型颈椎病。

3）引颈试验：向上牵引患者颈部，若原肢体麻木、放射性痛等症状减弱或消失为阳性，提示神经根性损害。

NOTE

（4）量诊　正常情况下，颈椎前屈可达 35°～ 45°，后伸可达 35°～ 45°，左右侧屈各达 45°，左右旋转各达 60°～ 80°。

2. 胸椎与背部

（1）视诊　检查患者胸椎有无侧弯、异常后凸、剃刀背畸形等。

（2）触诊　检查棘突、棘上韧带、椎旁肌等处有无压痛及叩痛。

（3）动诊　拾物试验：嘱患者拾起地上的物品，若不能伸膝位弯腰而只能蹲位拾物为阳性，提示胸椎病变。

（4）量诊　正常情况下，胸椎活动度很小，若活动度增大，提示异常。

3. 腰椎与骶椎

（1）视诊　检查腰部有无侧弯或腰前凸有无增大、变平或后凸，有无腰肌痉挛，有无包块、窦道、脓肿，腰骶部有无丛毛、色素沉着等。

（2）触诊　检查有无棘上、棘间韧带、腰肌横突等处压痛及叩痛。

（3）动诊

1）髋关节屈曲挛缩试验（托马斯征）：患者仰卧，双下肢伸直，腰椎前凸，屈曲健侧髋关节，使腰椎前凸消失，若患侧髋关节被迫屈曲则为阳性，提示腰椎或髋关节病变。

2）直腿抬高试验：患肢抬高小于 60° 并出现放射性疼痛则为阳性，提示坐骨神经根性压迫，多见于腰椎间盘突出症、梨状肌综合征等（图 5-4）。

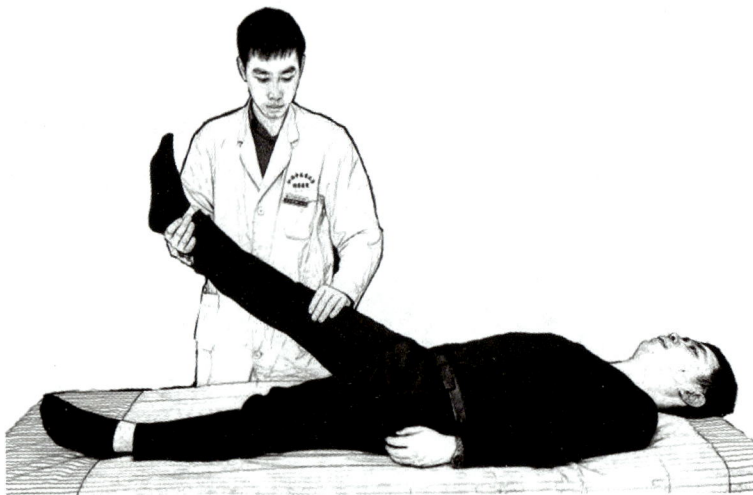

图 5-4　直腿抬高试验

3）加强试验：直腿抬高试验在患肢刚好不痛的位置上突然背屈踝关节，出现患肢放射疼则为阳性，其临床意义同直腿抬高试验。

4）股神经牵拉试验：检查者一只手压患者的对侧骨盆，另一只手屈其膝关节并上提小腿，出现大腿前侧放射性痛者为阳性，见于股神经受压，多为 $L_{3/4}$ 椎间盘突出症。

（4）量诊　正常情况下，腰椎前屈可达 90°，后伸可达 30°，左右侧屈各达 30°，左右旋转各达 30°。

（二）骨盆检查

1. 视诊　骨盆有无倾斜、左右是否对称，臀肌有无萎缩，臀部有无瘢痕、窦道，皮下有无瘀斑，软组织是否肿胀，均是检查的重点。

2. 触诊　正常情况下骨盆环活动度很小，当活动度异常增大并伴有疼痛时，一般已发生骨折或脱位；骨盆环检查还包括有无明确压痛点。

3. 动诊

（1）骨盆挤压试验　患者取仰卧位，检查者两手分别放于髂骨翼两侧，此时两手同时向中线挤压，如有骨折则会发生疼痛，称为骨盆挤压试验阳性，用于诊断骨盆骨折和骶髂关节病变。嘱患者采取侧卧位，检查者双手放于上侧髂骨部，向下按压，多用于检查骶髂关节病变。

（2）骨盆分离试验　患者取仰卧位，检查者两手分别置于两侧髂前上棘部，此时两手同时向外下按压髂骨翼，使之向两侧分开。如患者有骨盆骨折或骶髂关节病变，则局部发生疼痛反应，称为骨盆分离试验阳性，多用于检查骨盆骨折及骶髂关节病变。

（3）"4"字试验　患者仰卧平躺，一腿伸直，检查者提起另一侧小腿置于患者伸直腿的膝上并弯曲下压，引发骶髂关节疼痛者为阳性，提示骶髂关节病变（图5-5）。

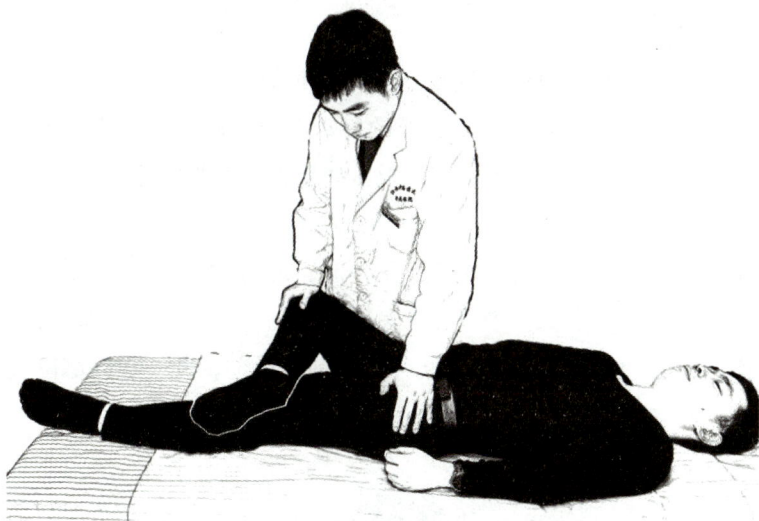

图 5-5 "4"字试验

（三）四肢关节检查

1. 肩关节与肩锁部

（1）视诊　主要注意两肩胛是否等高、对称，肩部是否钝圆，锁骨"S"形态是否正常。如"方肩"畸形，提示可能存在肩关节脱位、腋神经麻痹等；"翼状肩"，提示前锯肌瘫痪。

（2）触诊　主要检查肩关节有无局限性压痛点及轴向叩击痛。局限性压痛多为慢性劳损性病变，轴向叩击痛提示肩关节病变。

（3）动诊

1）搭肩试验（Dugas 征）：正常情况下，肘关节贴紧胸壁，手可搭于对侧肩部；或手搭于对侧肩部，肘关节能紧贴胸壁。若不能，提示该侧肩关节脱位（图5-6）。

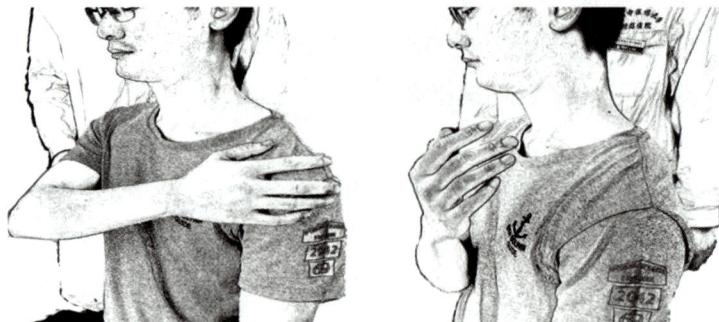

图 5-6　搭肩试验（Dugas 征）

2）肱二头肌长头紧张试验：患者屈曲肘关节，前臂外旋，检查者给予患者前臂阻力后并使之屈曲，若结节间沟区引发疼痛，提示肱二头肌长头肌腱炎。

（4）量诊　正常情况下，肩关节前屈可达 70°～ 90°，后伸达 40°，外展达 80°～ 90°，内收达 20°～ 40°，上举达 170°～ 180°，外旋达 45°～ 60°，内旋达 45°～ 70°。

2. 肘关节

（1）视诊　检查肘关节有无内外翻畸形、包块、肿胀。

（2）触诊　检查肘关节的屈伸功能及前臂的旋转功能。检查前臂旋转功能时，双肘应紧贴胸壁，以避免肩关节的代偿。若肱骨外上髁局限压痛且患者无明确外伤史，提示肱骨外上髁炎。

（3）动诊

1）肘后三角与肘后直线：肘关节伸直，正常时，肱骨内、外上髁与尺骨鹰嘴在一条直线上；当屈曲肘关节时，上述三点为一个等腰三角形。若三者关系改变，提示肘关节脱位。

2）伸肌腱牵拉试验：伸肘、握拳、屈腕，然后前臂旋前，此时肘外侧出现疼痛为阳性，提示肱骨外上髁炎（图 5-7）。

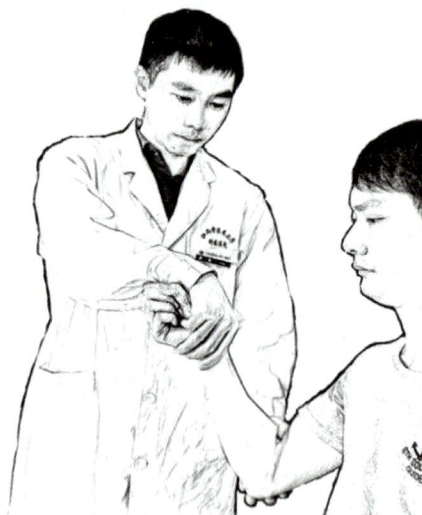

图 5-7　伸肌腱牵拉试验

（4）量诊　正常情况下，肘关节屈曲可达 135°～ 150°，后伸达 10°。

3. 腕关节与手部

（1）视诊　腕及手部有无包块、有无畸形。"餐叉样畸形"提示柯莱斯（Colles）骨折，"垂腕"提示桡神经损伤，"爪状手"提示尺神经损伤，"平手"提示正中神经损伤，"猿手"提示正中神经合并尺神经损伤。此外，尚有多种先天性畸形手表现。

（2）触诊　手腕屈伸及手指活动是否灵活。若桡偏位第三掌骨轴向叩击痛，提示手舟骨骨折；尺偏位第四掌骨轴向叩击痛，提示月骨骨折。

（3）动诊　握拳尺偏试验：拇指屈曲握拳，桡骨茎突处出现疼痛为阳性，提示桡骨茎突狭窄性腱鞘炎。

（4）量诊　正常情况下，腕关节掌屈可达 50°～60°，背伸达 35°～60°，桡偏达 25°～30°，尺偏达 30°～40°。

4. 髋关节

（1）视诊　髋关节有无畸形、肿胀或窦道，行走有无跛行等。

（2）触诊　若大转子处有浅压痛，多为大转子滑囊炎表现；腹股沟中点处及臀部压痛、髋关节轴向叩击痛，多提示髋关节病变；轻度旋转痛，提示关节软骨病变。

（3）动诊

1）轴向叩击试验：伸髋，伸膝，叩击足跟引发髋部疼痛为阳性，提示关节面破坏。

2）下肢短缩试验（艾利斯征）：患者取仰卧位，屈髋，屈膝，双足平放于床面，双膝不等高为阳性，多见于先天性髋关节脱位，低侧一般为脱位侧。

3）外展试验（托兰尼征）：患者取仰卧位，双髋外展，两腿分开，患侧膝关节不能接触床面，若能，则先有一滑动声响，多提示先天性髋关节脱位。

4）托马斯试验：见腰部动诊。本试验阳性，提示患侧髋关节有病变。

5）髂坐线：患者侧卧，髂前上棘到坐骨结节的连线正通过大转子的最高点，否则为阳性，提示髋关节脱位或股骨颈骨折。

（4）量诊　正常情况下，髋关节屈曲可达 130°～140°，后伸达 10°，伸髋位内旋达 40°～50°，伸髋位外旋达 30°～40°，屈髋位内旋达 30°～40°，屈髋位外旋达 40°～50°，外展达 30°～45°，内收达 20°～30°。

5. 膝关节

（1）视诊　膝关节有无肿胀，有无内外翻畸形，股四头肌有无萎缩，股骨内外侧髁有无肿块，表面有无怒张静脉及有无窦道、瘢痕等。

（2）触诊　膝关节有无明确压痛点及皮温是否正常，压痛点往往提示病灶所在部位。

（3）动诊

1）髌骨按压试验：患者取伸膝位，检查者按压其髌骨并使之在股骨髁上摩擦，引发疼痛为阳性，一般多见于髌骨软骨软化症。

2）浮髌试验：患者取伸膝位，检查者一只手置于其髌上囊压迫，另一只手轻压其髌骨，若有漂浮感则为阳性，提示关节内积液。

3）回旋挤压试验：患者取仰卧位，屈髋，屈膝，检查者一只手扶其膝关节，另一只手握住患者足跟并极度屈膝，在伸膝过程中当患者小腿内收、外旋有弹响且合并疼痛时，且当小腿外展、内旋有弹响且合并疼痛时，提示半月板病变（图 5-8）。

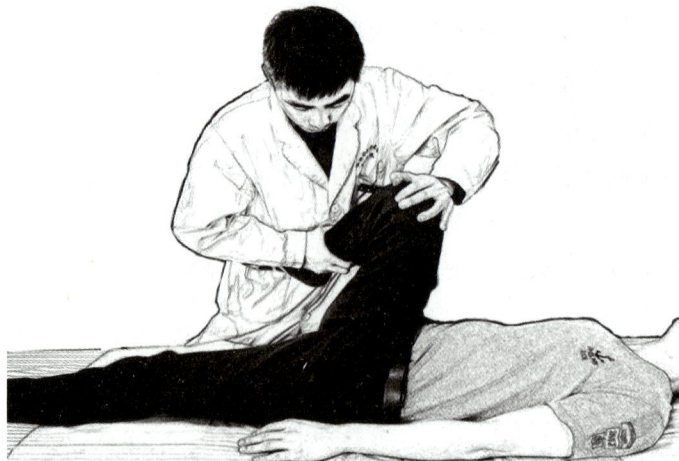

图 5-8　回旋挤压试验

4）研磨试验：患者取俯卧位，膝关节屈曲 90°，检查者将其小腿用力下压，并做内旋、外旋运动，使股骨与胫骨之间发生摩擦，若旋转时发生疼痛提示半月板损伤；此后，检查者再上提其小腿，并做内旋、外旋运动，若引起疼痛，提示副韧带损伤。

5）侧方应力试验：患者伸膝，检查者一只手抱其小腿，另一只手扶膝，将其膝关节内推或外推施加应力，若膝部外侧或内侧出现疼痛，分别提示外侧或内侧副韧带损伤。

6）抽屉试验：患者平卧床上，膝屈曲 90°，双足平置于床上，保持放松。检查者坐于床上，抵住患者双足使之固定，双手握住膝关节的胫骨端，向前方拉小腿，如前移增加提示前交叉韧带断裂，后移增加提示后交叉韧带断裂（图 5-9）。

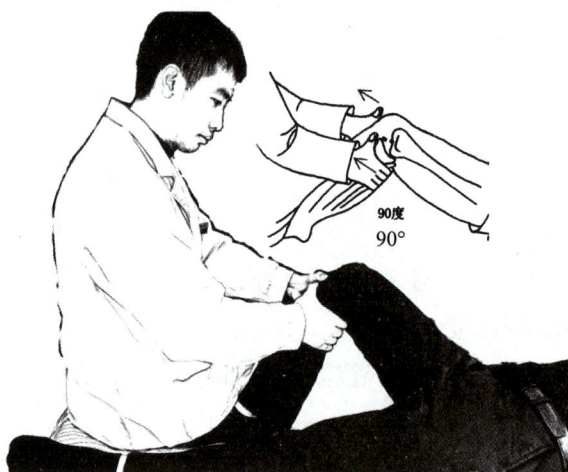

图 5-9　抽屉试验

（4）量诊　正常情况下，膝关节屈曲可达 130°～ 140°，伸展达 5°～ 10°，有轻度内外旋转。

6. 踝关节与足部

（1）视诊　踝足部有无畸形（足内外翻、扁平足、马蹄足等）、肿块、瘢痕、跛行、肌肉萎缩等。

（2）触诊　踝关节背伸、跖屈、内外翻等是否正常，足趾活动是否正常，有无局限压痛等。

（3）动诊

1）前足横向挤压试验：检查者双手自前足两侧挤压，前足引起疼痛，提示跖骨骨折、跖间肌损伤等。

2）小腿三头肌挤压试验：患者俯卧，检查者以手捏其三头肌肌腹，踝跖屈为正常；反之，提示跟腱断裂。

（4）量诊　正常情况下，踝关节背屈可达20°～30°，跖屈达40°～50°，足外翻可达30°～35°，内翻达30°，外展达25°，内收可达25°。

7. 四肢关节外骨折与软组织损伤检查

（1）视诊　肢体有无畸形、肿胀、反常活动是观察重点。软组织有无皮肤破损、出血、污染，以及伤口大小、形状、深度等，骨及其他软组织有无外露亦是观察重点。

（2）触诊　重点检查有无压痛、叩击痛及肢体功能障碍。

（3）动诊　重点检查有无骨擦音及骨擦感。

二、无创检查技术

影像学技术的发展与应用，极大促进了医学的发展。在运动创伤学领域，影像学技术的应用更是有效提高了对各种复杂伤病的认识及诊断水平。医生要想做好运动创伤的影像诊断，就务必在熟悉骨关节肌肉系统（骨、关节、肌肉、韧带等）的正常组织结构基础上，了解病理性改变和影像所见。

（一）X线检查

在运动损伤的检查与诊断中，广泛应用X线对受伤组织和器官（如骨、关节等）进行检查，并对影像进行分析，从而做出诊断，具体应用如下。

1. 对骨关节损伤，可显示清晰的骨折线、皮下水肿、皮下与骨折端血肿所推移周围肌肉的程度及肌腱断裂等急性损伤情况。

2. 对骨关节感染，既可显示早期骨质破坏、软组织脓肿，又可显示皮下水肿的网状结构和关节积液的情况。

3. 对骨肿瘤，既可显示肿瘤对骨破坏的各种征象，又可显示肿瘤侵犯骺板对先期钙化带的破坏，还可显示肿瘤骨的分化程度和肿瘤软骨钙化的良恶性征象，以及肿瘤对软组织的侵犯。

4. 对代谢性骨病，X线片可显示骨质疏松、骨小梁及骨皮质破骨细胞性骨吸收的细微结构，对代谢性骨病的鉴别诊断具有一定的诊断价值。

（二）CT检查

CT检查是利用人体不同组织对X线吸收多少的不同，通过探测器检测再输入计算机转换模拟成像，已广泛应用于骨伤科。CT检查还可以进行三维重建，提高了临床诊断的水平，具体应用如下。

1. 四肢骨干骨折　CT断层扫描及三维重建可以立体地显示骨结构，准确判断骨折线、骨块移位情况及与周围的毗邻关系；同时三维重建图像可以立体地显示骨折片的移位，有助于判断软组织损伤的情况。

2. 关节炎性病变　CT检查可发现关节软骨、骨性关节面损伤程度，以及关节面下的囊性病变及关节内的积液。

3. 骨缺血坏死　CT检查可显示骨小梁、骨性关节面的生理、病理征象，还可发现关节面下

NOTE

方的死骨片，显示骨小梁紊乱、骨性关节塌陷及其下方的囊性透亮区。

4. 弥漫性骨髓疾病　CT检查对弥漫性骨髓疾病破坏病灶及骨膜反应，可比X线平片较早发现骨小梁的破坏。

5. 骨肿瘤　CT检查可发现较小的骨肿瘤，还可进一步明确骨内破坏和周围组织的情况。

6. 脊柱退行性病变　CT检查可直观地判断椎间盘膨出、突出、脱出的部位和程度，也可判断椎间盘有无钙化。

7. 软组织病变　CT检查对软组织肿瘤各种成分的显示有帮助，如脂肪、液体、实质成分等，并可测定CT值，确定是哪种组织。

（三）磁共振成像（MRI）检查

磁共振成像（magnetic resonance imaging，MRI）是最新的成像系统，基本原理是利用一些元素的原子核具有小型自旋磁棒的行为，它们在强磁场中会顺着磁力线的方向排列。在目前的医学检查所采用的磁场强度下，利用水分子和脂肪中的氢核，即质子来产生解剖影像。MRI检查超越CT检查的优点：其资料可以直接组合成任意切面的影像。MRI检查具体应用如下。

1. 骨骼损伤　MRI检查对骨骼内损伤的显示有较大优势，可显示X线平片、CT不能发现的损伤，对合并软组织的损伤水肿可做明确的诊断。

2. 韧带损伤　韧带损伤分完全撕裂和不完全撕裂。韧带断裂，表现为低信号韧带连续性的中断；韧带撕裂，表现为中断或在正常解剖位置上不能看到。

3. 软骨损伤　MRI检查可直接显示软骨、软组织和骨成分，主要用于临床高度怀疑而X线平片显示正常的患者。MRI检查能直接显示骺软骨的损伤。

4. 骨折　MRI检查能更敏感地发现隐匿骨折，更清晰地显示软组织及脊髓的损伤。

5. 肌腱腱鞘炎　MRI检查可很好地显示增厚的肌腱和腱鞘，增厚的腱鞘MRI多数呈低信号影。

6. 滑囊炎　对急性滑膜炎的诊断价值较小，可较好地显示关节积液、关节囊肿胀的情况。

7. 关节损伤　MRI检查可用于显示关节内、关节周围韧带及软骨的损伤程度，也可直接显示软骨、韧带、半月板的组织形态及是否有软骨，半月板的缺损、移位，韧带的缺失，关节腔积液等。

8. 软组织损伤　皮下软组织损伤水肿，MRI呈网格状信号增高。如正常半月板周围富于血管，损伤痊愈后形成纤维血管瘢痕时，MRI可呈永久性异常表现，而关节镜检查则呈阴性表现。

（四）超声检查

超声波是一种以高频率变化的压力波，这种能量以波动的形式在物质中传播。反射波及穿透波中包含了不同传播物质的物理信息，根据不同物质的特性来判断物质的变化。超声检查在肌肉、骨骼方面的诊断是根据不同组织的密度不同，所产生的声阻抗差异来判断的。当超声波进入相邻的两种组织时，会产生声阻抗差异，声阻抗差值大于0.1时，超声波在此界面就会产生反射和折射。超声仪则根据不同的回声信息来判断人体组织的物理特性、形态结构及动态下的组织功能状态。

随着超声技术的发展，高频超声应运而出，为运动损伤提供了一种简便、准确的检查方式。超声检查能够直观、动态地检查肌肉、韧带等软组织的走行趋势、形态结构、功能状态，并准确地分析判断肌肉、韧带等软组织的损伤程度及功能状态，为临床治疗方案提供客观的诊断依据，在骨科和运动医学疾病诊断中的地位也日趋重要。肌骨关的解剖位置比较表浅，走行趋势比较明确，利用肌骨超声特有的"各向异性伪像"及特殊的解剖结构可以非常清楚地显示肌肉、肌腱、韧带、关节囊、滑膜、骨、软骨、半月板等结构，目前已应用在骨骼肌、韧带肌腱、骨、关节损伤，以及肌腱、腱鞘炎和滑膜病变的诊断。超声检查由于其直观、准确、方便、快捷、可重复操作的特点，可以准确评估运动损伤的情况及术后恢复的情况，及时为临床医生反馈患者的情况，为治疗方案的制订及调整提供重要参考。

（五）放射性核素骨成像（核医学技术）检查

放射性核素骨成像是利用某些核素可与骨结合的特性，采用核医学显像仪器探测体内被骨骼吸收的核素所发出的电磁射线，检测骨的形态、血供、代谢等异常的方法。目前临床上最常应用于骨显影的示踪剂是放射性核素99标记的羟甲基双膦酸盐。有两个因素决定了骨吸收放射性核素的数量和分布：骨转换率和局部血供。在运动创伤中较多用于各部位应力骨折、疲劳骨折、骨膜炎的早期诊断。

（六）肌电图检查

临床肌电图学是电诊断学的主要内容之一，通过记录和分析肌肉生物电活动及刺激神经产生的各种诱发电位，来诊断各种神经肌肉疾病。运动创伤诊治的目的是以恢复运动功能为主，因此常以运动神经传导速度的检测为主，感觉神经传导速度的测定协同进行。研究表明，当肌肉疲劳时，肌电功率谱中心频率由高频向低频转移，当疲劳致使工作停止时，中心频率可达到一个相同的终值。中心频率已被广泛用于肌肉疲劳的定量分析，还可以在运动过程中间接测定肌肉力量及进行运动技术分析，这对预防发生运动创伤和评估创伤康复过程无疑都具有十分重要的意义。

三、有创检查技术——关节镜

目前，关节镜外科已成为微创外科的重要组成部分，在骨科学中已逐步发展成为一门重要学科（图 5-10）。

（一）关节镜手术适应证、禁忌证和并发症

关节镜外科的发展是骨科与运动医学领域的一个新的里程碑。

1. 关节镜手术适应证 关节镜手术的适应范围相对较广，主要包括诊断性关节镜术、术前评价、术后观察和关节镜下手术。

（1）诊断性关节镜术 适用于非侵入性检查手段仍不能明确的关节内伤病，如关节内紊乱（如半月板损伤、关节内游离体、关节滑膜嵌入等）、关节内不明原因的肿痛、滑膜

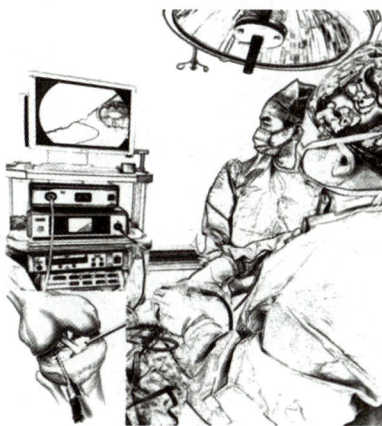

图 5-10 关节镜检查

炎症的检查与活检、关节软骨损伤的检查等，亦可用于关节损伤急性期的检查，以明确损伤部位和程度，正确指导手术和康复。

（2）术前评价 用于手术前全面了解关节内病损的程度，评价预后。

（3）术后观察 一般用于关节软骨修复和移植术后的观察、半月板缝合术后的观察及交叉

韧带重建术后的观察等。

（4）关节镜下手术　就目前国内外的关节镜外科技术水平来看，除关节置换、关节肿瘤等手术不能在关节镜下进行外，其他关节内手术几乎均可在关节镜下或关节镜辅助下完成。关节镜技术已成为关节外科工作中的重要检查诊断方法和治疗手段。

2. 关节镜手术禁忌证

（1）绝对禁忌证

1）手术区皮肤有感染者。

2）关节活动明显受限、严重的关节僵直、关节腔狭窄等不能配合检查者。

3）凝血机制异常者。

4）败血症者等。

（2）相对禁忌证

1）滑膜增生性炎症，关节极度肿胀而浮髌试验阴性，提示增生滑膜已填充关节腔，此时不易注水膨胀而干扰观察关节内结构。

2）关节主要副韧带损伤和关节囊严重破裂，可能使液体大量外渗到软组织中的患者，手术有可能导致骨筋膜室综合征等。

3）合并重要脏器严重疾病患者。

3. 关节镜手术并发症　关节镜术中或术后的并发症很少，而且常常很轻微。术前和术中明确手术计划并认真做好基本操作的每一个细节，多数并发症是可以预防的。

（1）关节内结构的破坏　关节内结构的破坏可能是常见的并发症。当关节镜医生经验不足、患者关节较紧、手术时间长且操作困难时，最常发生关节镜顶端或手术器械划伤关节软骨。

（2）半月板和脂肪垫损伤　如果膝前入口位置太低，半月板的两个前角之一就可能被割伤或刺伤。如果入口离髌腱太近，会横向穿过脂肪垫，反复穿透脂肪垫会引起脂肪垫的肿胀而妨碍观察，也可能引起出血、肥厚或脂肪垫纤维化。

（3）交叉韧带损伤　在切除半月板时，切断髁间止点时可能损伤前后交叉韧带。韧带重建时，用动力器械清理髁间凹时会损伤完整的交叉韧带。

（4）关节外结构损伤

1）血管损伤：关节周围血管损伤可能是较严重和具有破坏性的关节镜手术并发症。血管损伤常为直接穿透或切割伤，过多液体外渗产生压力也可导致血管伤。膝关节镜下广泛滑膜切除等手术可损伤腘动脉、腘静脉，继发动静脉瘘或假性动脉瘤。

2）神经损伤：神经损伤可能由解剖不熟悉，或锐利的套管针直接损伤，或过度牵拉，或机械压迫，或外渗液压迫，或过长时间使用止血带而造成缺血，或由机制不清地引起反射性交感神经营养不良的损伤导致。

3）韧带和肌腱损伤：膝内侧副韧带可被膝关节的内侧辅助切口损伤或在用力外翻打开内侧间室时也能被撕裂。如果用下肢固定架并过分外翻膝关节，也可能发生韧带损伤。经髌腱入口，关节镜或器械重复通过和粗糙的动作可引起髌腱损伤。

4）关节积血：关节积血是较常见的术后并发症，常发生于外侧支持带松解和滑膜切除术后。外侧支持带松解时常切断膝上外侧血管，在切除外侧半月板和滑膜时，位于腘肌腱裂孔前方的膝下外侧血管可能会被切断。对持续性出血和无法解释的关节积血，应进行血管检查和凝血机制分析，以便给予适当的治疗。

（5）深静脉血栓 深静脉血栓日益成为骨科常见的术后并发症，在关节镜手术后也时有发生。缩短手术和止血带使用的时间，避免术后过度制动和预防性使用抗凝药，对存在形成血栓风险并发症的高危患者是有益处的。

（6）感染 尽管术后早期最易发生感染，但报告的实际感染数量是极低的。熟练的手术操作、标准化的预防感染治疗措施是降低术后感染率的关键。

（7）止血带性麻痹 据观察，使用止血带止血并进行关节镜诊断或手术时可出现肢体的暂时麻痹，通常发生在长时间的手术之后。如果需要术中使用止血带，应该在 90 ～ 120 分钟后解开放松一次。仔细观察止血带的压力和测试止血带表的准确性可减少这些问题的发生。

（8）滑膜疝和瘘 小球状脂肪和滑膜组织可从关节镜任一入口疝出。入口越大，发生这种并发症的概率通常越大，充满液体的囊性物可疝出。瘘常发生于膝和踝的后内侧入口。为了促进闭合，应常规缝合这些切口，而不采用胶条粘贴的方法。

（9）器械损坏 关节镜器械有时会在关节内折断，如果试图用篮钳咬除太大的半月板碎块或其他组织，会发生篮钳折断。连接咬合齿板的旋转轴会发生折断或脱落，使齿板掉进关节内。

（二）关节镜手术一般原则

关节镜手术是在关节腔被液体灌注扩充，同时多数情况是在肢体上有止血带条件下进行的，因此，熟练的手术技术是在有限的时间内完成各项检查和手术操作的关键。

1. 掌握病情 术前要严格准备局部皮肤条件，对于术前伤病及全身情况要全面检查，以防手术的盲目性和其他可能发生的情况。

2. 选用安全有效的麻醉方法 一般下肢关节镜手术以椎管内麻醉为首选，小儿可用全麻。肩关节镜手术多用全麻，肘、腕及手部关节手术多用臂丛麻醉。可根据患者的具体情况，选择适当的麻醉方式。

3. 手术消毒 要严格按照无菌技术进行，消毒范围要包括止血带以下的整个肢体部分，肩关节消毒还要包括患侧颈部、上胸部和背部。对手术部位要进行有效的防水措施，避免污染。

4. 关节镜设备消毒 对关节镜设备台上部分及各种器械要严格消毒，并保证能够正常使用。

5. 灌注 要保证充分有效的关节腔的灌注扩充，确保镜下视野清晰、便于操作，一般可使用 3000mL 大袋输液进行重力灌注，肩、髋等关节镜检查必须在灌注泵条件下进行。

6. 合理有效地使用止血带 一般性检查可不用止血带，但手术操作时应上止血带，确保在无血条件下进行。止血带一次使用时间以不超过 90 分钟为宜。

7. 正确摆放患者体位 正确适当的体位是顺利完成关节镜手术的基础。肩关节镜手术多为侧卧位或半坐位，肘关节镜手术患者可采用平卧位或俯卧位，腕关节镜手术患者可采用平卧位，髋关节镜手术患者可采用平卧位或侧卧位，膝、踝关节镜手术患者可采用平卧位或侧卧位。肩、肘腕、髋等关节镜手术还需牵引和悬吊等。

8. 镜下操作顺序

（1）定位 标识定位解剖标志。

（2）置镜 置进水管，扩张关节腔。要在灌注充分、视野清晰、直视条件下手术，严防盲目操作损伤血管、神经等重要结构。术中器械置入动作要轻柔、准确，尽可能一步到位，避免损伤关节镜头及关节内结构，防止不应有的损伤，尤其是使用锐性器械时更应注意。

NOTE

（3）镜下检查　关节腔内的结构和伤病的检查要认真全面。

（4）清除病变及修复损伤组织　要熟练特殊设备与器械的使用方法，如韧带定位器、半月板缝合钩等，助手配合要密切，根据镜下所见进行清除病变及修复损伤组织。

（5）止血　遇有较明显的出血应止血，可使用射频气化仪或高频电刀。术中要防止由于灌注液外渗至关节外或肌间隔引起关节周围肿胀和肢体肿胀、间隔内压力增高，遇此情况时应尽快完成或终止关节镜手术。结束手术时应认真止血，避免术后关节内大量血肿形成。

9. 术后处理

（1）根据情况放置引流。

（2）关节加压包扎。

（3）根据情况使用关节支具。

（4）预防关节感染。

（5）预防深静脉血栓。

（毕衡）

第三节　运动损伤的修复与治疗

一、运动损伤的修复

损伤造成人体部分细胞和组织丧失后，人体对形成的缺损进行修补恢复的过程称为修复（repair），修复后可完全或部分恢复原组织的结构和功能。

修复过程起始于炎症，炎症渗出处理坏死的细胞、组织碎片，然后由损伤局部周围的健康细胞分裂增生来完成修复过程。修复可分两种不同的过程和结局：由损伤周围的同种细胞来修复，称为再生（regeneration），如果完全恢复了原组织的结构和功能，则称为完全再生；由纤维结缔组织来修复，称为纤维性修复。当再生能力弱或缺乏再生能力的组织发生缺损时，不能通过原来组织再生修复，而是由肉芽组织填补以后形成瘢痕，故也称瘢痕修复，如肌肉拉伤后的修复。在多数情况下，由于有多种组织发生损伤，故上述两种修复过程常同时存在。

（一）再生

1. 再生的类型　再生可分为生理性再生及病理性再生。生理性再生是指生理过程中有些细胞、组织不断老化、消耗，由新生的同种细胞不断补充，始终保持原有的结构和功能，维持人体的完整与稳定。例如，皮肤表层的角化细胞经常脱落，而表皮的基底细胞不断地增生、分化，予以补充。病理性再生是指病理状态下细胞、组织缺损后发生的再生。

2. 各种组织的再生能力　各种组织有不同的再生能力，这是生物在长期进化过程中形成的，在人类组织中，结缔组织、小血管、皮肤、黏膜、骨及神经纤维等组织的再生能力较强，肌肉、软骨的再生能力较弱，神经细胞缺乏再生能力。

（二）纤维性修复

纤维性修复是通过肉芽组织完成的。在纤维性修复过程中，首先是肉芽组织增生，溶解、吸收损伤局部的坏死组织及其他异物，填补组织缺损，以后肉芽组织中的毛细血管逐渐减少，成纤维细胞转变为纤维细胞，胶原纤维逐渐增多，最后形成以胶原纤维为主的瘢痕组织，这种修复便完成。

（三）创伤愈合（基本过程、类型及影响因素）

创伤愈合（wound healing）是指人体遭受外力作用，皮肤等组织出现离断或缺损后的愈合过程，包括各种组织的再生、肉芽组织的增生及瘢痕形成的复杂组合，表现出各种过程的协同作用。

1. 创伤愈合的基本过程

（1）炎症反应　伤口早期充血、渗出等炎症反应使周围表现为红肿，伤口中的血液凝固，逐渐有痂皮形成。

（2）伤口缩小　2～3天伤口边缘的整层皮肤及皮下组织向中心移动，伤口迅速缩小，直到14天左右停止。伤口收缩的意义在于缩小创面。

（3）肉芽组织增生和瘢痕形成　约从第3天开始，从伤口底部及边缘长出肉芽组织填平伤口，5～6天成纤维细胞产生胶原纤维，随着胶原纤维的增多，出现瘢痕形成过程约在伤后一个月。

（4）表皮及其他组织再生　创伤发生24小时以内，伤口边缘的表皮基底细胞增生，并在凝块下方向伤口中心移动形成单层上皮，覆盖于肉芽组织表面，当这些细胞彼此相遇时则停止前进，并增生、分化成为鳞状上皮。

2. 创伤愈合的类型　根据损伤程度及有无感染，创伤愈合可分为三种类型。

（1）一期愈合　见于组织缺损少、创缘整齐、无感染、黏合或缝合后创面对合严密的伤口，如手术切口。一期愈合的时间短，形成线状瘢痕。

（2）二期愈合　见于组织缺损大、创缘不整、无法整齐对合，或伴有感染的伤口。这种伤口坏死组织多，炎症反应明显，愈合的时间较长，形成的瘢痕较大。

（3）痂下愈合　主要见于皮肤的损伤，伤口表面的血液、渗出液及坏死物质干燥后形成黑色硬痂，并在痂下进行上述愈合的过程。待上皮再生完成后，痂皮即脱落。痂下愈合所需时间通常较无痂者长，因此时的表皮再生必须首先将痂皮溶解，然后才能向前生长。

3. 创伤愈合的影响因素　创伤愈合取决于组织的再生能力和损伤程度，而组织的再生能力又与伤员的全身功能状况及局部受损情况有关。一般来说，年龄小、营养充足、身体功能状态好，则创伤愈合较好；反之，则较差。

（四）骨折的愈合过程及影响因素

骨的完整性遭到破坏的损伤称为骨折。骨折通常分为外伤性骨折和病理性骨折两大类。外伤性骨折发生的主要原因有直接暴力、间接暴力、肌肉的强烈收缩和应力性骨折。骨的再生能力较强，经过良好复位的外伤性骨折，一般3～4个月或更长时间可完全愈合。病理性骨折是指在骨骼已有病变的基础上发生的骨折。

1. 骨折愈合过程　骨折愈合过程可分为以下几个阶段。

（1）血肿形成期　骨折时除骨组织被破坏之外，也伴有骨膜及附近软组织血管的破裂出血，填充在骨折断端及其周围组织内，形成血肿。

（2）纤维骨痂形成期　在骨折后的2～3天，从骨内膜及骨外膜增生的含有骨母细胞的肉

NOTE

芽组织长入血肿，血肿逐渐被这种特殊的肉芽组织代替，形成纤维性骨痂，将两断端连接在一起。此期需 2 ～ 3 周。

（3）骨痂形成期 在纤维性骨痂的基础上，骨母细胞合成和分泌骨基质沉积于细胞之间，形成类骨组织，以后骨母细胞发育成熟成为骨细胞，骨基质钙化，形成骨性骨痂。此时骨折的两断端已牢固地结合在一起，并且有支持负重功能，但骨小梁排列较疏松，故仍比正常骨脆弱。此期需 4 ～ 8 周。

（4）骨痂改建期 根据功能需要在应力的作用下，骨折断端形成的骨性骨痂可发生改建。多余的骨痂逐渐被吸收消失，不足部分长出新的骨痂使骨密度增加，骨小梁逐渐恢复正常的排列方向，骨髓腔重新贯通，经过一段时间可完全恢复正常骨的结构和功能。

2. 应力性骨折及愈合 应力性骨折，又称疲劳性骨折，可因骨质长期受到支撑面上较大的反作用力而引起，或者骨膜长期受到肌肉牵拉所致，如长跑运动员的下肢或体操运动员的上肢骨折。与急性骨折愈合一样，疲劳性骨折的愈合也包括骨组织溶解和生成之间平衡的调节，良好的平衡依赖于对这种状态的及早认识。

3. 影响骨折愈合的因素

（1）影响骨折愈合的全身因素

1）年龄：儿童、青少年的骨组织再生能力强，骨折愈合快。老年人的骨组织再生能力较弱，故骨折愈合时间较长。

2）营养：严重蛋白质缺乏和维生素 C 缺乏可影响骨基质的胶原合成，维生素 D 缺乏可影响骨痂钙化，妨碍骨折愈合。

（2）影响骨折愈合的局部因素

1）局部的血液供应。

2）骨折断端的状态。

3）骨折断端的固定。

4）感染。

（五）软骨缺损的修复

1. 软骨损伤后的自我修复 正常关节软骨为透明软骨，由软骨细胞、基质和纤维组成。近关节面软骨细胞较小而幼稚，软骨生长时细胞逐渐向深部移动，体积变大形成软骨细胞群，周围有软骨囊；未穿透全层的软骨损伤，由周围软骨细胞分泌基质和纤维化愈合；损伤至全层和软骨下骨由纤维样软骨愈合。如损伤部位与骨髓腔相通且较小，可被骨髓细胞修复，两个月后由纤维细胞填充，仍不同于正常透明软骨，且修复组织不与周围组织结合，随时间延长而退变崩解，这种修复能力在年轻时比年老时强，可能与骨髓成骨干细胞的数目和活性有关。

2. 人为干预软骨修复

（1）干细胞诱导技术 包括关节面钻孔术和微骨折术。关节面钻孔术在高速钻孔时产生的热量会使孔周的软骨细胞坏死，因此出现了微骨折技术（microfracture），即利用特制的手锥在软骨缺损处按压成许多有出血的骨折小孔。利用这种方法来获得血供，避免了高速钻孔时出现的骨小梁折断和热坏死，维持了软骨下骨结构的完整性。这种技术根本目的是试图从骨髓中获得多能骨髓干细胞及生长因子，以促进软骨细胞的分化和软骨缺损的修复，新生组织可以完全覆盖关节缺损，并能延缓退变过程。

（2）移植技术

1）骨膜及软骨膜移植：骨膜成为软骨是其生发层未分化的间充质细胞在关节内特殊的营养、生物力学环境下分化的结果，将骨膜翻转缝合在缺损处，术后发现有类似于正常透明软骨形成。但随后的临床研究发现该方法效果差，再手术率高，限制了其应用。近年来，随着软骨组织工程技术的发展，此项技术已多用于支撑固定移植物和利用其分化为软骨细胞的潜能来进行辅助治疗，较少单独应用。

2）软骨细胞移植：自体软骨细胞移植（autologous chondrocyte implantation）过程分为两个阶段：①关节镜下切取一小块非负重关节面正常关节软骨，分离软骨细胞并培养增殖，获得大量自体软骨细胞。②切开关节，清理病灶至健康软骨面，骨膜（或软骨膜）移植片缝合于缺损关节面上，然后将培养好的软骨细胞注射于移植片下缺损区。此项手术费用高，用于有较高运动要求的年轻患者，软骨面损伤面积较大，而且病损处骨床完整。

3）骨软骨移植：自体骨软骨移植（autologous osteochondral mosaicplasty）是以关节边缘非负重区作为供区，选择软骨厚度适宜的部位，获取一定数量、大小及长度的骨软骨瓣作为移植修复物，待处理好受区后，牢固稳定地植入缺损区。自体骨软骨移植与其他方法相比，具有取材方便、植入稳定、愈合成活率高及关节软骨修复能力强等优点。然而其来源非常有限，即使是非负重部位亦不可避免地造成骨软骨结构损伤，须正确选择适应证。现在的研究多集中在冷冻软骨移植上，冷冻可降低免疫原性，并且有充裕的时间进行多项检测，防止供者可能带来的病毒或细菌感染。研究表明，应用低温保护剂的程序降温法可最大限度地保存软骨细胞的生存率。

二、运动损伤的治疗

（一）运动损伤应急处理

急救是对意外或突发的伤病事故，在现场进行紧急的、临时性的处理。运动损伤的急救处理极其重要，关系伤情的轻重变化、伤者转运及进一步治疗处理的效果。若处理不当，往往会延误伤情，加重损伤，导致休克或感染，甚至会使伤者致残和危及生命。因此，及时进行合理而有效的急救，是非常必要的。

1. 急救的基本原则

（1）保证生命安全。

（2）控制大出血。

（3）控制可能加重全身状况恶化的情况。

（4）固定受伤肢体。

（5）处理慢性出血。

2. 休克的应急处理　对于休克患者要尽早进行急救。当发现患者休克时，应迅速使患者平卧安静休息，一般采取头和躯干抬高10°、下肢抬高约20°的体位，松解衣物，保持呼吸道畅通，清除口中分泌物或异物，并注意要保暖。在炎热的环境下，则要注意防暑降温，同时尽量不要搬动患者；若伤员昏迷，头应侧偏，并将舌头牵出口外，必要时要吸氧或进行人工呼吸，并针刺或掐点人中、百会、合谷、内关、涌泉、足三里等穴位。以上是一般的抗休克措施，由

NOTE

于休克是一种严重危及生命的病理状态，所以，在急救的同时应迅速请求医疗救援或及时送医院处理。

3. 人工呼吸与胸外心脏按压 现场急救最常用的是心肺复苏术，即人工呼吸和胸外心脏按压，操作方法如下。

（1）人工呼吸 人工呼吸要迅速有效，常用的方法是口对口人工呼吸法。其具体操作方法：尽快清除患者口腔内的异物或分泌物，如有义齿应取出，有舌后坠，则将其拉出的同时使伤者仰卧，头部极度后仰，操作者一只手托起伤者下颌并以掌根轻压其喉软骨，另一只手捏住伤者鼻孔。然后操作者深吸一口气，对准伤者口部用力吹入，见胸廓扩张才算有效，吹完气后立即松开捏住鼻孔的手。如此反复进行，每分钟 14～18 次为宜。

（2）胸外心脏按压 具体操作：伤者仰卧于硬板上，操作者位于伤者一侧，用手掌根部按于伤者胸骨中、下 1/3 交界处，另一只手压在该手背上伸直肘关节，借操作者双臂及躯干的力量，有节律地向脊柱方向下压，使胸骨下陷 3～4cm。挤压后立即放松，但勿使掌根部抬离胸壁，以免引起按压部位波动而发生肋骨骨折。成人一般按压次数以每分钟 60～80 次为宜，小儿可增至每分钟 100 次左右（图 5-11）。

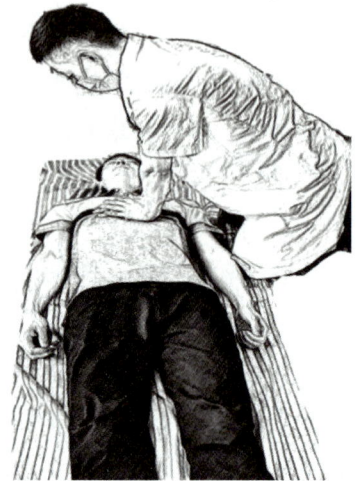

图 5-11 胸外心脏按压

若是单人进行心肺复苏术，可先大力吹气 2 次，再做心脏按压 15 次，即吹气与按压心脏次数的比例为 2∶15；若是双人进行心肺复苏术，两人必须分工操作，协调配合，吹气与按压心脏次数的比例为 1∶5。

4. 出血与止血 出血分为外出血与内出血两种。外出血在体表有伤口，血液流出体表外；内出血在体表无伤口，是在皮下、肌肉内或内脏、体腔内出血。

（1）外出血的急救法 有压迫法、止血带法和充填法。压迫止血法包括加压包扎法、指压法和屈肢法等止血方法。严重出血时，压迫止血法是重要、有效、简单的方法。

1）颈部出血：在胸锁乳突肌的内侧将颈总动脉朝着第六颈椎横突压迫。

2）颌上、面部出血：在下颌角前 1.5cm 处压迫面动脉。头前额部颞部出血，在同侧耳前压迫颞浅动脉。

3）肩臂部出血：可在锁骨上窝、胸锁乳突肌外缘对着第一肋骨处压迫锁骨下动脉。前臂与手出血时，可在肱二头肌内缘中点处指压肱动脉。

4）下肢出血：根据出血部位，分别在腹股沟韧带中点、踝关节前后方压迫股动脉及胫前、胫后动脉。其中，股动脉压迫法：置伤员于仰卧位，伤肢大腿稍外展和外旋，双手拇指或双手重叠用整个手掌压迫腹股沟用于大腿和小腿出血；胫前胫后动脉压迫法：在踝部前面和内踝后侧将胫前动脉和胫后动脉压向胫骨，用于足部出血。压迫止血时所加的压力必须持续至可以结扎血管或用止血钳夹住血管为止。

5）前臂和小腿出血：可用屈肢法。在肘窝和腘窝处放一棉垫，使关节极度屈曲，然后将小腿与大腿或前臂与上臂用绷带做"8"字形捆拢，使该处动脉受压而达到止血的目的。

6）四肢大的动脉出血：首先应将患肢抬高，再上止血带，即用特制的止血带或胶皮管、软布带等缚扎在患肢伤口的近心端，缚后肢端应呈蜡白色，如果呈紫红色则为不紧。在上臂扎止血带时，不要扎在中 1/3 处，避免损伤桡神经。上止血带时，应该注明缚扎时间为上肢每隔 30 分钟、下肢每隔 1 小时放松一次，每次 1～2 分钟，其间用指压法代替止血；上止血带总的时间不应超过 3 小时。充填法多用于躯干的大伤口或不能上止血带的部位，运动创伤中很少使用，主要是用消毒纱布垫充填伤口压迫止血（图 5-12）。

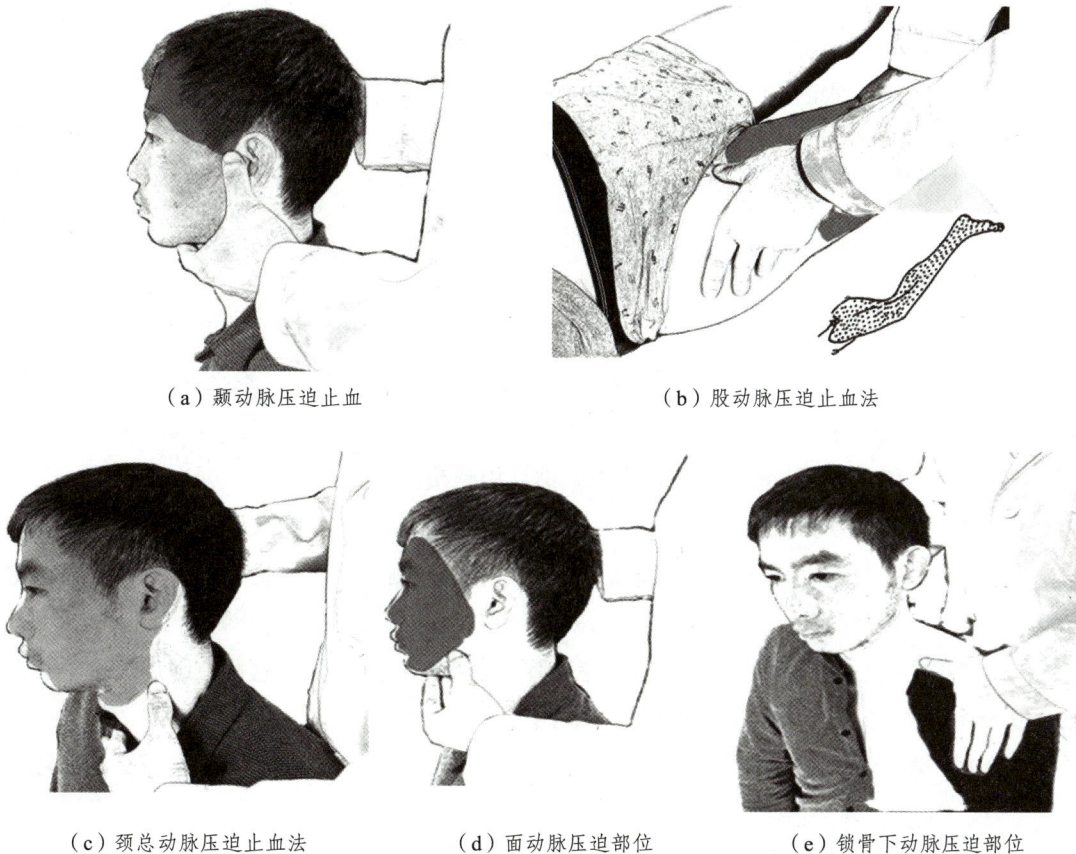

（a）颞动脉压迫止血　　　　　　　　　　　（b）股动脉压迫止血法

（c）颈总动脉压迫止血法　　　　（d）面动脉压迫部位　　　　（e）锁骨下动脉压迫部位

图 5-12　几种常见的压迫止血法

（2）内出血的急救方法　皮下出血，可以用冰袋冷敷，使血管收缩，达到止血的目的。每次冷敷 15～20 分钟，也可用加压包扎法止血。对于体腔内出血，如血胸或肝脏破裂多有严重的休克，应及时送往医院进行检查与处理，切勿延误伤情。

5. 关节脱位的临时急救　脱位或脱臼是指关节面失去正常的联系。关节脱位可分为损伤性脱位、先天性脱位、习惯性脱位、病理性脱位、开放性脱位和闭合性脱位、完全脱位与不完全脱位等。

（1）征象

1）受伤关节疼痛、肿胀和压痛。

2）关节功能丧失。

3）畸形。

4）弹性固定。

（2）急救　关节脱位后，应尽早进行整复，不但容易成功而且有利于关节功能的恢复。若

NOTE

不能及时复位，则应立即用夹板和绷带在关节脱位所形成的姿势下进行临时固定，保持伤员安静，尽快送医院处理。在运动损伤中以肩、肘关节脱位为常见，临时固定方法为肩关节脱位后，可用大悬臂带悬挂伤肢前臂于屈肘位，肘关节脱位后，最好用铁丝夹板弯成合适的角度，置于肘后，用绷带固定后再用大悬臂带悬挂起前臂。也可就地取材，用头巾、衣物、薄板、竹板、大本书籍等作为替代物。

6. 骨折急救固定方法　骨折的急救处理原则是防止休克，就地固定。常见各种骨折的急救固定方法如下。

（1）锁骨骨折　用"8"字形包扎法或双环包扎法固定。

（2）肱骨骨折　固定法因骨折部位不同而异：如当肱骨上段骨折屈肘90°时，用一宽带放在折断处，宽带的两端绕过胸部在对侧腋下打结，用吊带吊起前臂，但不要托肘，否则易使骨折端错位加重。

（3）尺骨鹰嘴骨折　肘关节伸直，在前面从上臂到手放1个夹板以防肘屈，用2条绷带固定夹板，1条绑在上臂，另1条绑在前臂，再用1条宽带经前臂绕躯干于对侧做结固定。

（4）前臂骨折　肘关节屈成直角，拇指朝上。前臂前后部放置夹板，板长从肘到掌，用2条带子固定，1条在骨折处上端绕2圈做结，另1条在手腕处做"8"字形捆扎，并在背侧做结，再用大三角巾托起前臂。

（5）指骨骨折　用压舌板放在指的掌侧，然后用胶布固定。

（6）股骨骨折　旁侧夹板固定法先用两手（一只手握脚背，另一只手托脚跟）轻轻将脚向下拉，直到与健腿等长，腿外侧及内侧各放1个木板，外侧自腋下达足部，内侧自大腿根部达足部，大腿骨折处上下方、膝下、小腿，分别以布带绑扎固定，做结于外侧。

（7）髌骨骨折　患者取半坐位，助手持患肢足跟将腿抬起，膝伸直，在腿后放1个长夹板（长至大腿到脚），膝窝与足跟部垫一些棉花，用3条带子固定夹板。

（8）小腿骨骨折　可以用夹板法或旁侧夹板法固定，夹板可以稍短，自大腿至足即可（图5-13）。

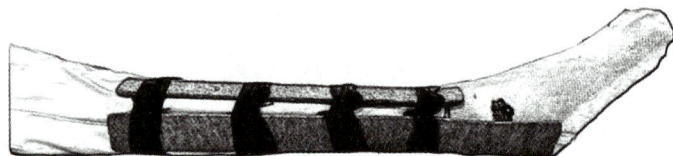

图5-13　下肢骨折固定

（9）脚的骨折　脱鞋，在小腿下面放1个垫好棉花的直角形夹板，再用3条带子固定膝下、踝及足部。

（10）脊椎骨折

1）颈椎骨折：对颈椎损伤的患者，搬运时必须使头部固定于伤后位置，不屈、不伸、不旋转，数人合力搬至平板上，颈部两侧用沙袋、纸板或卷叠的衣服固定，防止旋转。

2）胸腰椎骨折：准备好硬板或担架置于患者侧，一个人稳住患者头部，再由两个人将患者推至木板上或担架上，注意胸腰椎骨折千万不能让患者弯腰，以防止脊髓受压迫，应将患者在摔伤的卧位姿势下抬到担架上（图5-14）。

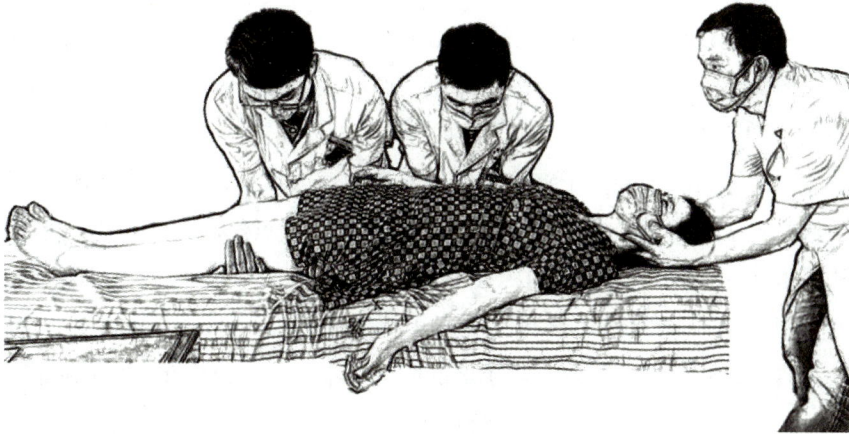

图 5-14　颈椎骨折搬运

7. 溺水的紧急处理　溺水者救出水面后，应立即清除其口鼻中的泥沙、分泌物等异物，如有活动假牙也应取出。如果溺水者牙关紧闭，救护者可从其后面，用两手大拇指由后向前顶住溺水者的下颌关节，并用力向前推，同时用两手食指与中指向下扳颌骨，即可扳开溺水者牙关，随后立即进行控水。

8. 颅脑损伤的紧急处理　使患者保持半仰卧位，头偏向一侧，托住患者的下颏，保持气道的畅通，并注意观察，防止舌头阻塞气道。患者口腔、鼻腔若存在出血、呕吐等，应及时处理，防止吸入肺中。对于患者头皮出血应紧急压迫止血，防止发生出血性休克。若患者一侧瞳孔散大，提示脑疝的形成，应及时脱水治疗；发生颅脑损伤，应及时转运至附近医院进行救治，不可耽误治疗时机。

（二）运动损伤常用治疗技术

1. 物理疗法

（1）冷疗法　运用比人体温度低的物理因子（冷水、冰、蒸发冷冻剂）刺激来进行治疗的一种物理疗法。

1）作用：具有止血、退热、镇痛和消肿的作用。

2）方法：将毛巾用冷水浸透置于伤部，约2分钟更换1次，或将冰块装入袋内进行外敷，每次20分钟左右；也可直接用自来水冲淋或将伤肢浸入冷水；或用冰块擦磨伤部，但时间应略短。

3）适应证：主要用于急性闭合性组织损伤的早期。

4）注意事项：冷疗法应在伤后尽快使用，越早越好，但要严格控制时间，并注意局部组织情况。

（2）温热疗法　运用比人体温度高的物理因子（传导热、辐射热等）刺激来进行治疗的一种物理疗法。

1）作用：具有消肿、镇痛、散瘀、解痉、减少粘连和促进损伤愈合的作用。

2）方法：最简便易行的温热疗法是热敷法，方法是将毛巾用热水或热醋浸透置于伤部，无热感时更换，每次约半小时，每天1～2次。

3）适应证：适用于急性闭合性软组织损伤的中后期及慢性损伤。

4）注意事项：应用温热疗法时要注意避免发生烫伤，如有皮肤过敏者应停止治疗；高热、恶性肿瘤、活动性肺结核，有出血倾向者及急性软组织损伤的早期禁止使用温热疗法。

（3）拔罐疗法　是以罐为工具，借热力排出罐内空气造成负压，使罐吸附在皮肤上产生温热刺激，并引起局部毛细血管扩张，促进局部血液循环，加强新陈代谢以治疗伤病的一种方法。

1）操作方法：①选穴。一般是在伤部取阿是穴及附近的穴位，再根据拔罐部位，选择大小合适的罐。②点火。闪火法，用镊子夹着点燃的乙醇棉球或纸片，伸入罐内绕壁一周迅速抽出，立即将罐罩在治疗部位上即可；投火法，将乙醇棉球或纸片点燃后投入罐内，迅速将罐罩在治疗部位，此法只适用于侧面横拔，否则，会因燃烧物落下而烧伤皮肤。③留罐时间。待局部皮肤呈紫红色时即可取罐，一般为10分钟，隔天1次，5～7天为1个疗程。④取罐方法。取罐时，一只手压住罐边肌肤，使气漏入，罐子即能脱下，不可硬拉或旋转，以免损伤皮肤。

2）适应证：一般适用于陈旧性损伤、慢性劳损、风寒湿痹等。

3）注意事项：①患者体位应舒适、适当，拔罐部位一般以肌肉多、皮下组织丰富、毛发较少的部位为宜。皮肤过敏、身体浮肿、出血性疼痛者，以及孕妇下腹部、下腰部，心搏动处均不宜拔罐。②火罐罐口不能烧烫，以免烫伤皮肤。若拔罐时患者感到局部紧而痛，或有烧灼感，应取下罐子检查是否有烫伤或罐吸附太紧致皮肤损伤，如是，则应另换部位或停止操作。③若患者出现头晕、恶心、面色苍白等不适应症状，应立即起罐，让患者平卧休息片刻，喝点热开水，即可恢复。

（4）电刺激疗法

1）电疗：利用电流对人体的良好刺激来达到治疗效果，主要针对慢性粘连、骨折不愈合或愈合迟缓、肌肉劳损、肌肉失用性萎缩及急慢性疼痛等有疗效。

2）光疗：利用各种光源的辐射或太阳能，作用于人体达到防止疼痛的一种物理疗法，主要有红外线、紫外线等，主要适用于亚急性和慢性软组织损伤，如肌肉劳损、慢性关节炎等。

3）热电磁疗：具有温热疗、电疗、磁疗的优点，磁场采用较强的脉冲磁场、交变磁场，可抑制神经系统，有镇静作用，还可对体内水分子产生影响，有利于渗出液的吸收，对局部肌肉疲劳有较明显的疗效。

2. 药物治疗

（1）常见损伤的中药治疗

1）软组织损伤：主要指闭合性肌肉、肌腱、韧带、关节囊的损伤。根据中医辨证论治的原则，可将其分为急性损伤、新伤、陈旧性损伤。

①急性损伤：指损伤时间在24～48小时以内。其症状为肿胀、疼痛及功能障碍等。

治疗原则：止血，凉血，止痛。

用药：外用止血定痛散，用冷水调敷患部，每日更换1次。内服中成药可选择三七片、元胡止痛片、云南白药等。

②新伤：指损伤时间超过24～48小时。其局部症状为红、肿、热、痛及功能障碍等。

治疗原则：活血化瘀，消肿止痛。

根据症状的轻重，按以下几种情况给药。

A.伤后局部疼痛、微肿、发烧、活动不能着力者，外用一号新伤药（郑怀贤《伤科诊疗》），具有活血化瘀、消肿止痛的作用。使用时取适量药粉加水或蜂蜜调成稠糊状，摊在油纸或塑料纸上外敷于伤部。内服三七片、七厘散等。

B. 伤后局部肿胀、疼痛、压痛明显者，外用一号新伤药加三棱、莪术、苏木、川芎等（用法同一号新伤药）。内服七厘散、制香片等。

C. 伤后局部红肿、发烧、疼痛者，外用黄柏 20g，蒲黄 15g，木香 15g，血通 15g，白芷 12g，元胡 15g，芙蓉花叶 15g，蒲公英 15g（用法同一号新伤药）。内服桃红四物汤、复元活血汤、七厘散等。

③陈旧性损伤，又称陈伤、旧伤或慢性损伤，是指受伤时间在 2～3 周以上，这里也包括慢性劳损。根据中医辨证论治的原则，可将两者结合起来施治。

A. 如伤部反复疼痛、酸软无力，劳累后疼痛加重、休息后疼痛减轻，此为"久伤多虚"，气血虚弱，血不养筋所致。治以益气活血，调补肝肾。内服劳损丸或强筋丸等。

B. 如伤部疼痛乏力，触之有条索或硬结感，此为"久伤多瘀"，气血凝结所致。治以补气活血，散结止痛。内服五加皮丸或补益散结丸等。

C. 如伤部疼痛、肢冷发凉、遇寒加重、得热减轻，此为"久伤多寒"，寒入经络所致。治以温经散寒，活络止痛。内服小活络丸或风湿酒等。

D. 如伤部疼痛、酸胀麻木、天气变化加重，此为"久伤多湿"，风湿痹阻，经络不通所致。治以祛风除湿，舒筋活络。内服木瓜酒、五加皮丸或独活寄生汤。

2）关节脱位：①脱位整复固定后 1～2 周内，关节肿胀、疼痛，甚至局部发热。中医学认为是气血阻滞关节，血瘀发热所致。治以行气活血，消肿止痛。在不影响固定的前提下，可外用一号新伤药，加赤芍、川芎、泽兰、泽泻等。内服桃红四物汤、制香片等。②脱位整复固定 2～3 周后，可酌情解除固定，但局部仍有疼痛、肿胀、关节功能障碍等。此为经络不通，关节不利所致。治以舒筋活络，通利关节。外用一号旧伤药外敷或用一号熏洗药熏洗。内服铁弹丸、小活络丸等。

3）骨折：骨折是较严重的运动创伤，必须进行现场急救后及时送医院治疗。

（2）常用西药

1）外用西药：①红药水，2% 的红汞溶液，对组织刺激性小，常用于皮肤擦伤，但不可与碘酒合用，会产生对人体有毒的碘化汞，从而失去杀菌作用，用时需注意。另外，红汞不能用于口腔内伤口。②紫药水，1% 的龙胆紫溶液，消毒作用比红药水强，对组织无刺激性、无毒，可用于皮肤和黏膜损伤，口腔内伤口也可用，但因收敛作用较强，涂后伤口结痂较快，因此不宜用于关节部位。为防色素沉着，一般面部不宜使用。③碘酒，消毒作用强，对组织刺激性大，一般不宜直接涂于伤口，常用于未破的疖、疮及皮肤消毒。④乙醇，消毒用 70%～75% 的乙醇，浓度过高、过低，消毒作用都会减弱。乙醇对伤口有刺激，一般不宜涂伤口，只宜涂在伤口四周以消毒。⑤抗生素药膏，具有消炎杀菌作用，常用于面部与关节部位的损伤。⑥松节油、樟脑酊，局部涂抹，有促进血液循环和止痛的作用，可用于闭合性软组织损伤。

2）内服西药：①非甾体类抗炎药（non-steroidal anti-inflammatory drugs，NSAIDs），如阿司匹林、布洛芬、双氯芬酸等。②环氧化酶 –2（COX–2）选择性药物，如塞来昔布、依托考昔等。③氨基葡萄糖，如硫酸氨基葡萄糖等。

（毕衡）

第六章 上肢运动损伤

第一节 肩关节与上臂运动损伤

一、概述

（一）应用解剖

肩关节是全身活动度最大的关节之一，狭义的肩关节是指盂肱关节，由肱骨头和肩胛骨关节盂组成。盂肱关节内肱骨头大，肩胛盂小，关节囊前下方较为松弛，加之肩关节的活动度大，使肩关节的稳定性不如其他关节。当肩关节进行复杂大幅度的运动时，如球类、投掷、体操运动等，容易出现肩关节软组织损伤，甚至发生脱位、肩袖损伤等。肩锁关节由肩胛骨的肩峰和锁骨组成，肩锁关节囊和喙锁韧带维持肩锁关节的稳定性。肩胛胸壁与胸锁关节协同运动，对盂肱关节的运动影响较少。肩袖肌腱由肩胛下肌、冈上肌、冈下肌、小圆肌组成。肩胛下肌位于肩胛骨的前面，止于肱骨小结节；冈上肌起于冈上窝，从肱骨头的上面走行，止于肱骨大结节；冈下肌和小圆肌起于肩胛骨的后面，止于肱骨大结节的后方。肩袖具有悬吊肱骨，使肱骨头和关节盂紧贴的作用，在肩关节稳定性上具有十分重要的作用。

肱二头肌长头起于肩胛骨的盂上结节，从肩袖肌腱的深面穿出盂肱关节，在结节间沟内行走，肱骨横韧带覆盖其上；肱二头肌短头起于肩胛骨喙突，连肌腹沿肱骨干前方走行，与肱二头肌长头共同止于桡骨的桡骨粗隆。肱二头肌腱具有屈曲及外旋肩关节、屈曲肘关节的作用。肱二头肌长头肌腱腱鞘炎患者会出现结节间沟疼痛，肩关节屈曲及外旋时疼痛明显。

三角肌起于锁骨外 1/3 前缘、肩峰及肩胛冈，止于肱骨干的三角肌粗隆，肌纤维分为前、中、后三部分，具有强大的外展功能。前部肌纤维协助肩关节屈曲和内旋，后部肌纤维协助肩关节后伸和外旋。三角肌受腋神经支配，肩关节脱位及肱骨近端骨折后损伤该神经会出现三角肌麻痹萎缩。

喙肱韧带起于喙突水平部的外缘，向外下方走行并与肱骨大、小结节横韧带相连，固定于肱骨。喙肱韧带具有悬吊肱骨头，防止肱骨头过度外旋或向上脱位的作用。粘连性关节囊炎发生时，喙肱韧带挛缩，保持肱骨头内旋位，影响肩关节运动。

喙肩韧带起于喙突外缘，向外上方走行止于肩峰，位于肩锁关节和肩峰下滑囊之间。外展上臂时，喙肩韧带对肱骨头具有支点的作用。

喙肩弓由肩峰前部、喙突和喙肩韧带三部分组成，下方有肩峰下滑囊、肩袖、肱二头肌腱长头腱及肱骨近端结构。在肩峰下撞击综合征中，肱骨大结节与喙肩弓发生相互撞击和摩擦产生疼痛、活动受限的症状。肩前屈 30°、内旋 45°、外展 30° 位时与肩袖结构接触最紧密，也容易出现损伤。

（二）生物学特征及运动模式

肩关节的生物学特征主要是指盂肱关节的生物学特征，盂肱关节作为人体活动度最大的关节，得益于其相关结构组成的静态稳定和动态稳定。

静态稳定结构包括关节窝、关节囊、韧带和肱骨头。肩关节盂较浅，但周边的关节软骨较中心软骨较厚，进而加深关节盂。关节软骨也称为关节盂唇，可容纳肱骨头 50% 的面积，以提供稳定。此外，关节囊的前方及下方有三条韧带，即盂肱上韧带、盂肱中韧带和盂肱下韧带，三条韧带均起于关节盂唇，止于肱骨头不同位置，也维持了肩关节不同方向的稳定。肱骨头的完整性对于肩关节稳定性同样重要，肱骨头前脱位时肱骨头的后外侧嵌插关节盂唇前下方形成 Hill-Sachs 损伤（肱骨头后方损伤后骨缺损），造成关节囊及盂唇撕裂（Bankart 损伤）、肩胛盂骨折（骨性 Bankart 损伤），容易使盂肱关节习惯性前脱位；相反，肱骨头后脱位时肱骨头前内侧嵌插关节盂唇的后下方形成反 Hill-Sachs 损伤，在前屈及内旋活动中，缺损的肱骨头容易卡在关节盂上，导致习惯性后脱位。

动态稳定结构包括肩袖、肱二头肌长头肌腱、肩胛骨周围肌群。肩袖的主要作用是稳定盂肱关节，通过拮抗对应的肌肉来防止肱骨头脱位。肱二头肌长头肌腱对于肩关节稳定性的作用目前存在一定的争议，有研究发现，在尸体标本上固定肘关节，进行肩关节活动时，肱二头肌长头肌腱的作用几乎不存在。肩胛骨周围肌群在肩部活动时，可以维持肩胛骨正常位置，进而稳定整个盂肱关节。

肩关节运动模式包括两个部位：盂肱关节和肩胛胸壁关节。运动方式包括矢状位的屈伸、冠状位的外展和内外旋。向前屈曲的角度男性 0°～ 167°，女性 0°～ 171°。在上臂往前屈曲 30° 的过程中，运动模式主要发生在盂肱关节。随上臂继续前屈，肩胛胸壁关节运动就占了较大部分。总体来看，整个上臂前屈过程中，盂肱关节和肩胛胸壁关节的运动量为 2∶1。在前臂前屈或外展活动过程中，需要三角肌和冈上肌协同作用。启动时，三角肌的作用力是垂直的，冈上肌的作用力是水平的，因此认为冈上肌在启动肩关节外展时作用力更大。当上臂逐渐抬高时，三角肌的剪切力和垂直力逐渐减少，此时拉力方向与冈上肌一致。在此过程中，三角肌有使肱骨头在肩峰下向上半脱位的趋势，而肩袖肌群的活动使肱骨往下压，主要是因为冈下肌、肩胛下肌和小圆肌的走行产生了将肱骨头向关节盂压迫并向下牵拉的应力。肩关节后伸角度为 0°～ 60°，受到关节囊张力的影响。在上臂后伸过程中，冈上肌和肩胛下肌作为拮抗肌积极活动以稳定肱骨头，防止向前脱位。同时，背阔肌与大圆肌也与上臂后伸运动有关。肩关节外旋角度为 80°～ 90°。冈下肌是主要的外旋肌，同时三角肌的部分与小圆肌也发挥了一定的作用。在肩外旋过程中，肩胛下肌作为拮抗肌稳定肱骨头，防止向前或向外脱位。肩关节内旋角度为 60°～ 70°。肩胛下肌是主要的内旋肌，同时胸大肌的胸骨部、背阔肌和大圆肌共同作用来完成。肩关节外展角度为 0°～ 90°，主要靠三角肌和冈上肌联合作用。肩关节内收角度为 0°～ 75°，主要靠胸大肌、大圆肌、肩胛下肌和背阔肌联合作用，其中背阔肌是主要的内收肌。

（三）应力损伤机制

肩关节的运动损伤主要包括骨性结构的损伤及软组织结构的损伤，其中软组织结构的损伤应力是由于关节承受前后屈伸力量的同时，受到旋转力量的影响，屈伸载荷与旋转载荷力量集

NOTE

中时，可导致主要受力组织结构过度载荷运动，导致组织结构断裂，这种力量包括前外旋、前内旋、后外旋及后内旋应力损伤。当人体肩关节屈曲外旋位，受到前外旋应力刺激，可导致肩胛下肌损伤，当人体肩关节屈曲内旋位，受到后内旋应力刺激，可导致冈下肌或小圆肌损伤，强大应力刺激时，可导致复合体损伤。当肩关节在过度屈曲外展体位时，可导致三角肌和冈上肌损伤。目前研究认为应力性损伤与运动强度、持续时间和运动方式密切相关。

（四）诊断思路

肩关节及上臂损伤的症状包括肿胀、疼痛、活动受限、不稳定等。根据症状出现的部位进行初步诊断，出现肩关节各个方向活动受限，且年龄50岁左右的考虑为冻结肩；肩关节某些方向活动受限合并力量减弱的中老年人考虑为肩袖损伤，其中内旋应力试验阳性，考虑肩胛下肌损伤。外旋应力试验阳性，考虑冈下肌或小圆肌损伤；屈曲外展受限，肱骨头上移，肩峰下间隙三角肌上方压痛的，考虑冈上肌损伤或撕裂；肱骨结节间沟疼痛，前臂内旋应力试验阳性的，考虑肱二头肌长头腱炎；前臂内旋应力试验阳性，合并肩关节内旋屈曲试验阳性的，考虑SLAP损伤；疼痛位于盂肱关节间隙且关节前后方不稳定的，考虑盂唇损伤或盂唇关节囊复合体撕裂；盂肱关节肿胀疼痛范围较大的，可能为创伤性滑膜炎、肱骨近端骨折；锁骨远端（锁骨肩峰端）向上翘起，考虑肩锁关节脱位；触及盂肱关节空虚，显示方肩畸形，触及肩关节前下方或后方饱满的，考虑为肩关节脱位；上臂外展较大角度疼痛明显，活动受限的，考虑肩峰下撞击综合征。

（五）治疗方式

临床根据损伤的不同类型进行治疗，对于有修复能力的组织结构，应最大限度恢复其结构的完整性，有效维持肢体关节功能的稳定，避免病程迁延导致的组织结构无法修复及继发损害。治疗可分为急性期、恢复期、功能期三个阶段。急性期主要关注减轻患者症状，促进软组织修复，可采用夹板或支具固定。恢复期进行局部对症治疗，可以采用手术、理疗、按摩、中药外熏、封闭等手段，改善代谢，加速愈合，消除瘢痕粘连，同时重视全身的整体治疗。功能期重视恢复损伤部位的柔软性、肌肉强度和本体感觉的恢复。中医治疗一般分为三期：急性期治以活血化瘀，行气止痛；恢复期治以和营止痛，理伤续筋；功能期治以补气养血，补益肝肾，温经活络。

二、肩袖损伤

肩袖损伤是指肩袖肌腱的创伤性炎症或撕裂损伤，常发生于长期活动肩关节的运动员或中老年人。肩袖肌腱由冈上肌、冈下肌、小圆肌和肩胛下肌的肌腱组成。超过40岁人群中，肩袖损伤是最常见的肩部损伤的原因。肩袖损伤主要发生在运动员及从事重复性体力工作的人群，平均发生年龄为55岁左右，常常继发于肩关节撞击、肩峰下骨赘、局部组织缺血等疾病，急性外伤导致肩袖损伤较为少见。肩袖损伤最常见表现为冈上肌肌腱损伤。

（一）损伤机制

肩袖损伤是常见的肩关节退变疾病，目前认为主要是退变机制和外伤机制联合作用的结果。发生在老年人群中主要是由于长期重复性提拉重物、外伤跌倒等引起。由于肱骨头长期挤压引起局部缺血或发生炎症，逐渐发生肌腱退变，弹性降低，间隙变窄。病变的肩袖无法维持肱骨头稳定，进一步加重肌腱的创伤，加速退变。发生在运动员和年轻患者肩袖损伤，主要由冲撞对抗性运动和投掷类运动引起。由于反复的过度疲劳、超负荷的张力引起肩袖肌腱撕裂，引起肩关节不稳。

中医学认为，肩袖损伤主要病因是慢性劳损和急性外伤。老年患者，肝肾亏虚，筋失所养，肩袖肌腱濡润不足，骨失其养而生骨刺，则运动不利，长期病理状态导致损伤。另外，痰湿壅盛体质患者，气血津液运化失施，加之长期承受较大的应力，亦出现慢性劳损。急性损伤患者，局部筋骨遭受巨大冲击，血脉受损，血瘀气阻，不通则痛。若不及时处理，肌腱长期滋养不足，转为慢性疾病。综上，中医辨证方面主要以肝肾亏虚证、痰湿壅盛证、气滞血瘀证为主要证型。病性方面以实证或本虚标实证为主。

（二）诊断与分类

1. 诊断

（1）症状　肩袖损伤最主要的症状是肩部疼痛或弹响、肩关节活动受限和肩关节无力。最典型的疼痛是颈肩部的夜间疼痛和上举超过头顶时活动疼痛。疼痛常位于肩关节前外侧和三角肌上部区域，偶伴有颈部及上肢的放射痛，且夜间患侧卧位时疼痛剧烈。弹响声常常出现在肩关节外展或屈曲时。肩关节活动受限表现在外展、前屈、后伸、内旋、外旋方向的主动活动受限，但被动活动无明显影响。这不同于"肩周炎"的主动活动和被动活动均受限。根据肩袖损伤的不同位置，肩关节无力可表现为外展、前屈或后伸肌力减弱，严重时出现肌萎缩。

（2）体征　肩袖损伤的体征需要观察的是肌肉萎缩、肩峰下间隙狭窄、抗阻活动时疼痛加重。外展无力考虑冈上肌损伤，内旋无力考虑肩胛下肌损伤，外旋无力考虑冈下肌和小圆肌损伤。

（3）特异性体征

1）尼尔撞击试验（Neer test）：检查者立于患者背后，一只手固定肩胛骨，另一只手保持肩关节内旋位，使患者拇指指尖向下，然后使患肩前屈过顶，若诱发出疼痛，即为阳性。该检查的原理是人为地使肱骨大结节与肩峰前下缘发生撞击，从而诱发疼痛（图6-1）。

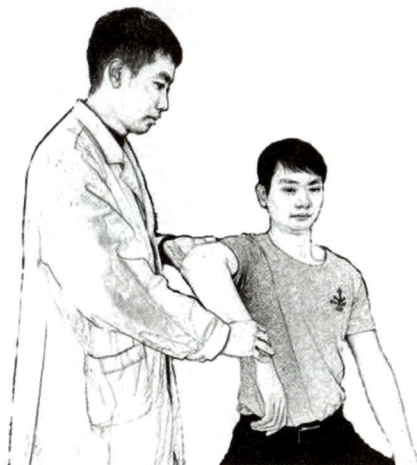

2）霍金斯-肯尼迪试验（Hawkins-Kennedy test）：检查者立于患者后方，使患者肩关节内收位前屈90°，肘关节屈曲90°，前臂保持水平。检查者用力使患侧前臂向下致肩关节内旋，出现疼痛者为阳性。该检查的原理是肱骨大结节和冈上肌腱从后外方向前内撞击喙肩弓（图6-2）。

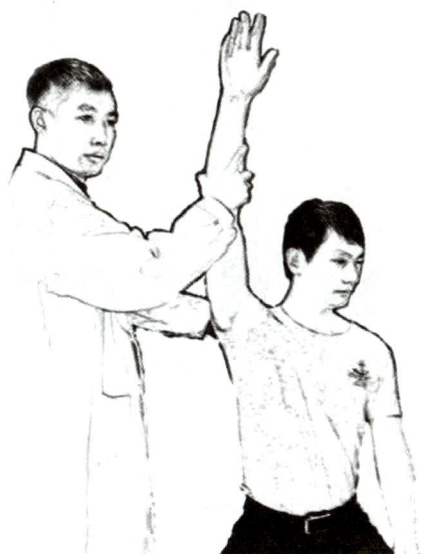

图6-1　尼尔撞击试验　　　　　　　　图6-2　霍金斯-肯尼迪试验

3）空罐试验（Jobe test，empty can test）：肩关节冠状位内收30°，矢状位外展80°～90°，肩内旋、前臂旋前使拇指指尖向下，双侧同时抗阻力上抬。检查者于腕部施以向下的压力。患者感觉疼痛，无力者为阳性，提示冈上肌损伤（图6-3）。

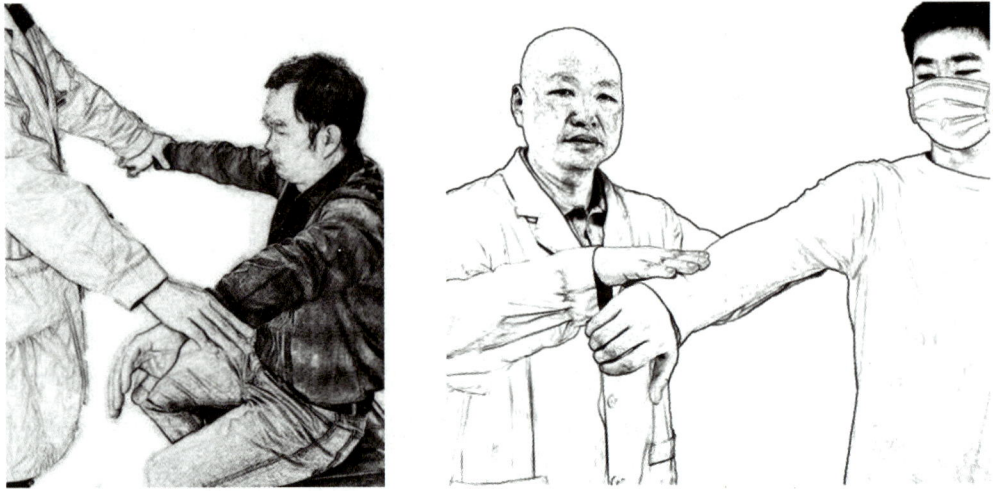

图6-3　空罐试验

4）压腹试验（Belly press test）：又称拿破仑试验，患者将手置于腹部，手背向前，屈肘90°，肘关节向前。检查者将患者手向前拉，嘱患者抗阻力做压腹部的动作。患者在将肘向前时不能保持手压腹的力量或肩后伸则为阳性（图6-4）。

5）抬离试验（Lift off test）：患者将手背置于下背部，手心向后。然后嘱患者将手抬离背部，必要时适当给予阻力。若患者手无法抬离背部，则为阳性，提示肩胛下肌损伤（图6-5）。

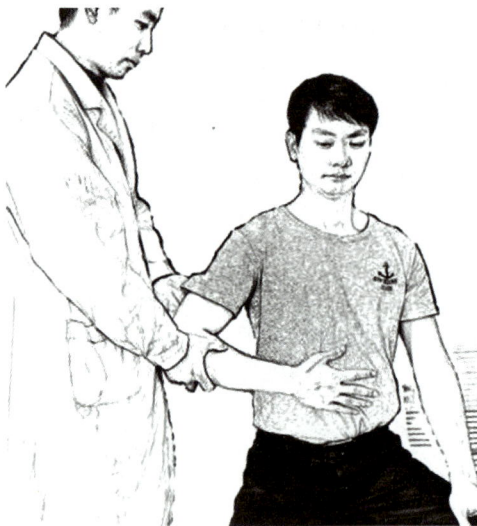

图6-4　压腹试验

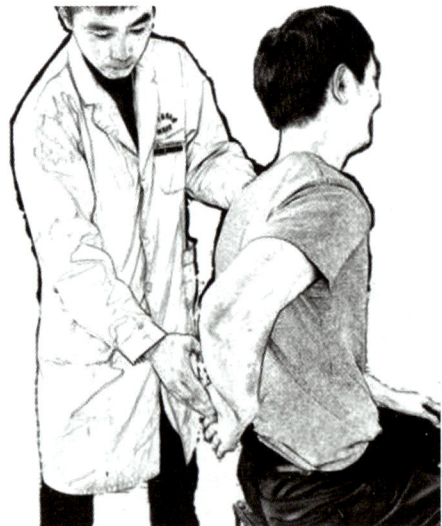

图6-5　抬离试验

（3）影像学

1）X线：通常表现是正常的，但可观察到关节炎或骨刺的表现，主要在肩峰下和肱骨大结节。大结节冈上肌附着处的骨质囊性变，喙肩韧带附着处的肩峰下骨刺生成。另外，巨大肩袖撕裂导致肱骨头上移，在肩峰下形成假关节。

2）关节造影：一直是传统的金标准，对于诊断肩袖全层撕裂的特异性和敏感性达到 90%，由于其侵入性，导致疼痛和感染的风险，目前已被 MRI 检查取代。

3）MRI：磁共振成像是以肩胛盂前后缘的连线作为斜矢状轴，其垂直线作为斜冠状轴，一般斜冠为与冈上肌纵轴平行。磁共振是肩袖成像的金标准，可以诊断完全和部分撕裂，并显示撕裂的大小、肌腱的收缩量、肌肉萎缩和脂肪变性。

4）B 超：超声技术也能准确地判断肩袖是否发生撕裂，优点在于可动态观察肌腱状态，但对撕裂范围的判断敏感性较磁共振降低。

5）CT 扫描：主要是判断肩峰、肱骨头、关节盂等骨性结构的情况，临床上较少采用。

（4）关节镜诊断　关节镜下探查是肩袖损伤的诊断金标准，不足之处是一种有创操作。首先明确肩袖部分的损伤部位是位于关节侧、滑囊侧，还是腱实质内。判断损伤处肩袖厚度与正常肩袖厚度的比例。根据损伤厚度分类，损伤厚度 < 25%，为 Ⅰ 度损伤；损伤厚度 < 50%，为 Ⅱ 度损伤；损伤厚度 > 50%，为 Ⅲ 度损伤。根据肩袖撕裂大小分为 4 型：小撕裂（小于 1.0cm）、中度撕裂（1 ～ 3cm）、较大撕裂（3 ～ 5cm）和巨大撕裂（> 5cm）。巨大撕裂同时伴有冈上肌和冈下肌的撕裂。Burkhart 根据撕裂的大小、形态和手术难易程度，将巨大肩袖撕裂进一步分为四型：新月形、U 形、L 形及反 L 形撕裂。

2. 分类　中医辨证分型可分为肝肾亏虚型、痰湿壅盛型、气滞血瘀型三种证型。

（1）肝肾亏虚型　发病年龄大，起病缓慢，肩部隐隐疼痛，昼轻夜重，活动不利，劳累加重，休息减轻，舌淡或暗红，少苔乏津，脉细数无力。

（2）痰湿壅盛型　患者多肥胖，起病缓慢，肩部以胀痛、酸胀为主，活动受限，肩部骨突触及不明显，舌淡胖或有齿痕，苔腻偏黄，脉滑或弦。

（3）气滞血瘀型　有外伤史，或过度劳累及负重后突发，肩部肿胀、压痛、拒按、活动障碍，舌紫暗，脉多弦。

（三）治疗与预防

1. 中医治疗　中医治疗主要为内服及外用中药、针灸及针刀治疗。

（1）中药治疗　肝肾亏虚型治以补肝益肾，通络止痛。内服活络丸或补阳还五汤，外用活络膏或中药熏洗；痰湿壅盛型治以祛湿化痰。内服四妙丸加减，合并脾虚可选用参苓白术散，外用膏药。急性发作时或气滞血瘀型早期治以活血化瘀，消肿止痛。内服血府逐瘀汤加减，外用膏药。

（2）针灸治疗　选用肩髃、肩髎、曲池、巨骨等穴，每日选用 3 ～ 4 穴，根据中医辨证，先补后泻或平补平泻手法，或行电针刺激，同时可配合中频、超声波等理疗。

2. 西医治疗　西医非手术治疗主要包括支具制动、封闭治疗及体外冲击波治疗。

（1）支具制动　用肩吊带或外展垫 4 ～ 6 周固定，待症状缓解后，开始进行肩关节功能锻炼。

（2）封闭治疗　可在肩峰下间隙局部注射有助于肩峰撞击和肩袖损伤的治疗；肩袖全层撕裂，不建议行肩峰下封闭。同时可在结节间沟、冈下肌和肩胛下肌止点处局部注射，有助于局部炎症的消除，缓解症状。

（3）体外冲击波治疗　肩袖损伤非手术治疗除了上述治疗方法以外，还可用体外冲击波治疗。

（4）手术治疗　肩袖损伤的手术治疗内容包括肩峰下减压、松解粘连或挛缩的肌腱裂口、植入缝线锚钉和缝合肩袖撕裂缘。肩袖损伤修补术有开放手术、微切口、关节镜辅助小切口、全关节镜等几种方式。目前，关节镜下肩袖修复术是手术治疗的主流。

1）关节镜下肩袖损伤修复术：全关节镜下肩袖修复创伤小，美观，解剖固定，肌腱边缘张力小，可以适合大多数的肩袖损伤及全厚损伤的肩袖。

2）小切口肩袖损伤修复术：是在肩关节镜下肩峰成形、肩峰下减压的基础上，通过分离三角肌纤维进入肩峰下间隙以暴露损伤肩袖，直视下缝合，作为关节镜下操作困难时的手术方案。

3. 预防　减少持续重复性动作，超负荷运动完成后需要局部肌肉放松或配合相关理疗，预防局部肌肉缺血或炎症。运动训练时，所有活动需在疼痛耐受范围内进行，避免过顶位的过度练习或扭转，避免背负物体过重过久，适度加强关节营养。

（四）康复处方

肩袖损伤后，无论采取手术治疗或非手术治疗，都应该进行系统的康复训练。患者术后需佩戴肩吊带或外展垫 4～6 周，只做支具或枕垫上方的被动活动度（前屈、外旋）练习，也可做肩胛稳定性（肩胛回缩）练习，以耸肩、握拳、绷紧上臂肌肉练习；6 周后可以做主动活动度（内旋、内收、外展）练习；3 个月后开始主动活动；半年后逐渐加大活动力度。

（五）科研进展

近年来，肩袖损伤外科缝合修复技术取得了较大进步及发展，尤其是对肩袖巨大损伤的治疗。以采用双排缝合、补片技术和异体组织移植修补为主要科研动态。有学者采用异体髌腱骨修复肩袖损伤，把肌腱－骨愈合变成骨－骨愈合，或采用生物工程制作的补片修复肩袖损伤体现出良好的组织学和力学结果。利用去细胞的肌腱组织，在骨髓间充质植入干细胞，显示细胞呈腱性分化的特点。也有报道称，双排缝合方式优于单排缝合。这些研究为临床修复局部肩袖缺损提供选择可能。

在肩袖损伤体征方面，国内崔国庆团队提示内旋抗阻试验较 Lift-off、Belly-press 试验更敏感提示肩胛下肌损伤情况。

三、冻结肩

冻结肩，又称肩周炎、粘连性肩关节囊炎、五十肩，中医学称之为"凝肩""漏肩风"。本病是由于各种原因导致的肩盂肱关节囊及周围软组织退变而导致的慢性无菌性炎症，以肩关节及周围组织的疼痛和活动受限为主要特点。本患者群发病率为 2%～5%，多发于 50 岁左右的患者，女性多于男性（约 3：1），约 10% 的单侧冻结肩患者 5 年内可出现对侧肩关节发病，有自愈倾向，痊愈后可以复发。

（一）损伤机制

肩盂肱关节囊及周围软组织发生退变后，对外力的承受能力减弱，加上长期过度运动的慢性损伤、保持不良姿势过久等原因均可导致发病。急性肩关节运动损伤患者治疗不当、肩部制动时间过久等也是冻结肩发病的重要原因。其病理机制主要表现为肌肉、肌腱、滑囊和关节囊发生慢性损伤和无菌性炎症。成纤维细胞和成肌细胞增生，关节腔慢性纤维化增厚，加上滑膜充血、水肿而导致关节囊粘连、狭窄。中医学认为，年老体虚、气血亏损、筋失濡养，加之风寒湿邪侵袭，局部筋脉拘急，所以风寒湿邪侵袭是其外因，气血亏虚、血不荣筋是其内因。

（二）诊断与分类

冻结肩主要依赖于临床诊断，因此详细询问病史及全面的体格检查是正确诊断的前提。

1. 诊断

（1）症状

1）肩部疼痛：肩部疼痛一般呈慢性疼痛，疼痛可呈刀割样痛、钝痛，夜间及肩部着凉后疼痛可加重，随着疾病的进展，疼痛范围可逐渐扩大。

2）肩关节活动受限：肩关节各方向主动、被动活动均受限，以外旋、外展和内旋、后伸受限最为典型，随着病情进展甚至日常简单生活动作如梳头、穿衣、洗脸等均难以完成。

（2）体征

1）压痛：触诊肩部多处可有压痛，部分患者可在肩关节周围触及明显压痛及结节、条索状反应点。

2）肌肉痉挛与萎缩：肩关节周围肌肉如三角肌、冈上肌等早期可出现痉挛，晚期则出现肩部肌肉失用性萎缩。

3）功能障碍：肩关节各方向活动均出现程度不同的功能障碍。

（3）影像学　影像学检查主要用于排除其他骨与关节疾病，常规拍摄肩关节前后位、腋位 X 线片和冈上肌出口位 X 线片可排除其他疾病。颈椎影像检查可排除颈源性冻结肩，MRI 主要用于排除肩袖撕裂或关节内损伤。

2. 分类

（1）中医辨证分型　将其分为风寒湿阻型、气血瘀滞型、气血亏虚型三种证型。

1）风寒湿阻型：肩部窜痛，畏寒恶风，肩部活动不利，得寒痛增，得温痛减，舌淡苔薄白或腻，脉弦滑或弦紧。

2）气血瘀滞型：外伤筋络，瘀血流注，疼痛拒按，肩关节活动受限，动则痛甚，舌质暗淡或有瘀斑，苔白或薄黄，脉弦或细涩。

3）气血亏虚型：肩部肌肉萎缩，关节活动受限，劳累后疼痛加重，伴头晕目眩，少气懒言，心悸失眠，四肢乏力，舌淡，苔少或白，脉细弱或沉。

（2）根据发病特点分型　可分为原发性冻结肩和继发性冻结肩两类。原发性冻结肩，又称特发性冻结肩，尚未发现明确病因。继发性冻结肩常继发于患侧上肢创伤和手术之后的肩痛和关节僵硬等。原发性冻结肩可分为三期。

1）急性期：发病阶段，持续约 1 个月，也可延续 2 ～ 3 个月，也是急性炎症期，症状及体征表现最为明显。中医学认为，此期以实证为主，证型大致为风寒湿邪痹阻经络、筋脉损伤气滞血瘀两种。

2）粘连期：为疾病中期，持续 2 ～ 3 个月，主要为慢性炎症，表现为肩关节活动受限明显，疼痛较急性期减轻。中医学认为，此期为邪气入络、筋络失养，证型多属虚实夹杂。

3）缓解期：为疾病的恢复期或治愈过程，时间约 1 个月，表现为肩关节的粘连、僵硬逐渐减轻及消失。中医辨证属气血不足，多见筋脉挛缩。

（三）治疗与预防

1. 中医治疗　中医治疗主要包括中药口服、中药外治、针灸治疗和推拿手法治疗。

（1）中药口服　风寒湿阻证，治以疏风散寒，宣痹通络，方用蠲痹汤加减；气血瘀滞证，治以活血化瘀，行气止痛，方用身痛逐瘀汤加减；气血亏虚证，治以补气养血，舒筋活络，方用黄芪桂枝五物汤加减。

（2）中药外治　予以中药外敷、外用熏洗等。

（3）针灸治疗　在辨证论治基础上，局部取穴如肩髎、肩井、肩外俞等。

（4）推拿手法治疗　推拿手法治疗主要是通过被动运动使粘连松解并增加肩关节的活动范围，对长期治疗无效患者可采用扳动手法。

2.西医治疗　西医治疗主要包括药物治疗、物理治疗、局部封闭治疗和手术治疗。

（1）药物治疗　药物治疗主要以口服非甾体类抗炎药为主，也可使用扶他林乳剂等外用药物。

（2）物理治疗　可采用超短波、红外线照射及磁疗等物理治疗，但不能长时间应用，以防止软组织弹性减低，阻碍肩关节功能恢复。

（3）局部封闭治疗　在痛点局部注射或肩关节腔内注射局麻药物、皮质醇激素及注射透明质酸钠，可有效抑制局部炎性反应，减缓疼痛。

（4）手术治疗　长期保守治疗无效患者可考虑进行手术治疗，手术主要包括关节镜下关节囊松解、喙肱韧带切断等。

3.预防　运动前注意热身，增强肌肉温度及血液循环，减少急性牵拉伤的发生。运动过程中尽量采用能够减少肩部应力的技术动作，必要时佩戴防护支具。当肩部牵拉伤发生时，避免长时间制动，及早锻炼肩关节功能。

（四）康复处方

急性期的康复目标主要是减轻疼痛，避免粘连，增加关节活动度；粘连期及缓解期的康复目标以继续增加关节活动度为主，增加肌力，恢复上肢的运动功能。康复过程中应在无痛或轻痛范围内指导患者进行功能锻炼，如医疗体操、肌肉按摩、肌肉放松运动等。

（五）科研进展

陈世益团队应用超声引导下的肩袖间隙、喙肱韧带注射糖皮质激素治疗冻结期冻结肩，在疼痛缓解、活动度改善方面优于肩峰下注射或者关节腔注射。刘建永团队运用肩关节镜下三联松解术结合个体化的自控镇痛康复训练治疗冻结肩，结果发现可显著改善关节活动度。

四、肱二头肌长头肌腱炎（肱二头肌长头肌腱半脱位）

肱二头肌长头肌腱损伤，属于中医学"肩痹""痹症"的范畴，多发于中年以上人群，常发于长期体力劳动或慢性损伤，少量发生于急性外伤后，临床表现为肩前部疼痛逐渐加重，可向上臂和整个肩部放射，伴活动受限。目前认为，本病独立于冻结肩、肩袖损伤之外，一般预后良好，若迁延不愈可演变为冻结肩。

随着西医学的发展，肱二头肌长头肌腱炎的诊断率日益上升，本病发生于 20～35 岁的体育运动从事者（包括投掷、接触类运动、游泳、体操和武术），或者 40 岁以上过度使用或者慢性损伤的非运动人群，男女比例无明显差异。肱二头肌长头肌腱半脱位则更多见于中老年人，男女比例无明显差异。

（一）损伤机制

肱二头肌长头肌腱起于肩胛骨盂上结节，经肱骨结节间沟下行至肱二头肌，其近端由喙肱韧带、远端由结节间沟上的横韧带维持稳定。肱二头肌长头肌腱炎的发生机制：①运动员长期、过度使用导致的肌腱和腱鞘无菌性炎症反应。②随着年龄的增加，肌腱的退行性病变。③结节间沟的先天性变异或骨折后导致骨床粗糙。④肩峰下的撞击。⑤肩关节腔内的慢性炎症。⑥先天性小结节发育不良等各种原因致肱二头肌长头腱习惯性脱位。

中医学认为，本病总属筋伤，多是外伤后局部气滞血瘀，不通则痛；或年老气血虚弱、肝肾亏虚，筋脉失养，受到风、寒、湿等外邪侵袭，肱二头肌长头腱在结节间沟内受到牵拉、撞击、摩擦，出现肩前部疼痛。若为气血虚弱，无力约束经脉、筋肉，导致筋脉不行常道，则为"筋出槽"。

（二）诊断与分类

1. 诊断

（1）症状　多有急性外伤及慢性损伤或着凉史；肩关节前方疼痛不适或有酸胀感，逐渐加重，并向三角肌和肱二头肌肌腹甚至颈部放射，肩部活动过多或受凉后症状加重，严重者可影响睡眠；上肢做外展、上举或后伸动作时，疼痛加剧。

（2）体征

1）一般体征：肱骨结节间沟压痛阳性，肩关节外展、外旋位时屈曲肘关节更加明显，甚至伴有摩擦感；肩关节活动受限，患手不能触及对侧肩胛下角；长头肌腱脱位者触诊可摸及滑动的肌腱，但对肌肉强壮者不易摸及；严重者肌腱损伤者肩关节保持内收、内旋位，或以手托肘，限制肩部活动。

2）特异性体征：①肱二头肌抗阻力试验（Yergason 征）阳性：在抗阻力的情况下，屈肘及前臂旋后时，肱骨结节间沟疼痛加重。②肩关节内旋试验阳性：患者主动做肩极度内旋动作，即屈肘位时前臂置于背后，引出肩痛。

（3）影像学

1）X 线、CT 检查：可明确骨性结构有无异常，是否有结节间沟变浅，小结节发育不良，结节间沟内侧壁坡度变小，或者陈旧性肩部损伤，有助于诊断长头肌腱脱位，但不能发现有无肌腱的损伤、退变。

2）超声检查：可以发现肱二头肌长头腱的移位、退变甚至断裂，肥胖者发现率低。

3）磁共振检查：对肱二头肌长头腱的炎症水肿、退变甚至断裂更加敏感，有助于诊断。

（4）关节镜诊断　为诊断肱二头肌长头肌腱疾病的金标准。长头肌腱炎患者镜下可见肌腱周围炎性增生，肌腱水肿、充血，甚至肌腱部分断裂。长头肌腱脱位患者镜下可见，横韧带或者喙肩韧带损伤断裂，长头肌腱活动度增大。

2. 分类　中医辨证分型可分为寒湿凝滞型、气滞血瘀型、肝肾亏虚型、气血不足型四种证型。

（1）寒湿凝滞型　肩部胀痛、重着感，遇寒加重，得温减轻，舌质淡红，苔白腻，脉弦滑。

（2）气滞血瘀型　有外伤史，肩部疼痛拒按，活动加重，结节间沟可触及摩擦感或结节，舌质紫红或有瘀斑，脉弦涩。

（3）肝肾亏虚型　年龄偏大，起病缓慢，肩关节活动受限，舌质红，少苔，脉细弱或弦。

NOTE

（4）气血不足型　见于后期，肩部酸痛，活动后加重，休息减轻，伴头晕、心悸、肌肉萎缩，舌质淡，苔白，脉沉细无力。

（三）治疗与预防

急性期应休息，用三角巾悬吊制动，局部冷敷；慢性发作时减少运动量，局部热敷；稳定期以药物、物理治疗、封闭等保守治疗为主，必要时需行手术治疗。

1. 中医治疗

（1）中药治疗　急性期或瘀滞型，治以活血化瘀，消肿止痛，方用身痛逐瘀汤加减，外敷活络膏。局部发热者，加大黄、地骨皮；痛甚者，加乳香、没药。寒湿型，治以散寒胜湿，通络止痛，方用独活寄生汤或三痹汤等。肝肾亏损型，治以补肝益肾，通络止痛，方用活络丸及加味地黄丸。

（2）针灸治疗　可选阿是穴、肩髃、肩髎、肩前、臂臑、曲池、天宗、条口、承山等。

（3）理筋手法　急性期手法宜轻，常用表面抚摩、揉、捏等手法，每日或隔日1次。待局部症状减轻，按摩力量适当增加，并用拿、弹、拨等手法，从上到下依次进行数次，再沿其纤维方向手法理筋。

2. 西医治疗

（1）封闭治疗　肱二头肌间沟压痛最明显处，先行腱鞘内注射，每周1次，可用1～3次，须严格无菌操作。多数疗效显著，个别患者注射后3日内可因药物反应症状稍有加重。

（2）药物治疗　口服非甾类体抗炎药以消炎止痛。

（3）物理治疗　局部热敷或电疗、磁疗、超声波治疗等有助于减轻疼痛，促进炎症吸收。

（4）手术治疗　适用于个别顽固性肱二头肌长头肌腱炎的病例。疼痛严重、关节活动明显受限，经半年以上非手术治疗无效者，可考虑手术治疗。手术方式为肱二头肌长头肌腱移位术或切除术，若伴有肩袖损伤、关节盂唇损伤，应在此修补基础上同时做前肩峰成形术。

3. 预防　肱二头肌长头肌腱损伤的预防，中青年应加强上肢肌力的锻炼，活动前注意热身，避免强力动作；老年人应注意防寒保暖，调畅起居，适度活动。

（四）康复处方

局部疼痛缓解后，避免再次损伤引发无菌性炎症，同时主动进行功能锻炼，防止冻结肩发生。康复处方包括以下内容。

1. 肩部主动活动　弯腰使患肢放松下垂，做肩部摆动运动，每日多次。

2. 爬墙运动　患手顺墙向上活动，逐渐恢复肩部外展和上举。

3. 滑车带臂上举法　两手分别拉住装在墙上的滑轮绳子两端，上下来回滑动，以恢复肩部外展活动。

（五）科研进展

最近对顽固性肱二头肌长头肌腱炎，有学者采用关节镜下肌腱单纯切断和肌腱固定术。单纯切断术操作简便，手术时间短，术后恢复快，可早期投入功能锻炼，但术后畸形（大力水手征）、痉挛、肌力下降发生率高。肌腱固定术常将肌腱固定于结节间沟位置。研究表明，两种术式在术后功能方面无明显差异，肌腱固定术可有效减少畸形和肌腱痉挛的发生率，但不能忽视手术时间的延长，植入成本的增加及更严重并发症发生的可能。

五、肩袖钙化性肌腱炎

肩袖钙化性肌腱炎是一种少见的导致肩部疼痛的疾病，特征是肩袖肌腱单一或多发性的钙盐沉着，临床表现为长期的肩部疼痛和活动受限，多数情况下钙化灶会自行消散，但仍有部分长期存在。

文献报道肩袖钙化性肌腱炎发病率为 2%～20%，好发于 30～60 岁的人群，女性为男性的 1.5 倍，右侧多于左侧。大约有 70% 的肩袖钙化性肌腱炎发生于冈上肌腱，其次为冈下肌腱，约占 20%，肩胛下肌和小圆肌则很少出现。

（一）损伤机制

肩袖钙化性肌腱炎的发生机制尚不清楚，多数认为与肌腱的退行性改变、局部缺血、代谢紊乱、细胞介入及人体某些基因的存在等相关。肩袖肌腱参与肩关节的各种运动，并维持肩关节稳定，是肩部最早开始退变的肌肉。一般认为，冈上肌腱在大结节附着点 1cm 处是缺乏血管区，血供较差，易发生肌腱退变。在此基础上，局部的代谢紊乱（包括血糖、甲状腺激素、雌激素等）导致钙盐沉积、肌腱钙化，最终形成肩袖钙化性肌腱炎。

中医学认为，肩袖钙化多为慢性劳损，局部气血运行不畅，凝滞不通，发为痛症；或气血虚弱，肝肾亏虚，筋脉失养，发作肩痛。

（二）诊断与分类

1. 诊断

（1）症状　根据发病情况，可分为急性期、亚急性期和慢性期。急性期起病突然，肩关节任何方向的活动都受限，肱骨大结节处有明显的红肿热痛；亚急性期最为常见，常因肩部过多活动或受到创伤引起，疼痛常进行性加重伴活动受限，疼痛可放射至三角肌止点、肩胛骨下角、颈部，甚至前臂、手指背侧，特别是拇指和食指，常在夜间疼痛加重影响睡眠；慢性期唯一的症状是肩部酸胀，上肢内旋、肩前屈时轻度疼痛，无肌痉挛，肩关节活动度轻度受限或正常，肩前屈时或上肢旋转时钙化物与喙肩弓摩擦引起疼痛。

（2）体征

1）一般体征：急性发作时大结节及肩峰下间隙压痛明显，主动和被动活动度均受限，患者难以配合查体，常表现健侧手固定患肩于内旋位；慢性期肱骨大结节或肩峰下间隙压痛阳性，有些甚至可以触及固定的压痛明显的肿块。

2）特异性体征：疼痛弧试验阳性：嘱患者肩外展或被动外展患肢，当外展 60°～120° 范围时，冈上肌腱在肩峰下摩擦，肩部出现疼痛为阳性征，这一特定区域的外展痛称为疼痛弧。

（3）影像学检查

1）B 超：是肩袖钙化肌腱炎的诊断常用检查手段，高分辨率超声可以显示钙化沉积物在肌腱中的位置、大小和质地，甚至可以显示肌腱的损伤情况。

2）X 线：可以清晰地显示钙化影。

3）CT：是显示钙化灶的最佳检查方法，较 X 线能更加准确地对钙化灶进行定位、测量、评价，且不会漏掉较小的钙化灶。

4）MRI：能清晰地显示肩袖肌腱以及周围组织的形态，也能清晰地显示钙化灶及周围病变，可以显示是否累及肩袖肌腱全层、肌腱是否撕裂，关节囊是否有渗出等。

（4）关节镜检查　关节镜下可见肌腱钙化灶，表现为干酪样或牙膏样改变，挑开表层后可见钙化的羟基磷灰石晶体。

2. 分类　中医辨证分型可分为气滞血瘀型、肝肾阴虚型、气血亏虚型三种证型。

（1）气滞血瘀型　有外伤史，肩部疼痛拒按，活动受限，舌质紫红或有瘀斑，脉弦涩。

（2）肝肾阴虚型　起病缓慢，肩关节疼痛伴活动受限，舌质红，少苔，脉细弱或弦。

（3）气血亏虚型　病程日久，肩部酸痛，活动受限，头晕，面白，肌肉萎缩，舌质淡，苔白，脉沉细无力。

（三）治疗与预防

由于本病具有自限性，应首选保守治疗，包括休息、抗炎药物治疗、物理治疗、功能锻炼等，以及局部注射类固醇药物；保守治疗效果不佳的顽固性疼痛或影像学检查发现钙化灶较大者，需行手术治疗，防止冻结肩、肩袖撕裂、大结节骨溶解及骨化性肌腱炎的发生。

1. 中医治疗　急性期多为气滞血瘀，治以活血化瘀，通络止痛，方用活血止痛汤加减。若为肝肾亏虚者，方用活血止痛汤合六味地黄汤加减；若为气血亏虚者，方用活血止痛汤合八珍汤加减。

2. 西医治疗

（1）药物治疗　口服非甾体类抗炎药，或者局部注射皮质醇类药物，减轻局部炎症引起的疼痛症状，但不能促进钙化灶的重吸收。

（2）超声波引导下抽吸灌洗技术　在超声引导下穿刺针接近钙化灶，反复穿刺、捣烂沉积的钙盐，后反复冲洗，排出钙化组织。

（3）其他治疗　超声波疗法、冲击波疗法、离子渗透法等均可促进钙化灶吸收，减轻疼痛。

（4）手术治疗　对于长期保守治疗（大于 6 个月）无效的顽固性钙化灶或局部疼痛剧烈的患者应手术治疗。手术治疗包括开放性手术或者关节镜手术，必要时可行肩袖修复，一般认为关节镜手术的效果与开放性手术类似，但创伤小、并发症较低，是治疗肩袖钙化性肌腱炎的首选治疗方法。

3. 预防　运动前首先进行充分的准备活动，适度锻炼，局部热敷、按摩可以有效缓解肌肉劳损，若因长期使用造成的肌腱劳损，应考虑更换运动项目。

（四）康复处方

急性期疼痛发生后，首先应制动并局部热敷改善循环，当疼痛缓解后，开始功能锻炼，以活动至关节发热为度，避免加重肌腱损伤。

（五）科研进展

针对关节镜的手术治疗，目前多数学者认为，更重要的是保护肌腱，不必彻底清除钙化灶，同时应常规行肩峰成形术，有助于减少术后疼痛。近年来，也有学者认为本病可通过局部注射富血小板血浆，刺激肌腱愈合，提高肌肉修复能力。

六、肩峰下撞击综合征

肩峰下撞击综合征是由单独或混合多样因素引起的喙突－肩峰－肱骨之间产生撞击，而导致肩前方或前外上方疼痛及继发损伤的疾病。该病是引起肩峰下滑囊炎、肩袖损伤等疾病的重要原因。

由肩峰下撞击综合征引起的肩关节疼痛占 44% ～ 65%，多发生于上肢高举过头的运动，如游泳、网球、排球或投掷活动的运动员。

（一）损伤机制

多种因素引起的肩峰下间隙变小，间隙中软组织与相邻骨性结构撞击，继而导致了肩峰下撞击综合征的发生。目前，对肩峰下撞击综合征病因的认识尚不十分明确，但一致认为肩峰形态与肩峰下撞击综合征密切相关，Bigliani、Morrison 和 April 描述了肩峰的三种形态（图 6-6），其中钩型的Ⅲ型肩峰增加了肩袖撕裂的概率。此外，力学因素、肩袖病变、盂肱关节不稳、肌肉力量失衡及患者的习惯姿势等均与肩峰下撞击综合征有密切的联系。中医学尚无肩峰下撞击综合征的病名记载，根据患者的症状体征，多将其归为"肩痹"范畴，内因为正气亏虚，肝肾不足，筋骨失荣而退变；外因为风寒湿邪或外伤闪挫。

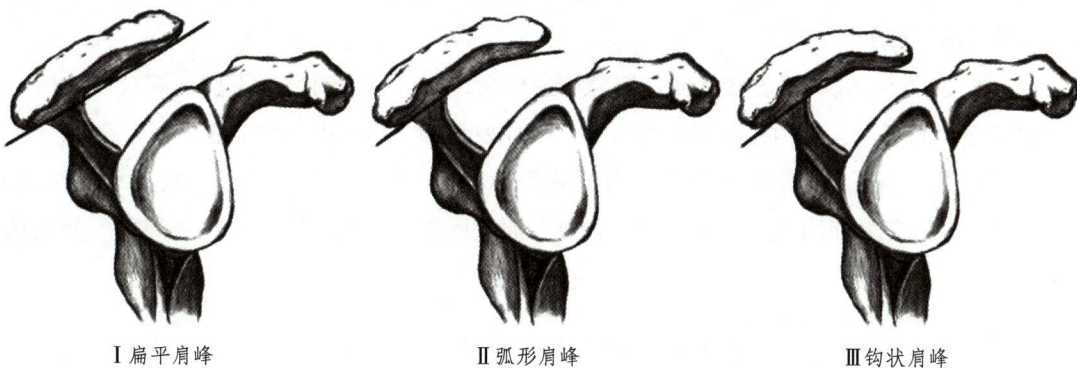

　Ⅰ扁平肩峰　　　　　　　　Ⅱ弧形肩峰　　　　　　　　Ⅲ钩状肩峰

图 6-6　肩峰三种形态

（二）诊断与分类

1. 诊断

（1）症状　肩峰下撞击综合征的临床表现与肩袖损伤有诸多相似之处，主要是因为肩峰下撞击综合征往往合并肩袖损伤，主要表现为肩峰前外侧急性或慢性疼痛，疼痛在做过顶动作时诱发或加重，夜间患侧卧位时疼痛明显。

（2）体征

1）压痛：肩关节前侧、前外侧及肩峰下压痛。

2）尼尔（Neer）撞击征阳性：检查者一只手固定患者肩胛骨，另一只手将患者上肢前屈，直至患者疼痛或至最大上举。肩关节前方或外侧疼痛，尤其是前屈 90°～ 140°时明显，即为 Neer 撞击征阳性。

3）霍金斯 - 肯尼迪试验阳性：上臂前屈 90°，然后逐渐内旋，内旋的重点是患者感到疼痛或检查者发现肩胛骨旋转，即为阳性。

（3）影像学

1）X 线片：有以下征象时，具有诊断价值：①肩峰位置过低或呈钩状肩峰。②肩峰下和肱骨大结节致密或骨赘形成。③前肩峰或肩锁关节、肱骨大结节侵蚀、吸收或骨致密。④肱骨大结节圆钝，肱骨头关节面与大结节界限消失，肱骨头变形。⑤肩峰 - 肱骨间距缩小。

2）肩关节造影：是诊断肩峰下撞击综合征的重要方法，能够帮助肩峰下撞击综合征合并肩袖损伤做出判断。

NOTE

3）MRI：肩关节 MRI 可以判断肩峰下滑囊炎症、肩袖组织的损伤情况，且具有精确率、对比度好等优点。

2.分类   中医辨证分型可分为风寒湿阻型、气滞血瘀型、气血亏虚型、肝肾不足型四种证型。

（1）风寒湿阻型   肩部冷痛，肩部活动不利，得寒痛增，得温痛减，舌淡苔薄白或腻，脉浮滑或弦紧。

（2）气滞血瘀型   肩部疼痛拒按，肩部肿胀，部分可见局部瘀斑，肩关节活动受限，动则痛甚，舌质暗淡或有瘀斑，脉弦或细涩。

（3）气血亏虚型   肌肉瘦弱，肩部活动不利，动则疼痛加重，伴乏力汗出，少气懒言，心悸失眠，四肢乏力。舌淡、苔少或白，脉细弱或沉。

（4）肝肾不足型   肩部活动不利，活动后疼痛加重，伴筋骨不利，腰膝酸软，活动迟缓。舌淡或暗，脉沉或弱。

从 1972 年 Neer 提出了肩峰下撞击综合征的概念以来，目前对肩峰下撞击综合征的认识已经取得了很大的发展，认为存在四种撞击征：①原发性撞击征。②继发性撞击征。③喙突下撞击征。④内在撞击征。而肩峰下撞击综合征的疾病发展可分为三期：①第一期：水肿和出血。②第二期：纤维化和肌腱炎。③第三期：骨刺和肌腱断裂。肩峰下撞击综合征的发展分期见表6-1。

表 6-1   肩峰下撞击综合征的发展分期

项目	第一期 水肿和出血	第二期 纤维化和肌腱炎	第三期 骨刺和肌腱撕裂
鉴别诊断	半脱位、肩锁关节炎	冻结肩、钙盐沉积	颈神经根炎、肿瘤
临床转归	可恢复	反复性运动疼痛	渐进性功能丧失
治疗	保守治疗	可考虑肩峰下滑囊切除或喙肩韧带切开	肩峰成形术、肩袖修补术

（三）治疗与预防

1.中医治疗   中医治疗主要包括中药口服、中药外治、针灸治疗和理筋手法。

（1）中药口服   风寒湿阻证，治以疏风散寒，化湿通络，视风寒湿轻重可加乌头汤、薏苡仁汤、防风汤加减；气滞血瘀证，治以活血行气，通络止痛，方用活血止痛汤等加减；气血亏虚证，治以补气养血，通络止痛，方用桃红四物汤加减；肝肾不足证，治以补益肝肾，宣痹止痛，方用独活寄生汤加减。

（2）中药外治   予以中药熏洗、药膏外用贴敷等。

（3）针灸治疗   针刺选穴以局部取穴为主，如肩髎、肩前、肩贞、阿是穴等，也可配合温针灸、电针等。

（4）理筋手法   局部使用揉法、拿捏法、擦法、点按法等，帮助缓解疼痛、活动受限等症状。

2.西医治疗   西医治疗主要包括保守治疗和手术治疗。

（1）保守治疗   保守治疗主要针对Ⅰ期和部分Ⅱ期患者。早期可予以制动、口服非甾体类抗炎药、肩峰下注射透明质酸和类固醇激素配合局部物理疗法及功能锻炼等。

（2）手术治疗 长期保守治疗不能有效改善症状的，可以考虑进行手术治疗，手术治疗主要包括开放手术和关节镜下手术，关节镜下手术由于具有创伤小、并发症少的优点，在肩峰下撞击综合征的治疗中发挥重要作用。主要的手术治疗方式为肩峰成形术及肩袖修补术。

3.预防 运动前进行肩关节的热身运动，保持肩关节周围肌肉力量的平衡，避免长时间过顶运动，过顶运动后可行物理治疗，或适当行关节松动术。

（四）康复处方

急性炎症期可进行肩关节活动度锻炼防止肩关节粘连，进行肌力锻炼防止肌肉萎缩。在急性炎症控制后，康复训练应继续维持肩关节活动度训练，在无痛范围内进行肩关节协调训练，并加强肩关节稳定肌群的肌力平衡训练。关节镜术后患者，术后1周可开始被动外展、内旋和外旋练习，术后3周，开始主动活动练习。

（五）科研进展

郁凯团队运用超声引导下肩关节或肩峰下滑囊内药物注射治疗肩峰下撞击综合征，取得了良好的临床疗效。程飚团队运用关节镜下肩峰减压和肱二头肌长头肌腱离断治疗肩峰下撞击综合征，结果发现关节镜下肩峰减压成形对肩峰撞击综合征有明显疗效，肱二头肌长头肌腱离断能短时间缓解肩关节的疼痛。

七、肩关节上盂唇自前向后的撕脱损伤

肩关节上盂唇自前向后的撕脱损伤（superior labrum anterior and posterior，SLAP）是指肩胛上盂唇自前向后的撕脱，累及肱二头肌长头腱附着处。肩关节SLAP损伤在肩部运动损伤中相对少见，SLAP损伤发生率为肩关节内疾病的4%～6%，多发于中青年阶段，男性发病率约为女性的3倍，特殊人群发病率明显高于一般人群，如投掷运动员。

（一）损伤机制

肩关节是人体活动度最大的关节，肩胛盂唇是肩关节的一个静态稳定结构。上盂唇与肱二头肌腱止点紧密连接，形成肱二头肌腱-盂唇复合体。尽管SLAP病变不常见，但由于盂缘上唇血供较差，病变很少能自行愈合，常引起疼痛及功能障碍。肩关节SLAP损伤机制：投掷运动中在举手过头时，由于肱二头肌长头肌腱牵拉导致损伤；摔倒时，肩关节外展及轻度前屈位，肱骨头向上方半脱位直接撞击导致损伤。

肩关节SLAP损伤多因外力所致，损伤局部压痛肿胀明显，经脉不通，气滞血瘀。伤后日久未愈，肌肉萎缩，肩部活动乏力，面色苍白少华。

（二）诊断与分类

1.诊断

（1）症状 肩关节SLAP损伤最主要的症状是疼痛，通常位于肩关节前方，投掷运动员过头动作时加重。有时可出现交锁、弹响及不稳等症状，但临床中不稳定的主诉很少见。

（2）体征 体格检查是诊断SLAP损伤的重要组成部分，其没有特异性体征，但有多种试验可助于诊断SLAP损伤。常用的试验：压缩-旋转试验、O'Brien主动压缩试验、Speed试验、前滑试验和肱二头肌负荷试验等。同时，肩关节SLAP损伤常伴有其他肩关节病变，如肩袖损伤、肩关节不稳、肩峰下滑囊炎等，增加了诊断的困难。

（3）影像学 常规肩关节X线检查对SLAP损伤的诊断帮助不大，关节造影、超声波及

NOTE

MRI 对检查该病及诊断有一定意义。近年来，应用磁共振关节造影检查取得了较大进展，使其诊断率明显提高，若有 SLAP 损伤存在，可在上盂唇、肱二头肌腱长头肌腱附着处见高强度信号。

（4）关节镜诊断　在关节镜应用以前，SLAP 损伤的诊断和治疗十分困难。随着关节镜的应用和生物力学的研究，对 SLAP 损伤的认识日益提高。尽管肩关节影像学检查取得进展，但肩关节镜检查仍是确诊 SLAP 损伤的最主要方法。目前最常应用的 SLAP 损伤分型是 Snyder 提出的四型分类方法（图 6-7）：①Ⅰ型：上盂唇内侧边缘磨损、变性，但结构完整。②Ⅱ型：肱二头肌肌腱长头止点与上盂唇连接处撕裂损伤，是最常见的类型。③Ⅲ型：上盂唇桶柄样撕脱，但部分上盂唇和肱二头肌长头仍紧密附着在肩胛盂上。④Ⅳ型：上盂唇桶柄样撕脱，病变延伸至肱二头肌肌腱长头处，部分上盂唇仍附着于肩胛盂上，撕脱部分可移行至盂肱关节。

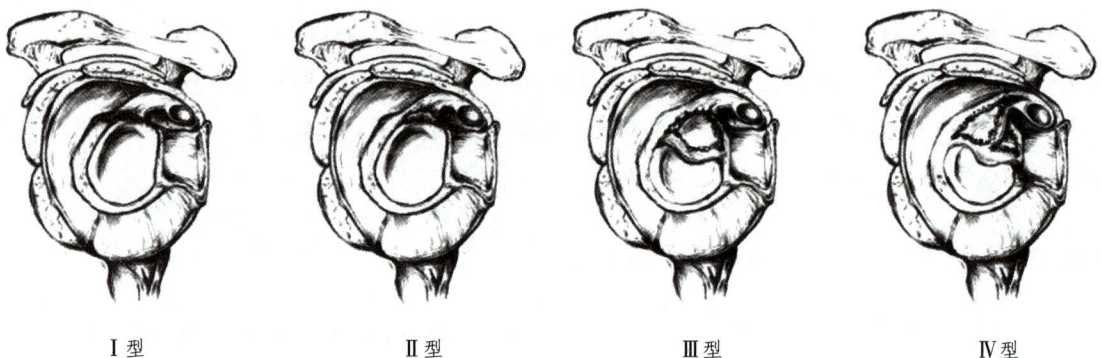

Ⅰ型　　　　　Ⅱ型　　　　　Ⅲ型　　　　　Ⅳ型

图 6-7　SLAP 分型

2. 分类　中医辨证分型可分为气滞血瘀型、血不濡筋型及肝肾亏损型三种证型。

（1）气滞血瘀型　肩部疼痛肿胀明显，皮下瘀斑，肩关节活动障碍，舌暗脉弦，治以活血祛瘀，消肿止痛。

（2）血不濡筋型　伤后日久未愈，肌肉萎缩，肩部活动乏力，面色苍白少华，舌淡苔白，脉细，治以补血荣筋。

（3）肝肾亏损型　肩部酸软，活动乏力，肌肉萎缩，舌淡苔薄白，脉细数，治以补益肝肾，强筋壮骨。

（三）治疗与预防

1. 中医治疗　对于慢性 SLAP 撕裂，大多数情况下无须手术治疗。首先进行肩关节制动，可在保护下行无阻力肱二头肌运动，3 周后，可进行盂肱关节训练和肱二头肌锻炼。在进行功能锻炼时，运动量一定要适中。中药治以舒筋活血，通络止痛。肩部疼痛肿胀，以夜间为甚，痛处固定，舌质暗红，苔白或薄黄，脉弦或细涩，可用舒筋活血汤加减；体弱血虚者可内服当归鸡血藤汤；伤后日久未愈、肩部酸软无力者，方用补肾壮筋汤加减。外用可敷消瘀止痛膏等，或用损伤洗剂熏洗，或热敷患处。

2. 西医治疗　对于有症状的急性 SLAP 损伤，早期采用手术治疗是必要的，而慢性 SLAP 损伤则无须外科手术，应第一时间接受保守治疗。有症状的急性 SLAP 损伤首选早期接受肩关节镜修复，恢复解剖结构。对Ⅰ型损伤，可行单纯清除术，去除变性的盂唇组织；Ⅱ型损伤最为常见，可行关节镜下锚钉缝合术；Ⅲ型损伤，可将桶柄样撕脱部分切除；Ⅳ型损伤的治疗须根据肱二头肌长头肌腱撕脱情况及患者年龄等情况，行肌腱固定术或关节镜下修复固定术。

3. 预防与调护 经常从事肩部活动的工作者，平时避免肩部劳损很重要。投掷、棒球等运动员在进行体育训练、比赛活动时，要预先进行充分的热身活动。

（四）康复处方

3 周内停止投掷等动作，进行非抗阻肱二头肌力量练习，可在耐受范围内行闭链式训练。3 周以后开始肱二头肌的锻炼，从闭链式训练进展为盂肱关节训练，强化肩袖肌群。6 周后手法治疗消除僵硬。

（五）科研进展

近年来，关于肩关节 SLAP 损伤的诊断及治疗方式仍有一定争论。关节镜下治疗 SLAP 损伤逐渐被认可，也有研究发现，肱二头肌腱固定术有其临床优势，SLAP 损伤的诊断、手术指征、手术技术及手术效果影响因素仍然需要更进一步的研究。

八、肩关节不稳

肩关节不稳指肩关节活动时，肱骨头相对于肩胛盂出现超出生理范围的异常活动，此过程中常伴有疼痛不适和（或）力量减弱症状，在日常活动中就容易出现脱位。因此，肩关节不稳严重影响患者的日常生活。不同于肩关节松弛，后者仅是肩关节活动度过大，但并无临床症状和病理变化。其可分为创伤性肩关节不稳和非创伤性肩关节不稳，以创伤性肩关节不稳常见。

创伤性肩关节不稳多有明确的外伤致肩关节脱位病史，根据不稳发生的方向，主要分为前方不稳定和后方不稳定。非创伤性肩关节不稳好发于年轻女性患者，可表现为肩关节多个方向不稳定，无明确的外伤史。肩关节不稳好发于青壮年，25 岁以下占 80%，40 岁以上较少见，男性多于女性，右侧明显多于左侧，多数患者有明确外伤史和肩关节脱位史。

（一）损伤机制

肩胛盂浅而小，为扁平盘状结构，在肩关节活动时，肱骨头仅有 1/4 与关节盂构成关节，所以肩胛盂对肱骨头的内在稳定性不高。肩关节稳定因素包括静力性结构、动力性结构及关节内负压。肩关节的静力性结构主要包括骨与软骨、关节囊、韧带及盂唇。肩关节囊松弛，仅提供很小的稳定性。盂肱上、中、下韧带加强了肩关节囊的稳定性，这些结构与盂唇紧密融合。盂唇由致密的纤维结缔组织组成，与肩胛盂透明软骨延续，类似于膝关节中的半月板结构。动力性结构包括肩袖及肩关节周围肌肉，肩袖和肱二头肌腱起主要作用，将肱骨头限制在肩胛盂和盂唇的臼内，起到稳定肩关节的作用。

患者在首次肩关节脱位时，常常出现前方或后方稳定结构损伤，在关节复位后，前方或后方的稳定结构并未恢复到正常的解剖位置，导致其肩关节稳定功能丧失。而关节囊和韧带松弛的人，开始时可依靠肩袖肌群维持肩关节稳定，但若肩袖肌群疲劳，则亦无法维持肩关节稳定性。

对于有明确外伤史的肩关节不稳患者，肩部压痛肿胀，经脉不通，气滞血瘀。对于习惯性肩关节不稳患者，损伤日久，气血必虚，经脉未能完全通畅，气血、脏腑虚损明显。

（二）诊断与分类

肩关节不稳的诊断依赖于完整的病史、体格检查及影像学检查。肩关节不稳按照不稳的方

NOTE

向，可分为前向不稳和后向不稳，其中前向不稳是盂肱关节不稳中最常见的类型，常发生于肩关节外展外旋位，是盂肱关节生物力学上最为薄弱的体位。

1. 诊断

（1）症状　患者多有明确的外伤性肩关节脱位史或反复脱位史，主要表现为肩关节做某一动作到一定幅度时会突然肩痛，无法完成。

（2）体征　肩关节主动和被动活动范围一般正常，有时有外展、外旋或前屈、内旋时关节出现半脱位、无力等症状。恐惧试验、重新复位试验或凹陷征阳性。

（3）影像学　标准的 X 线检查应包括肱骨内、外旋正位片及腋位片。肱骨内旋正位片能显示肱骨后上方缺损（Hill–Sacks 损伤），外旋位观察肱骨颈；腋位片可以显示肱骨头相对于肩胛盂的位置，明确有无后脱位。CT 平扫加三维重建能清晰地显示肱骨头缺损及肩胛盂缺损，明确前方或后方脱位。三维重建能准确测量患肩肱骨头和肩胛盂骨性缺损的大小，为临床决定是否需要骨性重建提供依据。MRI 检查能显示关节盂唇的损伤，是否合并 SLAP 损伤、肩袖损伤等。

2. 分类　中医辨证分型为气滞血瘀型和肝肾亏虚型两种证型。

（1）气滞血瘀型　治以活血祛瘀，行气止痛；外用治以舒经活络，活血止痛。

（2）肝肾亏虚型　治以补养气血，补益肝肾；如肩关节不稳合并骨折者，应按骨折三期辨证用药。

（三）治疗与预防

1. 中医治疗　肩关节不稳可采用练功活动，急性期可三角巾悬吊前臂，疼痛缓解后应加强功能锻炼，锻炼肩袖肌肉等肩关节周围肌肉。药物治疗可根据中医辨证分型用药，气滞血瘀型，治以活血化瘀，祛瘀止痛，可内服舒筋活血汤、活血止痛汤等；肝肾亏虚型，治以补肝肾，壮筋骨，内服补肾壮筋汤、健步虎潜丸等。针灸治疗治以舒筋通络，温经散寒，取穴如天宗、肩髎、曲池等，留针 20 分钟，可加艾灸。

2. 西医治疗

（1）肩关节前方不稳的治疗　肩关节前方不稳的治疗有保守治疗和手术治疗。保守治疗，通过锻炼肩袖肌肉、三角肌等肩关节周围肌肉的力量及协调性，增加肩关节的稳定性。但是保守治疗的复发率很高，目前更倾向于手术治疗，进行解剖重建。对于没有明显的肩胛盂骨性缺损的患者，可行前方关节囊紧缩成形术，重建肩关节前方稳定结构。而对于肩胛盂骨性缺损的患者，应行骨性重建术。近年来，关节镜下治疗肩关节前方不稳得到了长足的发展。

（2）肩关节后方不稳的治疗　肩关节后方不稳首选保守治疗，可进行肩关节外旋肌和三角肌后束力量与协调性锻炼，绝大多数患者经保守治疗可以获得良好的临床疗效。经正规保守治疗无效，可选择手术治疗，如后方关节囊紧缩术、后方肩盂骨阻挡术等。

（四）康复处方

肩关节不稳的康复治疗应循序渐进。早期患者疼痛明显时，应限制活动，合理管理疼痛；中期在康复师指导下行主动和被动活动，避免过度负重及超关节活动度的运动；后期应进行肩关节周围肌肉力量恢复训练。

（五）科研进展

近年来，肩关节不稳的治疗取得了很大的发展。随着科技的发展和进步，微创化、精准化必然是治疗肩关节不稳的趋势，建立肩关节不稳治疗"同心共轴精准截骨"理论。肩关节不稳手术治疗需重视肩关节骨性和软组织结构的动态平衡，无论是诊断，还是治疗，均需重视骨性组织和软组织的修复与重建。

（吴连国）

第二节　肘部与前臂运动损伤

一、概述

（一）应用解剖

肘关节由肱桡关节、肱尺关节和上尺桡关节三部分构成，包裹在同一个关节囊内。其中，肱桡关节由肱骨小头和桡骨头关节面组成，肱尺关节由肱骨滑车与尺骨滑车切迹组成，上尺桡关节由尺骨桡侧切迹及桡骨头和环状韧带组成。肘关节两侧的关节囊增厚为内、外侧副韧带复合体。外侧副韧带复合体由桡侧副韧带、外尺侧副韧带和环状韧带组成，桡侧副韧带起于肱骨外上髁，止于尺骨的桡骨切迹和环状韧带，较厚韧，形似三角形；外侧尺骨副韧带起于肱骨外上髁，止于尺骨的旋后肌结节；环状韧带起自尺骨的桡骨切迹前后缘、环绕桡骨小头的坚强韧带组织，主要起到固定桡骨小头的作用。在儿童时期由于桡骨小头发育尚未完全，故韧带相对松弛，当牵拉前臂时，环状韧带滑动至肱桡关节处，故易出现桡骨小头半脱位。内侧副韧带复合体由前束、后束和横束组成，前斜韧带起自肱骨内上髁，止于尺骨冠状突尺侧缘，主要在肘伸直位时紧张；后斜韧带起自肱骨内上髁，止于尺骨鹰嘴尺侧缘，主要在肘屈曲位时紧张；横韧带在尺骨内侧关节缘处，在前后束之间加强关节稳定性。肘关节有15°的生理外翻角，称为提携角；肱骨远端有一个30°～50°的前倾角。肘部肌肉多分为后、前、外、内四组肌群。其中，后肌群由肱三头肌和肘肌组成；前肌群包括肱二头肌和肱肌；外侧肌群由旋后肌、肱桡肌及腕与手的伸肌构成；内侧肌群包括旋前圆肌、掌长肌及腕与手的屈肌构成。在肘关节运动中，肘部肌肉的协同起到动力性稳定作用。

（二）生物学特征及运动模式

肘关节主要运动形式为屈伸活动，运动轴位于肱骨干长轴与尺骨干长轴交角的平分线上，由内侧背侧向外侧掌侧，接近通过滑车的中部，可大致看作与肱骨滑车的轴线一致，但并不是恒定不变的，在屈伸过程中有轻微的摆动。大多数的上肢运动是在肘关节屈曲20°～120°完成的，此时肘关节的稳定性主要依靠侧副韧带维持。当肘关节屈曲小于20°和大于120°时，骨性结构在形状上的高度匹配对肘关节的稳定也起到重要作用，同时骨性阻挡是维持肘关节前后稳定的重要因素。内侧副韧带复合体主要维持肘关节外翻的稳定性，抵抗其外翻应力，前束起于肱骨内上髁关节的运动轴，在肘关节的屈伸过程中均处于紧张状态，后束起于远离运动轴心处，只有在屈曲状态下紧张，因此前束是内侧复合体最重要的结构，在韧带重建中，必须精确重建前束。外侧副韧带复合体主要抵抗肘关节外旋外翻应力，维持肘关节后外侧旋转的稳定性，其在外上髁的起点接近关节的活动轴，在肘关节屈伸时始终保持张力。

（三）应力损伤机制

肘关节损伤受多结构的影响，在外力作用的瞬间，关节内诸骨及关节辅助结构所受应力复

NOTE

杂多变。肘关节碰撞是一个动态的过程，碰撞时肱骨、尺桡骨会以肘关节为中心点做屈伸及旋转等运动。人体肘关节功能位为屈曲 90°左右，同时由于人体的自我保护意识，因抵抗或碰撞引起损伤时肘关节往往呈屈曲状态，在正面撞击中不易与撞击物直接发生碰撞，而是通过移位碰撞肱骨后产生应力传导，因此肘关节屈曲 90°状态发生正面碰撞时应力传导主要集中在肱骨与尺骨，而桡骨头与肱骨和尺骨相比应力传导较小。

（四）诊断思路

肘部与前臂损伤的症状包括畸形、肿胀、疼痛、活动受限等，可根据不同的症状进行初步诊断。肘关节内外翻畸形常见于肱骨髁部骨折和肱骨髁上骨折，也可见于骨骼发育异常；肘关节内肿胀常见于创伤性滑膜炎、骨关节病等；肘关节外肿胀常表现为肘后肿胀，常见于急慢性鹰嘴滑囊炎、肱三头肌肌腱断裂和血肿；屈肘时，肘后凹陷，多见于鹰嘴骨折、肱三头肌肌腱断裂；肘上方异常隆起畸形，常见于肱二头肌肌腱断裂；肱骨外上髁或肱桡间隙压痛，多见于肱骨外上髁炎（网球肘）；肱骨内上髁压痛，多见于肱骨内上髁炎（高尔夫肘）；肘后关节隙压痛，多见于肘关节创伤性滑膜炎；肱三头肌腱下止点处压痛，多见于鹰嘴骨折、骨骺炎、滑囊炎和肱三头肌腱末端病。

（五）治疗方式

肘部与前臂运动损伤的治疗原则要根据损伤的类型与程度，对于急性损伤应立刻制动，根据损伤暴力的大小、肿胀、疼痛情况判断有无合并骨折，急性期可使用非甾体类抗炎药以消炎止痛及积极消肿治疗；对于慢性损伤，应预防愈后复发；中医治疗原则以活血化瘀、行气止痛、补益肝肾、强筋健骨为法。

二、网球肘

网球肘，又称肱骨外上髁炎，以肱骨外上髁部位疼痛为特点，属于中医学"筋伤""筋痹"的范畴，是前臂伸肌总腱起点处的一种慢性损伤性炎症，因网球运动员较常见而得名。

本病多见于网球、乒乓球、羽毛球运动等项目，在普通人群中患病率为 1%～3%，男女比例为 3∶1，右侧为多见。流行病学结果显示，只有 5%～10% 的患者因打球发病，更多的患者是由于进行反复的伸腕动作使桡侧伸腕短肌止点退变而发病。

（一）损伤机制

当前臂过度旋前或旋后位，被动牵拉伸肌（握拳、屈腕）和主动收缩伸肌（伸腕）对位于肱骨外上髁的伸肌总腱产生较大的张力，长期反复做出这种动作可造成此类损伤。其病理改变属于典型的肌腱末端病变，肌腱止点可因损伤出现纤维断裂、腱变性血管增生，继发止点骨质增生或腱的钙化、骨化。在腱的周围有筋膜粘连血管增生，腱下的疏松组织也有损伤性炎症与粘连。中医学认为，此病是由于气血虚弱，血不荣筋，风寒湿邪侵袭而瘀阻经筋、流注筋肉关节而引起，属于劳损病变。

（二）诊断与分类

1. 诊断

（1）症状　多数起病缓慢，肘关节外侧疼痛，用力握拳或伸腕时疼痛逐渐加重，部分患者可出现疼痛向上臂、前臂及腕部放射。

（2）体征　肱骨外上髁或伸肌总腱止点、桡骨小头、肱桡关节隙处压痛，前臂旋转功能受限。伸肌腱牵拉试验（Mills 征）阳性：肘屈曲、手握拳，然后前臂旋前，同时伸肘，在此过程中肘外侧出现疼痛即为阳性。

（3）影像学

1）X 线：对诊断帮助意义不大，部分（约 20%）患者外上髁出现点状的钙化影。用以排除骨折、肿瘤等病变。

2）MRI：桡侧伸腕短肌增厚，T_1 和 T_2 加权图像上信号增强，严重者因伸腕短肌撕裂或大面积黏液样变性可在 T_2 成像上显示囊性高信号。

3）B 超：可以显示腱内部线性撕裂、腱止点骨质增生、腱增厚、腱周积液、腱内钙化、止点骨皮质不规律、局部低回声区及弥漫的组织不均匀。

2. 分类 中医辨证分型将其分为风寒阻络型、湿热内蕴型、气血亏虚型三种证型。

（1）风寒阻络型 肘部酸痛麻木，屈伸不利，遇寒加重，得温痛缓，舌苔薄白或白滑，脉弦紧或浮紧。

（2）湿热内蕴型 肘外侧疼痛，有温热感，局部压痛明显，活动后疼痛可减轻，伴口渴不欲饮，舌苔黄腻，脉濡数。

（3）气血亏虚型 起病时间长，肘部酸痛反复发作，提物无力，喜按喜揉，兼有少气懒言，面色少华，舌淡苔白，脉沉细。

（三）治疗与预防

1. 中医治疗

（1）手法治疗 可用摇揉法，手法均在无痛的前提下进行。

（2）中医内治法 遵循辨证论治原则，分型施治。风寒阻络证，治以祛风散寒，通络宣痹，方用蠲痹汤加减；湿热内蕴证，治以清热除湿，方用加味二妙散加减；气血亏虚证，治以补养气血，养血荣筋，方用八珍汤加减。

（3）中医外治法 局部制动加海桐皮汤熏洗患处。

（4）小针刀治疗 此法多用于症状严重的网球肘患者。

（5）针灸疗法 常取阿是穴、尺泽、手三里、阳溪、曲池等。

2. 西医治疗

（1）局部封闭治疗 可局部注射泼尼松龙类药物，选取最明显的压痛点作为局封部位，需注入腱止点和腱膜下间隙，勿注入腱体本身内，每周一次，连续不宜超过 3 次。

（2）手术治疗 对于保守治疗 6～12 个月无效的患者，可考虑手术治疗，常用术式为伸肌总腱附着点松解术。关节镜下网球肘松解术是安全、有效的。手术的目的在于清除病变组织，治疗并发损伤。术后用石膏托屈肘固定 2 周，然后逐渐行伸腕力量练习和上肢康复训练。

3. 预防 合理安排上肢运动量，注意控制局部负荷量，防止局部过度使用致疲劳积累受伤。运动前做好充分的准备活动，运动后及时进行前臂和肘部的放松性按摩。带伤者应合理使用护具，防止再伤。运动员肘关节周围组织的柔韧性应保持在适宜水平，前臂伸肌和屈肌群的肌肉力量要平衡。选择良好的场地，在硬地球场如混凝土球场上打网球时，会加大运动员手臂的负荷。

（四）康复处方

网球肘多以手法治疗为主，辅以局部封闭疗法，临床疗效显著。在治疗期间，需避免做旋

NOTE

拧动作，同时每日应坚持练功活动，主动进行握拳、屈肘、旋前、用力伸直出拳等功能锻炼，尤其在治疗后坚持此法锻炼，对网球肘常可起到防治的双重作用。

（五）科研进展

研究者通过系统性文献分析，得出了一些常用的注射疗法，如肉毒杆菌毒素、富血小板血浆和自体血注射液，可以被认为是治疗肱骨外侧髁痛的治疗方法，但不推荐使用皮质类固醇。透明质酸注射液和增生疗法可能更有效，但必须通过更多的研究证实其优越性。

三、肘关节剥脱性骨软骨炎（游离体）

肘关节剥脱性骨软骨炎是指外伤后，骨软骨骨折或反复轻度外伤导致血运障碍，骨软骨坏死脱落所致，细菌栓子或脂肪栓塞终末动脉及家族遗传等有关。

肘关节肱骨小头剥脱性骨软骨炎通常的发病年龄为 11 岁以上的青少年运动员，男性居多，大都发生在主力侧的肱骨小头，可以说是一项较为多发的运动损伤性疾病，而我国运动员该损伤最常见的运动项目是体操，这可能与我国从少年开始的高强度体操训练方法有关。在欧美国家，该病则多见于棒球和垒球等投掷项目的青少年运动员。

（一）损伤机制

对本病发生的原因有以下几种不同的解释，大致分为遗传学说、血循环障碍学说、创伤学说。从运动创伤来看，外伤是主要的发病原因。少年运动员比成人发病率高，少年时期的骨与关节尚未发育成熟，软骨下骨比软骨脆弱，受到外力时关节软骨易自软骨下骨层分离。肱骨小头骨软骨损伤是桡骨小头与肱骨小头相撞击的结果，女性体操运动员多见，是由于外翻造成的肘外侧受力加大引起的。在肘的支撑用力过程中，桡骨小头不但由肱骨小头的前面滑向远端下面，而且还产生旋转摩擦，肱骨关节面受到不同方向的应力、肘外翻和旋转。中医学将此类疾病统归为痹症的范畴，多因风、寒、湿、热之邪乘虚侵袭人体，引起气血运行不畅，经络阻滞；或病久痰浊瘀血，阻于经隧，深入关节筋脉。一般多以正气虚衰为内因；风寒湿热之邪为外因。

（二）诊断与分类

1. 诊断

（1）症状　主要为肘关节肿胀、伸屈疼痛、支撑痛，伸屈活动受限，或者绞锁，往往以伸直受限支撑痛开始，活动时可以出现响声，症状每于运动后加重，休息后改善。

（2）体征　伸屈受限和局限于肱桡关节隙的压痛、滑膜增生、肥厚为多见。对于肘关节屈伸和前臂旋前、旋后时出现弹响、绞锁的患者，应考虑游离体存在的可能。桡侧挤压痛有助于诊断（肘稍屈曲被动外翻）。

（3）影像学

1）X 线片：对最后确诊有重要意义。但因病期及损伤部位不同，X 线片表现也各有不同。X 线片典型表现为肱骨关节面有缺损（骨床）。骨床内有脱落的骨片，骨片的密度不一，很淡或者增高，形状大小也不一致。但也可仅表现为肱骨小头的骨小梁结构破坏，呈囊性变或有硬化环。也可有缺损，以及肱骨小头表面粗糙不平、变形等表现。单纯软骨骨折的早期，X 线检查往往呈阴性。早期可表现为斑点状改变，后期可见肱骨小头外形不规则，乳浊样改变，边缘硬化，严重者出现火山口样缺损区及游离体。X 线正位片通常可显示病灶的边缘及深度。晚期的继发性改变包括桡骨头骨骺肥大，桡骨头扁平，游离体形成。

2）MRI：用于早期 X 线片难以诊断，也可用于评估软骨退化、裂隙。T_1 加权像可显示低信号。

3）CT：尤其是三维 CT，通常作为常规检查使用，可协助判断软骨破坏的确切面积，又有助于定位游离体。

（4）关节镜诊断　关节镜作为一种创伤较小的手术方法，被认为是评价关节软骨的"金标准"。但在临床中发现，关节镜检查与 MRI 检查有一定的不足。关节镜不能检测出未发生大体形态变化的早期骨软骨病变，引起 MRI 与关节镜认识上的差异，这在 I 型剥脱性骨软骨炎病变中表现尤为突出。

2.分类　中医辨证分型可分为气滞血瘀型、气虚血凝型两种证型。

（1）气滞血瘀型　肘部伸屈受限，疼痛拒按，动则痛甚，或按之有硬结，舌质暗或有瘀斑，苔白或薄黄，脉弦或涩。

（2）气虚血凝型　肘部持续疼痛，屈伸不利，肌肉拘挛萎缩，舌质暗红，脉弦细。

（三）治疗和预防

1.中医治疗

（1）内治法　遵循辨证论治原则，分型施治。气滞血瘀证，治以活血化瘀，行气止痛，方用桃红四物汤加减；气虚血凝证，治以补气活血通络，方用补阳还五汤加减。

（2）外治法　局部制动加海桐皮汤或上肢损伤洗方熏洗患处。

（3）针灸疗法　常取阿是穴、尺泽、手三里、阳溪、曲池等。

2.西医治疗

（1）理疗及力量训练　症状不明显、不影响训练者，不必停训治疗，可在训练中观察，当有症状时可做理疗等以减轻病变刺激引起的炎症反应。训练中可合理控制支撑用力的训练量，并且加强肘部肌肉力量的训练以稳固关节，防止重复损伤。

（2）手术治疗　适用于症状明显、疼痛、交锁、屈伸活动障碍的患者。经夹板固定不能愈合者，或已有游离体形成的可考虑手术探查，摘除骨软骨片。骨软骨片过大，仍可将骨床及骨片的相对面清理，再固定使之愈合。一般情况下不必处理骨床面，若骨床周围软骨严重软化、不平或关节软骨软化广泛有再剥脱的可能时，可稍加调整。合并肱桡关节炎、桡骨头极度肥大增生、伸屈旋转有障碍者，可以同时切除桡骨小头收到良好效果。肘伸屈受限有逐渐加重的趋势，应尽早手术。如果长期伸屈障碍，可造成关节活动轨迹的变形，手术后不易完全恢复伸屈范围。关节镜下微骨折术，自体骨软骨移植也可取得满意效果。

关节内游离体是关节镜手术公认的适应证，切口小，探查全面，可多间室观察、操作，特别是多发性游离体疗效更为显著。术中对于多发、直径较小的游离体，可先置入套管，冲出游离体，对于较大的游离体，再用异物钳取出，对于多发性游离体，有时残留游离体很难避免，术前详细阅 X、CT、MRI 片，定位游离体位置，可有助于顺利取出游离体，避免残留。

3.预防　多发于运动员的肱骨小头剥脱性骨软骨炎，从受伤原因上分析是可以预防的，应从以下几个方面着手。

（1）增加肌力训练。少年运动员基础训练不够，上肢力量不足易于疲劳，即增加受伤因素。年龄小的运动员要相对减少单位时间的上肢支撑扭转动作的密度，合理安排训练，增加力量练习，减少局部负担量以克服骨骺愈合前生理解剖上的弱点。

NOTE

（2）规范技术动作。

（3）早期发现、及时预防。肘外侧疼痛、肿胀，要引起足够的重视，其可能是此伤的早期症状，要密切观察，同时减少运动量，以利恢复。

（四）康复处方

对于不需要手术治疗的患者应注意休息保暖，多熏洗等；对于需要手术的患者，手术后除内固定术后需石膏固定直至愈合者外，一般宜尽早活动。手术后宜在肘伸直位包紧，防止伸直受限。术后 5～6 天可小范围做主动伸屈活动，逐渐增大范围及活动量。支撑动作在症状完全消失、肌肉力量恢复后进行。恢复期间可配合理疗、中药外用等。力量练习要着重静力训练。3个月后再考虑恢复专项的正常训练。

（五）科研进展

大面积剥脱性骨软骨炎由于损伤关节的软骨面积较大而致软骨难以自行修复，传统的临床治疗如关节镜下清理射频治疗、软骨下电钻孔、微骨折等骨髓刺激技术难以达到满意的临床疗效。因此自体软骨细胞培养移植技术是一种将自体软骨细胞培养扩增后，移植到软骨缺损区域治疗软骨损伤的技术，获得较好的临床疗效。此技术手术操作中，Ⅰ型胶原蛋白凝胶将软骨细胞结合在Ⅰ型胶原蛋白三维支架上，克服早期自体软骨细胞培养移植细胞流失和分布不均的缺点。通过生物蛋白胶将移植物直接黏附于软骨缺损区，无需缝合，对周围的健康软骨没有损伤，操作简便。

四、肘关节恐怖三联征（肘关节内侧副韧带损伤）

肘关节恐怖三联征是指肱尺关节后脱位伴尺骨冠状突骨折、桡骨头骨折及外侧副韧带损伤，可伴或不伴内侧副韧带、伸肌总腱、屈肌 - 旋前圆肌止点损伤或肱骨小头、滑车切迹等软骨损伤。

该类损伤常见于剧烈运动，如举重、体操、摔跤、棒球、马术、篮球和足球等运动。由于剧烈的撞击，或动作失误产生的高处坠落，使肘部产生严重的高能量损伤。

（一）损伤机制

该病多为高能量损伤，施加于上肢外展旋后位纵轴方向的压缩和剪切暴力引起。强大的暴力作用下因杠杆作用导致尺骨脱离肱骨滑车，造成肘关节后脱位。与此同时，尺骨冠状突在与肱骨滑车的对抗中骨折，外翻应力则导致桡骨头骨折，而肱骨滑车脱出后前关节囊张力升高，关节囊韧带由肘关节外侧渐向内侧撕裂，最后引起内侧韧带前束断裂并尺神经损伤。该病主要为外因所致暴力直接作用于肘关节部或间接暴力如传达暴力、扭转暴力经肱尺骨传达至肘部引起该病的发生；内因指先天不足引起的脆骨病，可造成骨组织脆弱，易产生骨折。

（二）诊断与分类

肘关节恐怖三联征常因跌倒时用手撑地，手臂呈伸直外展位或伸直外展略后伸位所致。在临床诊断中需结合病史采集、查体、影像学检查等，不能单纯地诊断为复杂肘关节不稳定进行治疗。

1. 诊断

（1）症状　肘部疼痛、肿胀且活动时加重，肘部可有不同程度的淤斑，桡骨小头、肘关节间隙处有压痛，肘关节屈伸受限。

（2）体征　肘关节弹性固定于半屈曲位，外观呈靴样畸形，肘窝饱满，前后径加长，前面观前臂变短，触诊时肘后三角的等腰关系改变，鹰嘴远远移向后上方；用一只手的拇指触桡骨小头，另一只手使前臂旋转，常感桡骨小头不圆，且转到某角度时疼痛更明显，伴有骨擦音；内外翻应力实验阳性：固定肘关节远近端，保持肘屈曲30°，施加内外翻应力，肘内外侧副韧带疼痛，关节间隙明显增加。

（3）影像学检查　肘关节正侧位 X 线片，也可通过肘关节 CT 和三维重建发现肘关节后脱位、桡骨头骨折、冠状突微小骨折、肘关节内外侧副韧带撕裂。

2. 分类

（1）中医辨证分型

1）气滞血瘀证：常因跌打、碰撞等损伤引起。痛处固定于患处，刺痛拒按，局部多有青紫瘀斑或瘀血肿块，舌质紫暗，脉涩。

2）气血亏虚证：伤重瘀著或失血过多亦见于素体虚弱者，损伤早期患部作痛，青肿不退，或伤之日久，疼痛隐隐，缠绵不已。此外，多见面色无华、头昏眩晕、短气乏力、舌淡脉细等症。

3）肝肾亏虚证：伤后日久不愈，疼痛隐隐，悠悠不休，口干咽燥，心中烦热，头晕目眩，腰膝酸软，遗精，舌红少苔，脉弦细。

（2）西医分型　作为复杂的肘关节不稳定损伤，临床并不常见，因此还未形成一种独立、统一的分类体系对这一复合性损伤进行整体分析和精确评估，一般采取桡骨头骨折和冠状突骨折各自的分类标准。

1）桡骨头骨折：可分为六型。

Ⅰ型：桡骨头裂纹骨折，即无移位骨折或移位小于 1mm。

Ⅱ型：桡骨头骨折，骨折块虽不分离，但分离的关节面仍与残存的关节相平行。

Ⅲ型：桡骨头骨折，骨折块明显移位，且骨折关节面呈倾斜状。

Ⅳ型：桡骨头纵行劈裂骨折，且骨折块大于 1mm。

Ⅴ型：桡骨头粉碎性骨折。

Ⅵ型：桡骨头骨折合并肘关节脱位。

2）冠状突骨折：可分为三型。

Ⅰ型：骨折块很小，常为突尖骨折，一般临床表现不明显。

Ⅱ型：骨折涉及整个冠状突的 50% 以上，合并或不合并肱尺关节不稳定。

Ⅲ型：整个冠状突骨折且常伴有肘关节后脱位，患肘非常不稳，个别冠状突呈碎裂状。

（三）治疗与预防

1. 中医治疗　中医治疗为非手术治疗，患者需要满足以下条件：肘部关节面完整，桡骨小头和尺骨冠状突骨折面较小（一般 < 2mm），骨折复位固定后骨折面移位不明显，复位后肘关节小范围活动不受影响。手法复位后将肘关节固定在屈曲90°，前臂中立位，在桡骨头外加压塑形，给予石膏固定。肘关节恐怖三联征损伤严重，单纯采取保守治疗外固定而不进行结构重建则很难维持肘关节的稳定性，而经过长时间的制动，必然会导致肘关节僵硬，因此临床对此种损伤采取保守治疗的机会很少。

2. 西医治疗　对于不适合保守治疗或保守治疗失败者，必须进行手术治疗。修复原则：首先，通过稳定尺骨冠状突稳定肱尺关节；其次，对桡骨头骨折进行内固定或假体置换，经骨缝合或锚钉固定外侧副韧带修复以稳定外侧柱；最后，修复固定后肘关节仍不稳定（在肘关节伸直30°～45°范围内仍存在关节后脱位），需修复内侧副韧带，如持续不稳定，可采用铰链外固定架固定肱尺关节3～6周，并使肱尺关节保持在30°～45°。为了进一步的康复治疗，应首选铰链固定。

3. 预防　中医学重视未病先防，要注意饮食营养，加强体育锻炼，增强体质，增加骨强度，如练习易筋经、五禽戏、太极拳等传统体育。

（四）康复处方

康复的目的主要是采取综合性的措施，尤其是有计划、有目的的运动训练，减轻或消除可能出现的各种并发症，促进骨折愈合和身体功能恢复，恢复正常肘关节的伸屈度与前臂的旋转功能。

1. 愈合期康复　在骨折复位并进行固定7～10天后，可于每日取下外固定物，使肘关节进行短时间、不负重的主动运动，然后再予以固定，每日1～2次，活动幅度及重复次数逐渐增加。若为铰链固定，应尽可能早地进行康复训练。在骨折远端及近端未被固定部位进行按摩，有利于消肿，预防或减轻粘连，按摩应从远端向近端逐渐进行。

2. 恢复期康复　在固定去除后，主要是使患者肘关节活动度及肌力最充分、最迅速恢复。主要包括：①蜡疗：可软化纤维组织瘢痕，消除瘀血、肿痛。②中频电疗刺激周围肌群收缩：每日1次，每次20分钟。③肘拮抗等张肌力训练：包括哑铃、拉力器等训练。④等速肌力训练。⑤关节活动度训练。

（五）科研进展

现阶段对于肘关节恐怖三联征的研究并不完善，随着肘关节生物力学研究的深入，对于内侧副韧带和冠状突的作用会更加明确。随着对于受伤机制认识的深入，或许会改变现阶段对于恐怖三联征的理解。随着关节镜技术在肘关节的成熟，这个技术或许会带来意想不到的效果。随着3D打印技术在临床的应用，对于恐怖三联征的治疗会更加有效。

五、肘关节僵硬

肘关节僵硬是指由于肘部骨折、脱位或软组织损伤等原因使肘关节制动过久，康复锻炼时间过短，导致软组织粘连或挛缩，肘关节在主动或被动状态下失去正常的运动范围（伸直受限＞30°，屈曲角度＜120°，伴或不伴有旋转功能受限）。

该病常见于肘关节创伤后的并发症，发病率为3%～20%，见于体操、举重、摔跤、柔道等剧烈运动项目导致的肘部损伤、康复治疗不彻底者。

（一）损伤机制

肘关节僵硬原发性少见，临床多为继发性，常有以下两种情况：第一种情况为高能量创伤使肘部骨折、肘关节脱位或韧带损伤而未能获得满意复原者，如肘关节恐怖三联征等复合损伤或强力手法被动活动，使创伤超过了人体的修复能力，打破了肘关节的正常解剖关系；第二种为肘关节损伤后，出血或炎症介质参与了修复过程，创伤产生过度的瘢痕形成，关节囊挛缩，关节囊和周围肌肉形成骨组织，产生异位骨化而引起僵硬。中医学认为，肘部外伤劳损，外感风寒湿邪或因长期制动，易致肘部筋脉不通、气血凝滞、肌肉挛缩是导致本病的常见因素。外伤劳损为其外因，气血虚弱、血不荣筋为其内因。

（二）诊断与分类

肘关节僵硬常有明确的肘部外伤史，在临床诊断中还需结合查体、影像学检查等。

1. 诊断

（1）症状　肘关节的自动与被动活动均障碍，当肘关节伸直受限＞30°、屈曲角度＜120°时被认为存在肘关节僵硬。此外，肘部活动或静止时存在疼痛。

（2）体征　肘关节僵硬时间长者会有肘部肌肉萎缩、关节外畸形等。

（3）影像学检查　正位 X 线片、CT 三维重建有助于进一步判断肘关节异常结构骨赘或异位骨化。此外，MRI 检查有助于对韧带及关节囊异常情况进行初步判定。

（4）关节镜检查　肘关节镜是诊疗肘关节僵硬较为理想的方法。肘关节内置入关节镜应按照一定顺序进行，按顺序探查肱尺关节间隙、肱桡关节间隙，最后探查上尺桡关节、鹰嘴窝及关节囊周围韧带。

2. 分类

（1）中医分型　主要分为气滞血瘀证、气血亏虚证、肝肾亏虚证三个证型。

1）气滞血瘀证：肢体损伤后，患肢或局部青紫肿胀，举臂握拳无力，关节屈伸不利，屈肘旋转不能，常伴有肢体麻木不仁，遇冷麻木加重，得温痛减，舌质或边尖瘀斑，脉弦涩。

2）气血亏虚证：肢体痿软无力，麻木，知觉减退，头昏眼花，气短懒言，神疲乏力，面白无华，舌质淡，脉细无力。

3）肝肾亏虚证：骨折固定日久，肢体肌肉萎缩，肌力减退，活动受限，伴有神疲乏力，潮热盗汗，腰膝酸软，舌淡，苔薄白，脉细弱。

（2）西医分型　临床主要采用 Morray 分型和 Kay 分型两种。

1）Morray 分型：Morray 将创伤后肘关节僵硬分为关节内型、关节外型和混合型。关节内型涉及关节面，如关节内粘连、关节内骨折畸形愈合或关节软骨损伤等；关节外型则不涉及关节面，包括瘢痕和韧带挛缩、异位骨化、关节外畸形、烧伤后软组织挛缩等；混合型则是关节内外均有病变，临床上最为多见。

2）Kay 分型：Kay 根据涉及的结构，将创伤后肘关节僵硬进行分类：Ⅰ型为软组织挛缩；Ⅱ型为软组织挛缩伴异位骨化；Ⅲ型为无移位的关节内骨折伴软组织挛缩；Ⅳ型为有移位的关节内骨折伴软组织挛缩；Ⅴ型为创伤后骨桥形成。

（三）治疗与预防

治疗原则以恢复肘关节活动度为主要目的，同时还要达到肘关节稳定及活动时疼痛减少的目的。

1. 中医治疗　对于创伤后 6 个月以内出现肘关节僵硬患者，可考虑采用中医治疗如下所述。

（1）手法治疗　舒筋法、摇揉法等缓解肘部肌痉挛，松解肘关节周围软组织粘连。

（2）功能锻炼　屈肘环绕法，练习屈肘功能；伸肘搬"砖"法，练习伸肘功能。

（3）药物治疗

1）气滞血瘀型：治以活血祛瘀，消肿止痛，方用桃红四物汤或和营止痛汤加减，外敷双柏散。

2）气血亏虚型：治以补气养血，舒筋通络，方用十全大补汤加味、外敷温经膏。

3）肝肾亏虚型：治以补益肝肾，舒筋活络，方用壮筋养血汤或六味地黄丸或金匮肾气丸加减。

（4）其他疗法　针刀治疗常为保守治疗的理想选择，还包括理疗、针灸等。

2. 西医治疗　对于保守治疗 6 ～ 12 个月后，肘关节活动范围受限，满足不了日常需求者，可行手术治疗。手术方式主要包括传统的开放性关节松解术、肘关节镜下松解术、关节成形术、部分关节置换术或全肘关节置换术等。其中，肘关节镜是目前治疗肘关节僵硬的理想方法，操作要点包括以下三个方面。

（1）扩张关节囊　从肘外侧三角的中心向关节腔内注入生理盐水，使肘关节扩张，清除肘关节前方的游离体和纤维变性组织。

（2）清除游离体及瘢痕组织　正后方入路和后外侧入路钝性剥离挛缩组织，彻底清除后方的游离体和鹰嘴窝中的瘢痕组织。

（3）冲洗关节腔、留置引流　结束手术时应彻底冲洗肘关节，并在正后方入路放置引流，将肘关节固定在最大伸直位，松解术应警惕迟发性尺神经炎的可能。

3. 预防　肘关节僵硬作为肘部创伤后一种常见后遗症，通常是因为术后康复效果未达标引起。为了防止僵硬，一般术后 48 小时以内开始行康复锻炼，持续被动运动以改善创伤后肘关节活动度。此外，可应用非甾体类抗炎药改善疼痛和预防异位骨化。

（四）康复处方

1. 早期康复　以被动锻炼为主、主动锻炼为辅。用肘关节持续性被动活动机（CPM）或用儿童膝关节 CPM 机替代进行被动功能锻炼。

2. 中期康复　以主动锻炼为主、被动锻炼为辅。术后第 5 天开始进行患侧肘关节的主动伸屈活动，活动幅度接近术中松解的角度（如屈曲达 90°以上），每天增加 5°～ 10°，术后 6 ～ 7天，关节内注射透明质酸钠，防止关节再次粘连。

3. 后期锻炼　术后两周切口拆线后完全主动锻炼，尽量克服疼痛以最大限度恢复肘关节的屈伸功能。

（五）科研进展

近年来，肘关节强直手术松解成为肘关节僵硬手术治疗的首选方法，外科医生对于手术入路的选择进行了不断的探索。

（吴连国）

第三节　腕部与手部运动损伤

一、概述

（一）应用解剖

腕部连接前臂及手构成上肢带的一部分，腕和手协同完成各种灵巧、精细的运动。腕分为腕前区与腕后区。前臂深筋膜在腕前区增厚形成腕掌侧韧带，屈肌支持带位于腕掌侧韧带的远侧深面。腕管由屈肌支持带与腕骨沟共同围成，管内有指浅、深屈肌腱，拇长屈肌腱和正中神经。正中神经在腕管受压会导致腕管综合征。腕前区深层结构见图6-8。

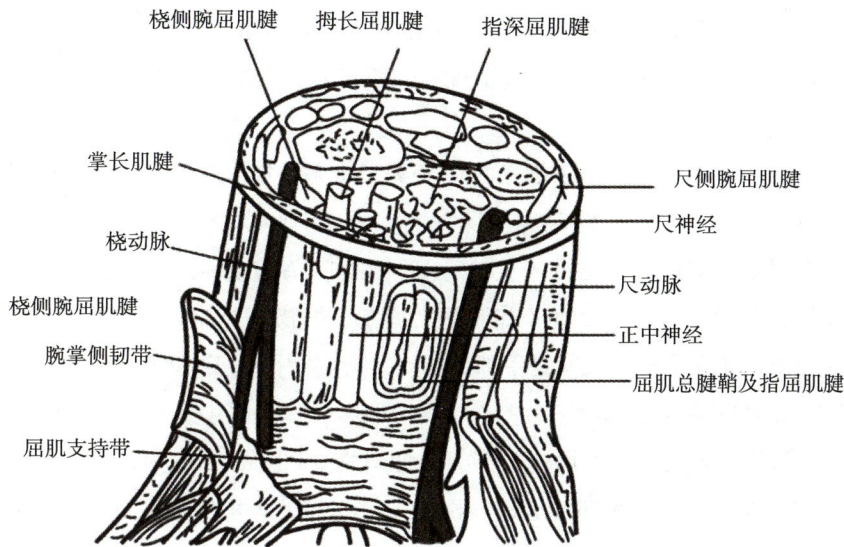

图6-8 腕前区深层结构

腕掌侧韧带内侧端与屈肌支持带之间的间隙形成腕尺侧管，内有尺神经和尺动、静脉通过。尺神经在腕部表浅，易受损伤。掌长肌腱在腕上部贴正中神经表面下行，至屈肌支持带上缘处经屈肌支持带浅面进入手掌，并展开形成掌腱膜。

腕后区深筋膜增厚形成伸肌支持带，伸肌支持带向深方发出5个纤维隔形成6个骨纤维性管道，前臂后肌群的肌腱及腱鞘在管内通过。

1.手掌 皮肤厚而坚韧，弹性低，无毛囊和皮脂腺，但有丰富的汗腺。浅筋膜在掌部非常致密，有许多纤维穿行，将皮肤与掌腱膜紧密连接。掌腱膜呈尖向近侧的三角形，远侧部分成4束纵行纤维，行向第2～5指末节指骨底。掌长肌收缩时，掌腱膜使掌心皮肤紧张，利于牢固地抓握物体。

2.手背 手背的皮肤薄而柔软，富有弹性，有毛发和皮脂腺。手背的浅筋膜薄而疏松，有利于皮肤的移动，浅筋膜内含手背静脉网静脉、浅淋巴管和皮神经。手背指伸肌腱有4条，分别走向第2～5指，并在近节指骨底移行为指背腱膜。指伸肌腱近掌骨头处被斜行的腱纤维束连结，称为腱间结合。伸指时各腱彼此牵扯，协同动作。

3.手指 手指以掌指关节与手掌相连，运动灵活。拇指腕掌关节为鞍状关节，活动范围最大，是实现手的握、持、捏、拿功能的重要结构。第2～5指的掌指关节可做屈伸和收展运动。拇指只有1条拇长屈肌腱，其余各指均有浅深两条肌腱，行于各指的指腱鞘内。指浅屈肌主要屈近侧指间关节，而指深屈肌主要屈远、近指间关节。两腱各有独立的活动范围，又互相协同增强肌力。指伸肌腱越过掌骨头后向两侧扩展，包绕掌骨头和近节指骨背面，形成指背腱膜，又称腱帽。指背腱膜向远侧分成3束，中间束止于中节指骨底，2条侧束在中节指骨背面合并后止于远节指骨底。指伸肌腱中间束断裂则近侧指关节不能伸直，出现纽孔畸形。2条侧束断裂，则远侧指关节不能伸直。

手是人体劳动的工具，以下两种常用体位对于手功能的发挥临床意义重大。

（1）手的休息位　休息位是手处于自然静止状态，为一种半握拳姿势，手部各组拮抗肌的肌张力呈现相对平衡。此时，腕关节背屈为 10°～15°，并轻度尺偏；拇指轻度外展，指腹接近或触及示指远侧指间关节的桡侧缘；掌指关节及指间关节半屈曲位，从食指到小指的诸手指，愈向尺侧，屈曲愈多。如果中枢神经、周围神经、肌肉或肌腱损伤，则破坏了手部肌肉的平衡，从而引起休息位的畸形。

（2）手的功能位　功能位犹如手握茶杯的姿势，也是手能发挥最大功能的位置。此时，腕有较大的背屈（为 20°～25°），伴轻度尺侧偏斜（约 10°）；各指分开，拇指外展对掌位；掌指和指间关节微屈，掌指关节屈 30°～45°，近侧指间关节屈 60°～80°，远侧指间关节屈10°～15°。功能位是手进行各种活动（如张手、握拳、捏物等）前的准备姿势。根据需要，手可迅速发挥其功能。处理手外伤尤其是手部骨折时，应将手固定于此种姿势。

（二）生物学特征及运动模式

手腕的连接包括桡腕关节、下尺桡关节、腕骨间关节、腕掌关节、掌指关节和指骨间关节。桡腕关节可做屈、伸、收、展和环转运动。桡骨下端与尺骨头桡侧半环形关节面形成下桡尺关节，稳定性由下尺桡掌、背侧韧带及三角纤维软骨盘等维持。腕骨间关节为相邻各腕骨之间构成的微动关节，只能做少量的滑动或转动，伴随桡腕关节一起运动。

腕掌关节由远侧列腕骨与 5 块掌骨的底构成。其中，拇指腕掌关节的关节囊松弛，运动灵活，能做屈、伸、收、展、环转和对掌运动。对掌运动即拇指与其他各指的掌面相对，是手的握持和精细灵巧运动的基础。掌指关节共 5 个，由掌骨头与近节指骨底构成，可做屈、伸、收、展和环转运动。指的收、展以中指为准，靠近中指为收，远离中指为展。

（三）应力损伤机制

手腕部运动损伤主要包括急性损伤和慢性劳损，受伤机制多与局部解剖因素有关。当前臂旋前，腕关节背伸，手掌部着地跌倒受伤时，手舟骨受到桡骨远端关节面锐利的背缘或茎突缘剪切而发生骨折。同一受伤机制，由于月骨背侧面宽大，掌侧面狭小，容易造成月骨向掌侧脱位。以上损伤均可合并腕三角纤维软骨复合体的受损。各种涉及手腕部的球类运动如篮球、排球、棒球等，经常发生手指关节扭挫伤甚至脱位或肌腱损伤。手指指伸肌腱在止点附近处的断裂，末节指骨不能伸直，常合并末节指骨背侧的撕脱骨折称为锤状指，又称棒球指。频繁、反复的手腕活动容易导致各种慢性劳损性疾病，如桡骨狭窄性腱鞘炎、弹响指、腕管综合征、腱鞘囊肿等大多与手腕部过度活动有关。

（四）诊断思路

手腕部疾病的诊断需要详细了解患者病史，包括症状的定位、持续时间、缓解或加重的因素、之前的治疗方法及治疗效果等。大多数患者通过询问病史和体格检查可以做出诊断，进一步辅助检查有利于确诊或者鉴别诊断。

腕关节外伤后"鼻烟窝"肿痛，沿第 1、2 掌骨纵向叩痛是舟骨骨折的典型临床表现。伤后腕部掌侧饱满，第 3 掌骨头塌陷，指屈肌腱张力增加，被动伸展或主动屈曲手指时疼痛加剧，或伴有正中神经受压症状可初步诊断为月骨掌侧脱位。罹患慢性手腕关节疾病的患者往往有以下一种或多种症状：疼痛、僵硬、肿胀、肌力减退、麻木或者包块。根据解剖区域对疼痛进行定位对于疾病的诊断很有价值，如腕桡侧疼痛通常提示桡骨茎突狭窄性腱鞘炎；腕关节背侧存在界限清晰的痛性包块往往提示为腱鞘囊肿；腕尺侧疼痛可能是由于三角纤维软骨复合体撕裂伤所致，其部位在尺骨茎突远端；晨僵是关节炎或腱鞘炎的一个常见症状，可见于腕管综合征或扳机指（弹响指）。掌指关节处压痛，可扪及硬结，手指屈伸障碍或伴有弹响提示屈指肌腱腱鞘炎的可能；桡侧三个半手指的麻木和刺痛提示正中神经受损；无名指、小指感觉减退常由于尺神经在腕尺管受到卡压。

（五）治疗方式

外伤造成的手腕部骨折、脱位、肌腱或韧带损伤，通过手法或手术予以复位或修复、固定。根据骨伤三期辨证内服外用中药，同时指导循序功能锻炼以防止关节挛缩或僵硬。对于各种慢性手腕疾病，大多采用非手术治疗，包括支具固定、理疗、封闭、口服非甾体类抗炎药或神经营养类药物，同时结合中医辨证论治，配合熏洗、手法或针刀等；非手术治疗无效、症状反复、有手术指征者，可考虑开放手术或关节镜治疗。

二、腕三角纤维软骨复合体损伤

腕三角纤维软骨复合体（triangular fibrocartilage complex，TFCC）起于桡骨远端关节面的乙状突，向外侧延伸止于尺骨茎突基底，近似三角形（图6-9），主要包括三角纤维软骨关节盘、半月板同系物、掌背侧桡尺远端关节韧带、尺侧腕伸肌腱鞘、尺侧囊、尺三角韧带、桡尺三角韧带及尺月韧带等，具有承受、传递和缓冲压力的作用。同时，对维持下尺桡关节的稳定有重要作用。本病多见于体操、排球、击剑等运动项目，三角软骨反复遭受挤压、旋转碾磨，容易发生退变以致撕裂，常伴有下尺桡关节不稳。

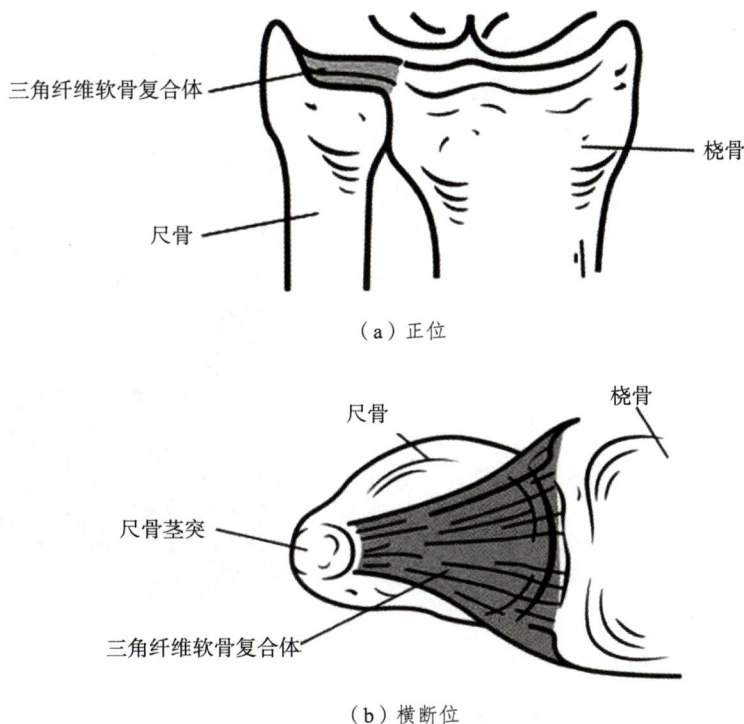

（a）正位

（b）横断位

图6-9　三角纤维软骨盘的形态与下尺桡关节位置关系

（一）损伤机制

TFCC损伤多由创伤和退变所致，创伤性撕裂以年轻人多见，退变性撕裂以中老年人多见。

NOTE

当受到突然的暴力致使腕关节过伸或过屈并伴随旋转运动时，常引起 TFCC 破裂或损伤。退变性撕裂常由于腕尺侧反复持重受力所致，并随着时间的推移和持续的负荷作用，出现关节盘穿孔、尺腕关节、远侧尺桡关节发生退行性关节炎。另外，TFCC 损伤可并发于桡骨远端骨折或腕部其他损伤中，损伤早期症状往往被掩盖而容易漏诊。中医学认为，本病主要与外伤和慢性劳损有关，腕部外伤或反复劳损导致局部筋脉损伤，气血瘀滞，迁延日久，气血不荣，筋骨失养，阳虚寒凝，缠绵难愈。

（二）诊断与分类

详细的病史询问对 TFCC 诊断非常重要，大多可追寻出致伤原因。如急性创伤型患者，往往有前臂旋前位跌倒、腕背伸或者腕尺侧直接撞击的病史。

1. 症状 腕部尺侧疼痛、肿胀及腕功能障碍，握力下降，背伸支撑痛，部分患者可出现前臂旋转时的弹响感。

2. 体征 一般体征包括在尺骨茎突桡侧、下尺桡关节的远端有压痛，抗阻力旋转和抗阻力桡侧痛。特异性体征包括以下三种。

（1）琴键征　按压尺骨小头时，下尺桡关节处出现明显的关节松弛感。

（2）尺骨凹试验　按压尺骨茎突与尺侧腕屈肌肌腱之间、尺骨头与豌豆骨之间可产生明显疼痛，即为"尺骨凹"试验阳性，此处为 TFCC 损伤的最佳触诊位置。

（3）尺腕应力试验　在腕最大限度尺偏、轴向应力下，做被动旋后、旋前时引起腕尺侧痛或加重疼痛为阳性，无痛或无痛性响声为阴性，部分患者局部可出现弹响声。此试验还可发现尺腕或桡尺远侧关节不稳。

3. 影像学

（1）X 线　X 线平片虽然不能直接发现 TFCC 损伤，但能够观察尺侧变异情况，月骨和远端尺骨是否有关节病改变，月三角间隙是否正常，为诊断提供必要的参考依据。

（2）MRI　关节盘撕裂可造成外形和信号强度的改变，水样信号贯穿 TFCC 为诊断撕裂的标准（图 6-10）。

（3）腕关节造影　腕关节造影是在桡腕关节腔内注入造影剂，观察是否流到其他关节腔，阳性率低，且无法确定损伤部位的大小。

4. 关节镜诊断 关节镜检查是 TFCC 损伤的"金标准"。腕关节镜可在直视下观察腕关节盘穿孔的大小、形态位置和韧带的断裂情况，并可观察腕骨和尺骨头是否存在软骨软化，其诊断正确率较关节造影高。

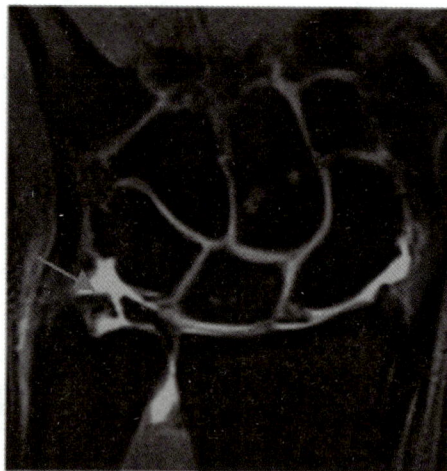

图 6-10　腕三角纤维软骨复合体损伤的 MRI 所见

5. 辨证分型

（1）中医辨证分型

1）瘀滞型：损伤早期，局部肿胀疼痛，压痛，活动痛增，桡尺远侧关节松弛，舌苔薄白或薄黄，脉弦。

2）虚寒型：损伤后期，腕部酸痛，活动痛，桡尺远侧关节松弛，有弹响音，舌质淡红，苔薄白，脉细。

3）肾亏型：损伤后期，腕部酸楚疼痛，劳累后加重，同时伴有头晕目眩、腰膝酸软等症状，舌淡苔薄，脉沉细。

（2）西医分型　TFCC 损伤最常用的分型是 Palmer 分型：①Ⅰ型：创伤性撕裂。ⅠA 型：中央穿孔。ⅠB 型：尺侧撕脱，伴或不伴尺骨远端骨折。ⅠC 型：远端撕脱。ⅠD 型：桡侧撕脱，伴或不伴乙状切迹骨折。②Ⅱ型：退化性撕裂。ⅡA 型：腕关节盘磨损。ⅡB 型：腕关节盘磨损伴月骨和（或）尺骨软骨软化。ⅡC 型：腕关节盘穿孔伴月骨和（或）尺骨软骨软化。ⅡD 型：腕关节盘穿孔伴月骨和（或）尺骨软骨软化及月三角韧带穿孔。ⅡE 型：腕关节盘穿孔伴月骨和（或）尺骨软骨软化、月三角韧带穿孔及尺腕关节炎，为退化改变的最后期。

（三）治疗与预防

1. 中医治疗

（1）中药内服

1）瘀滞型：治以祛瘀消肿，活血止痛，方用定痛活血汤、七厘散等。

2）虚寒型：治以温经通络，方用当归四逆汤加减。

3）肾亏型：治以调养肝肾，方用补肾壮筋汤、补筋丸等。

（2）外用药　初期用三色敷药或消肿止痛膏，后期可用海桐皮汤煎水熏洗。

2. 西医治疗

（1）非手术治疗　急性期局部制动，旋前位疼痛时，旋后位固定；旋后位疼痛时，旋前位固定；两者皆痛者，中立位固定 3～4 周。其他包括非甾体类抗炎药或激素封闭疗法、物理治疗、改变工作或职业环境等。

（2）手术治疗　对持续性疼痛并影响腕关节功能的成年患者，经系统的非手术治疗后症状无明显缓解者，可按照 Palmer 分型选择不同的手术方法。腕关节盘摘除后会影响腕关节的功能，对未损部位应尽力保留，不主张全部摘除。传统开放手术包括尺骨小头切除术和尺骨短缩术。

（3）腕关节镜手术　关节镜下可对破损的腕关节盘进行清创和修复，有利于防止破损的关节盘碎片对关节软骨的损害，并缓解疼痛。

3. 预防　平时用腕注意正确的姿势，使掌腕部放松。一些用腕运动的项目如羽毛球、排球等，应佩戴护腕加以保护。当出现腕关节尺侧疼痛不适时，应尽早检查和诊断以免延误治疗。

（四）康复处方

急性损伤或术后应行外固定 3～4 周。受伤 24 小时后局部疼痛减轻，可练习各指活动，3～5 天后可在弹力绷带固定下练习腕伸屈活动，中后期在固定下加强腕部及前臂肌力训练，以不引起腕尺侧疼痛为度。慢性病例在护腕的保护下，可参与运动训练，但应暂时减少手腕的支撑动作。

（五）科研进展

研究结果显示，TFCC 的周边约 20% 区域（桡侧缘除外）有血供，中心 80% 区域无血管。这个研究结果对临床腕关节盘损伤的治疗提供了理论依据，对于腕关节盘中心损伤的病例，由于没有血液供应而很难愈合，可采取手术切除的治疗措施。

NOTE

三、腕管综合征

腕管综合征（carpal tunnel syndrome，CTS）是指由于多种原因导致腕管压力增高，正中神经受压后引起腕部以下正中神经分布区域感觉和运动功能障碍的一系列证候群。CTS 是临床上常见的神经卡压综合征之一，多见于 30～60 岁女性，男女之比为 1∶（2～5）。在手腕部活动较多的程序员、木工、厨工等职业中，发病率较高。本病既可单侧发病，也可双侧发病。

（一）损伤机制

腕管局部解剖关系改变造成腕管内高压，在 CTS 发病中具有重要作用。一种为腕管容积减小：包括腕骨的变异、前臂或腕部骨折（Colles 骨折、月骨骨折）、腕横韧带增厚等；另一种是腕管内容物增多：包括局部占位（神经瘤、脂肪瘤、腱鞘囊肿）、变异的肌肉（蚓状肌腹过高或屈指肌腹过低）等。另外，肥胖、妊娠、糖尿病、关节炎（骨关节炎、类风湿关节炎）、绝经、甲状腺功能减退等因素使 CTS 发病风险增加。腕部的慢性劳伤，腕管内压力反复变化，也会使正中神经发生慢性损伤从而诱发本病。

腕管综合征属于中医学"痹症"的范畴。本病多因正气不足、卫外不固，外感风、寒、湿，或因外伤、积累性劳损等原因损伤筋脉，瘀血内停，脉络受阻，气血运行不畅所致。

（二）诊断与分类

腕管综合征的诊断主要根据临床症状和特征性的物理检查，确诊需要电生理诊断检查。

1. 症状 一般先出现桡侧 3 个半手指疼痛、麻木等感觉异常。CTS 发病初期以间歇性夜间感觉异常和感觉迟钝为特征，而且频率逐渐增加，患者常有夜间麻醒史；随后发生感觉减退，甚至丧失，肌力（拇短展肌）减退，持物无力，大鱼际肌萎缩，精细动作的灵巧性下降（如拿硬币、扣纽扣）。

2. 体征 正中神经支配区域的痛觉减退，两点辨别觉、振动觉可出现异常，桡侧 3 个半手指感觉异常，出现感觉过敏或迟钝，随着病情进展可出现运动功能障碍，如拇指外展、对掌无力，典型病例晚期出现大鱼际肌萎缩，表现为猿掌。

特异性体征包括基于诱发诊断试验的客观性检查，包括叩击试验（Tinel 征）、腕掌屈试验（Phalen 试验）和正中神经压迫试验。

（1）叩击试验（Tinel 征） 沿正中神经走行从前臂向远端叩击，如果在腕管区域叩击时出现正中神经支配区域的麻木不适感，为 Tinel 征阳性。但由于该检查的敏感度和特异度不高，不能单独作为诊断的依据。

（2）腕掌屈试验（Phalen 征） 即屈腕试验，让患者手腕保持于最大屈曲位，如果 60 秒内出现桡侧 3 个手指的麻木不适感，则为阳性。

（3）正中神经压迫试验 检查者用拇指压迫腕管部位，如果 30 秒内出现正中神经支配区域皮肤的麻木不适感，则为阳性。

3. 影像学

（1）X 线 X 线片有助于确定是否存在腕管容积的改变，多作为手腕部骨折、脱位、肿瘤及类风湿关节炎等疾病的鉴别。

（2）MRI MRI 能很好地显示腕管内结构，可以观察正中神经的粗细、压迫等情况，对于

CTS 的诊断、鉴别诊断和进一步寻找病因有重要的价值。T_1WI 可清楚地显示腕管内解剖结构，由于正中神经水肿可使信号增强，因而 T_2WI 可清楚显示病变及病变所在部位。

（3）B 超 高频超声最特异的声像图改变：正中神经在腕部呈弥漫或局限性肿胀、回声减低，在腕横韧带的近端明显增宽，对于疾病的临床诊断、治疗和预后有重要意义。

（4）神经传导检查（电生理学检查） 目前被认为是诊断 CTS 的"金标准"，腕部正中神经传导潜伏期延长，如大于 4.5ms 即可诊断，4.0ms 以上为早期卡压或可疑。有的患者以感觉支改变为主，重症患者可能完全阻滞，丧失传导功能。

4. 辨证分型

（1）中医辨证分型

1）瘀滞型：腕部肿胀、刺痛、压痛，腕部活动不利，舌质红，苔薄黄，脉弦涩。

2）虚寒型：腕部酸痛、麻木，遇寒者可发冷、发绀，手指活动不便，舌质淡，苔薄白，脉细。

（2）西医分型 根据 CTS 的临床表现及体征可将其分为 3 期。

1）早期：常夜间痛醒，伴有手部的麻木、疼痛，疼痛严重者可有从腕部到肩部的放射痛和持续性手指的麻木、针刺感，用力甩动手腕可缓解不适症状。

2）中期：除手指的麻木、刺痛感外，患者会出现持物不稳等运动功能障碍。

3）晚期：可出现鱼际肌萎缩，感觉异常可消失。

（三）治疗与预防

1. 中医治疗 可采用内服中药、外用膏药，以及针灸、推拿、中药熏洗等方式治疗。

（1）中药内服

1）瘀滞型：治以活血通络，方可选用舒筋活血汤、活血舒筋汤加减。

2）虚寒型：治以调养气血，温经通络，方用当归四逆汤加减。

（2）外用药 外用宝珍膏或万应膏，去除支具固定后可用八仙逍遥汤熏洗患手。

2. 西医治疗

（1）非手术治疗 对于症状较轻、病程较短的患者，首选保守治疗（包括支具固定、物理治疗、封闭治疗等）。腕支具一般将腕关节固定于中立位 3～4 周。腕管内封闭治疗时，需要注意不要将药物注入正中神经内，否则可能会加重症状。口服药物治疗包括非甾体类抗炎药、神经营养药物等。有基础病的患者，如糖尿病、甲状腺功能减退症、类风湿关节炎等，需重视原发疾病的治疗。

（2）手术治疗 手术治疗通常在保守治疗无效、症状反复发作，或发生大鱼际肌萎缩、神经电生理检查阳性等情况下进行。手术目的是解除正中神经的压迫，为恢复神经功能创造条件。对于腕管内腱鞘囊肿、良性肿瘤应该手术切除。对于腕管壁增厚、腕管狭窄的患者可行腕横韧带切开减压术。如发现正中神经已经变硬或局限性膨大，应切开神经外膜，行神经束间松解术。

（3）腕关节镜手术 随内镜技术及手术器械的发展，内镜下腕管松解减压术在近年来受到广泛关注与应用。内窥镜微创腕管松解手术分为双入路（Chow 法）和单入路（Agee 法）两大类。双入路为在腕管近侧和远侧各切开一个小的切口，单入路则只从腕管近侧切开一个小切口，在内窥镜的监视下，用小钩刀或特殊切刀切开松解屈肌支持带。

3. 预防 改变生活习惯，长期用手腕的职业人员需注意休息和正确姿势，如操作电脑时腕

NOTE

部垫软垫等方法使掌腕部放松。当出现手指僵硬不适、掌腕部疼痛时，应及时采取相应措施。

（四）康复处方

避免手腕部的过冷过热，减少正中神经刺激。急性发病症状加重时，需要进行腕关节的制动以减少摩擦和挤压。疼痛减轻后，在有外固定的情况下适当练习各指伸屈活动，3 ～ 5 天后练习腕伸屈及前臂旋转活动。如经手术，术后应尽早活动，包括屈指肌腱滑动练习、腕关节拉伸和屈伸练习、握力练习等，防止发生失用性肌萎缩和粘连。

（五）科研进展

有研究报道，腕关节处于正常中立位且手腕放松手指稍弯曲、前臂半旋前时，腕管内压力最低，故保持腕关节及前臂于自然中立位可减小腕管内压力，降低腕管综合征发生的风险。正常人静止状态下腕管内压力为 3 ～ 9mmHg，若腕管内压力超过 40mmHg，可影响神经内微循环，导致静脉淤滞，进而引起神经内膜水肿和组织渗透性降低，轴索的轴浆运输速度也受到影响。若压力持续存在，最终引起压迫处神经轴索的断裂和瓦勒氏变性。

（曹寅生）

第七章　下肢运动损伤

第一节　髋关节与大腿运动损伤

一、概述

（一）应用解剖

髋关节中心位于腹股沟韧带中 1/3 稍下方，骨性结构由股骨头和髋臼构成球窝关节。髋臼的周缘附有纤维软骨构成的盂唇，以增加髋臼的深度。关节囊厚韧，上端附于髋臼周缘和髋臼横韧带，下端前面附于转子间线，后面附于转子间嵴的内侧。髋关节周围有韧带加强，前面的髂股韧带可限制大腿过度后伸，对维持人体的直立姿势具有重要意义。关节囊下部有耻股韧带，限制大腿过度外展及外旋。关节囊后部有坐股韧带，限制大腿内旋。关节囊的深层纤维层在股骨颈的中部呈环形增厚，称为轮匝带，能约束股骨头向外脱出。股骨头韧带为关节腔内的扁纤维束，起于髋臼横韧带，止于股骨头凹。韧带有滑膜被覆，内有营养股骨头的血管通过。

髋关节的主要运动为前屈、后伸、内收、外展和旋转。髋关节周围有强大的肌肉围绕：屈肌群有髂腰肌、股直肌和缝匠肌；伸肌群有臀大肌；内收肌群有内收长肌、内收短肌和内收大肌；外展肌有臀中肌、臀小肌和阔筋膜张肌，并能使髋关节内旋；梨状肌、孖肌、闭孔肌和股方肌使髋关节外旋。这些肌群对维持关节的动态平衡和稳定，起到重要的作用。

股骨头的血运主要来自旋股内外动脉的关节囊支、圆韧带动脉支和股骨干滋养动脉支三个途径。上述血运遭到破坏，则可导致股骨头缺血性坏死。髋关节的神经支配主要有坐骨神经、闭孔神经的前分支，其中一支达膝关节，所以髋关节病变可引起膝关节疼痛。大腿部有三组丰厚的肌群包绕：前群的缝匠肌、股四头肌、阔筋膜张肌，由股神经支配；内侧群有股薄肌及长收肌、短收肌、大收肌，由闭孔神经支配；后群有股二头肌、半腱肌、半膜肌，由坐骨神经支配。这三群肌肉的协同作用，支配下肢的屈伸、外展、内收等动作。

（二）生物学特征及运动模式

髋关节连接躯干与大腿，可做屈、伸、展、收、旋内、旋外及环转运动，具有负重和较大范围活动的功能。但由于股骨头深嵌在髋臼中，髋臼又有关节盂唇加深，包绕股骨头近 2/3，限制关节运动幅度的关节囊及韧带厚韧有力，故与肩关节相比，运动范围较小。稳固性大、灵活性差，这种结构特征适合人类直立步行，保证承重和行走等功能。

（三）应力损伤机制

髋关节是人体运动的中心，因而易发生损伤，尤其是运动员和长期体力劳动者。遭受暴力极度拉伸或撞击、剧烈运动前准备不充分、运动过量、不正确的训练等，都可以导致髋关节和大腿肌肉的损伤，甚至股骨的疲劳骨折。

髋关节承重量随活动而变化。单脚站立时，承受的力为体重的 2.1 倍；行走时，关节在站立相的负重为体重的 2.6 ～ 2.8 倍。髋关节承受压力的最高点始终位于髋臼的后上区，这与临床中髋关节发生退行性病变的部位一致。当髋关节处于屈曲、内收、内旋时，股骨头大部分脱离髋臼抵向关节囊的后下部。此时，若外力从前方作用于膝关节，再沿股骨传至股骨头，易发生髋关节后脱位。《医宗金鉴·正骨心法要旨》曰："胯骨，即髋骨也，又名髁骨。若素受风寒湿气，再遇跌打损伤，瘀血凝结，肿硬筋翻，足不能行。"其指出髋部在损伤后再感受外邪侵袭，则会加重损伤的症状。

（四）诊断思路

髋关节和大腿损伤包括各种急慢性损伤，常见症状包括疼痛、活动受限、弹响、粘膝征、下肢长短改变等。弹性固定考虑髋关节脱位；腹股沟、臀部深在疼痛，尤其是髋关节活动至特定位置诱发症状，考虑股骨髋臼撞击征；股四头肌损伤，则可出现大腿前侧疼痛、肿胀，如髌骨上缘可扪及凹陷，考虑为股四头肌腱断裂；如髋关节屈曲内旋时出现腹股沟区疼痛，则考虑盂唇损伤；如有髋部外侧疼痛，伴有弹响，双膝不能并拢下蹲，不能跷二郎腿，考虑为弹响髋。

（五）治疗方式

大腿周围肌肉急性扭挫伤应用局部"RICE"治疗，包括休息、冷疗、固定制动、抬高患肢。外敷内服活血化瘀、消肿止痛等中药。若为肌肉完全断裂伤，则考虑手术修复。

对于慢性损伤，可采取规范训练方式、休息、锻炼前准备等，口服非甾体类抗炎药物，采取规律的物理治疗、康复等非手术治疗方法。对于弹响髋、股骨髋臼撞击征、髋关节盂唇损伤等出现髋关节疼痛、活动受限，经非手术治疗效果不佳者，根据年龄、生活和运动需求，影响日常工作、生活的，则考虑行关节镜微创手术予以治疗。

二、股骨髋臼撞击征

股骨髋臼撞击征，又称髋关节撞击综合征，是青壮年患者髋部疼痛的常见原因之一。Murray 于 1965 年提出股骨头倾斜引起髋关节撞击。Stulberg 等以"手枪柄"畸形描述股骨头颈结合部异常影像学表现。Ganz 于 1997 年推广了股骨髋臼撞击征（femoroacetabular impingement，FAI）概念。因髋臼和股骨头颈部解剖形态异常，引发髋关节运动终末期股骨近端和髋臼边缘发生异常接触或碰撞，导致髋关节盂唇和关节软骨的退行性变，从而引起髋关节疼痛，髋关节屈曲、内旋等活动范围受限，最终发展为髋关节骨关节炎。股骨髋臼撞击综合征好发于喜欢运动的中青年人群，是临床上引起髋关节疼痛的主要原因之一。

（一）损伤机制

FAI 的发生主要基于髋臼和股骨头颈部解剖形态异常，包括髋臼发育畸形，如髋臼过深、髋臼内陷、髋臼后倾等。髋臼后倾导致髋臼缘前外侧形成凸起，髋关节在屈曲和内旋时遇到障碍，导致股骨髋臼撞击；盂唇异常，如盂唇过度肥大、盂唇过小、盂唇钙化、盂唇被钳夹于股骨颈等骨性结构之间并被磨损变性，是导致 FAI 患者髋关节疼痛的重要原因；股骨头颈连接处骨性凸起、股骨头形态不规则、头颈偏心距缩短、股骨颈前倾角减小等因素导致股骨颈和髋臼缘反复碰撞，引起髋臼盂唇磨损变性及髋臼关节软骨损伤，出现临床症状。中医学认为，本病的发生因先天禀赋不足，加上后天反复慢性劳损，损伤络脉，瘀血停聚，积劳成疾；或年老体弱，肝肾亏损，气血不足，筋骨失养所致。

（二）诊断与分类

1. 诊断　FAI 是一种运动相关的髋关节疾病，诊断须结合患者症状、临床体征和影像学表现，当满足这 3 个诊断标准时，在超声引导下髋关节局部麻醉后的疼痛缓解将明确该病的诊断。FAI 按照功能解剖大致可分为 3 类，即凸轮样撞击（cam impingement）、钳形撞击（pincer impingement）、混合型撞击（mixed impingement）。临床上以混合型多见，约占患者总量的 86%。

（1）症状　FAI 常隐匿起病，无明显外伤史，好发于爱好运动的青壮年人群，主要症状是髋或腹股沟区的运动相关或位置相关的疼痛，疼痛可放射到腰部、臀部或大腿，很少波及膝以下，髋关节屈曲内旋时更加明显。患者常用手卡住髋关节来告诉医生疼痛的部位，又称"C-sign"（图 7-1）。同时可伴有关节闪痛、绞锁、弹响。出现"死腿征"，即在改变体位时髋关节出现较重的疼痛或绞锁，但活动片刻后恢复正常。病史较长者主诉关节僵硬、乏力和活动度下降。

（2）体征　常规体检多数患者步态正常，无显著的跛行，少数患者可出现臀肌步态。患者可出现腹股沟区压痛。较多患者出现髋关节屈曲、内旋活动受限。少数患者出现外展、外旋活动受限。

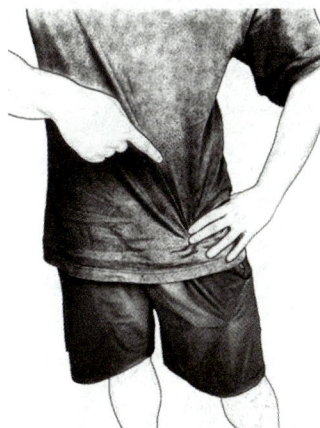

图 7-1　C-sign

1）活动度检查：髋关节屈曲、内外旋、外展受限。

2）前方撞击试验：患者仰卧位，检查者将髋关节屈曲至 90°，同时内收、内旋；或将患髋屈曲至 90°，同时外展、外旋。上述动作使股骨头颈部与髋臼前内（外）侧缘接触，出现髋关节或腹股沟区疼痛或卡压症状为阳性（图 7-2）。

3）后方撞击试验：患者仰卧位，患肢从床沿自由垂下，尽量后伸并外旋髋关节。上述动作使股骨头颈部与髋臼后外侧缘接触，出现髋关节或腹股沟区疼痛为阳性（图 7-3）。

4）"4"字试验：非特异性，但多为阳性。

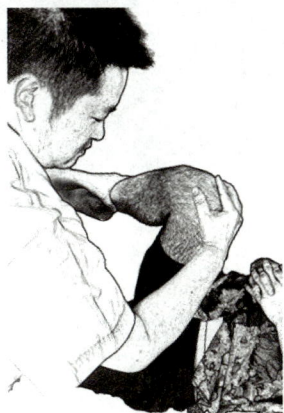

图 7-2　前方撞击试验

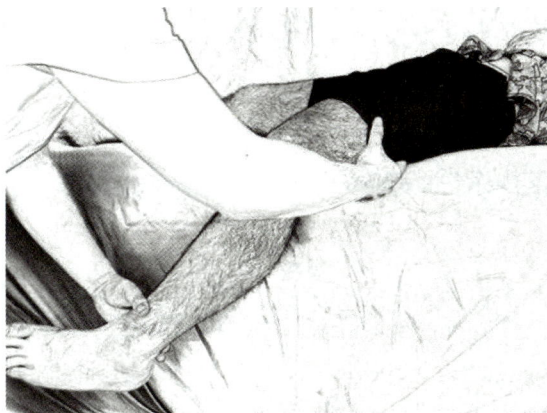

图 7-3　后方撞击试验

（3）影像学   X 线、CT 可以发现髋臼及股骨头形态的异常，如髋臼过深、髋臼小骨、股骨头颈部手枪柄畸形及其凹痕、骨化等。对于髋臼盂唇和股骨头软骨裂伤，MRI 具有较高的敏感性和特异性，还经常可以见到局部水肿及关节积液。注意：①很多无症状者在影像学上也可出现股骨髋臼撞击征象。②部分 FAI 在影像学上可表现完全正常。这正是 FAI 容易误诊、漏诊的重要原因之一。

1）X 线检查：X 线检查是首选方法，可显示股骨近端、髋臼盂缘的骨性解剖异常，如髋臼内陷、髋臼突出、"8" 字征、后壁征、"手枪柄" 畸形等（图 7-4）。

2）CT 检查：CT 检查较 X 线，能更直观地显示股骨近端、髋臼盂缘的骨性解剖异常，能更清晰地显示细微骨质结构改变，如髋臼边缘的骨赘、股骨颈疝窝、关节面下囊变等细节（图 7-5）。

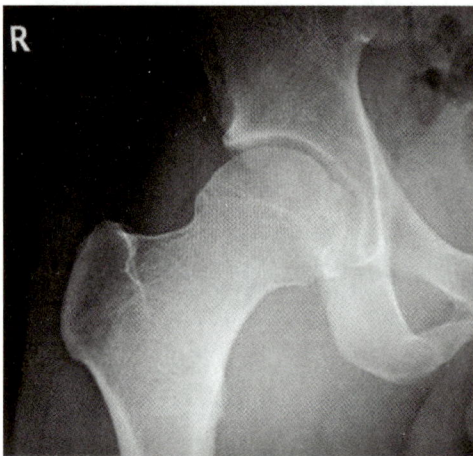

图 7-4   股骨头颈间的凹陷不足，
伴局部的骨质增生

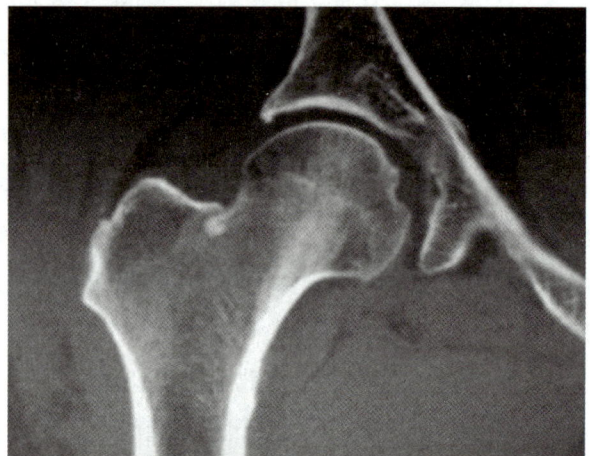

图 7-5   非圆形的股骨头，股骨头颈结合处
前上缘骨性突起

3）MRI 检查：MRI 检查对髋臼盂唇和软骨损伤的检出有较高的敏感性和特异性，可伴有股骨颈疝窝、关节积液及滑膜增生（图 7-6）。

（4）关节镜诊断   关节镜检查可在直视下判断 FAI 的程度和类型，是诊断的 "金标准"。髋关节镜下常见滑膜炎，股骨颈前外侧上方可见软组织破坏。在凸轮撞击中，剪切力造成的盂唇损伤多可进行修补。如合并软骨损伤，应同时处理。在钳形撞击中，慢性撞击常造成不可修补的盂唇退行性变。

2.分类   中医学将其分为肝肾亏虚型、气滞血瘀型两种证型。

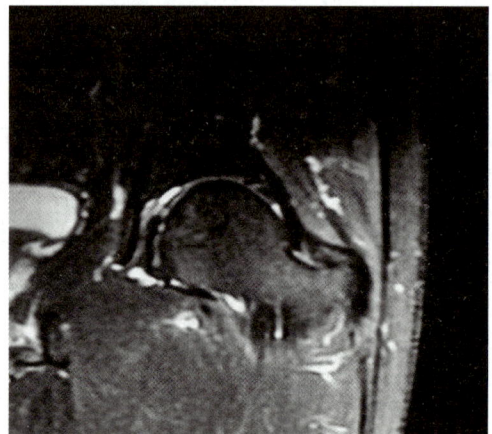

图 7-6   凸轮撞击型 FAI 并盂唇撕裂

（1）肝肾亏虚型   中老年多见，起病缓慢，髋部隐隐疼痛，腰膝酸软，活动不利，动作牵强，伴头晕、耳鸣、目眩，劳累加重，休息减轻，舌淡红，苔白薄，脉细弦或弱。

（2）气滞血瘀型   青壮年多见，常急性发病，髋部刺痛、酸胀，部位固定，拒按，活动障碍，舌质紫暗，脉涩。

（三）治疗与预防

1. 治疗

（1）中医治疗　辨证中药内服，并可结合针灸、按摩、局部外用膏药或中药离子渗透等。肝肾亏虚型，治以滋补肝肾，舒筋止痛，方用左归丸加减；气滞血瘀型，治以活血化瘀，通络止痛，方用桃红四物汤、活血止痛汤加减。

（2）西医治疗　对于症状轻、对日常工作及生活影响不大的患者，可采取保守治疗，改变生活及运动方式（避免盘腿、深蹲等），增加核心肌力，口服非甾体类抗炎药物及软骨保护类药物，采取局部冲击波治疗等控制和改善症状。对于病变较重，临床症状明显（特别是出现跛行、行走距离短、疼痛缓解困难、交锁弹响、活动受限等），影响日常工作、生活的患者，经保守治疗 3～6 个月无效，可考虑手术治疗。目前手术治疗方式以关节镜微创术为主，主要适用于髋关节疼痛或绞锁症状显著者。

1）髋关节镜手术：髋关节镜手术具有微创、快速康复的优势，是治疗 FAI 的主要手段之一。对于凸轮型撞击，治疗主要包括股骨头颈成形术。对于钳形撞击，手术一般磨除髋臼周围的增生骨组织；对于撕裂或钙化的髋臼盂唇，行部分切除术或缝合修复。

2）开放手术：若髋臼解剖学异常，可用恢复髋臼正常结构的方式，如髋臼截骨术。外科脱位手术技术在保护股骨头血供的情况下行大转子截骨，关节囊"Z"形切开，外旋脱位股骨头显露髋关节，可进行髋臼盂唇切除（修复）、股骨头颈区成形，具有可靠的临床疗效，但创伤较大、并发症较多。

2. 预防　主要措施有减少髋关节过量、超负荷运动及长距离行走；避免引起撞击髋关节的运动方式，如尽量不要过度屈曲髋关节、降低剧烈活动等；改善髋关节的稳定性，增加神经肌肉控制力量。

（四）康复处方

术后可开始进行等长收缩练习，行盂唇缝合修补术后患者勿行直腿抬高练习。术后 1～2 天内视患者的耐受程度允许部分负重，但限制髋关节的活动范围。术后 4～6 周内使用拐杖，以防发生意外扭转或摔倒。术后 3～4 个月逐渐恢复正常体育运动，一般在术后 5～6 个月可恢复全负荷运动。

（五）科研进展

FAI 发病率并不低，只是由于临床医生对该病缺乏充分认识，故常被误诊、漏诊，延误了治疗时机。在接受股骨髋臼撞击征治疗的患者中，症状通常会得到改善，并且恢复到完全活动。没有治疗的患者，症状可能会随着时间推移而恶化。FAI 患者的远期预后未知。对 FAI 的治疗是否预防髋关节骨关节炎有待进一步研究。前瞻性研究表明，凸轮形态和髋关节骨关节炎之间存在关联。研究未发现钳夹形态和骨关节炎之间的类似关联。FAI 比孤立凸轮形态具有更高的继发骨关节炎的可能性，无证据表明治疗 FAI 改变了继发髋关节骨关节炎的风险。

三、髋臼盂唇损伤

髋臼盂唇损伤是髋部疼痛的主要原因之一，近年来逐步被认识。随着诊断技术的不断提高，越来越多的髋臼盂唇损伤被确诊，而髋臼盂唇损伤后会改变髋关节周围应力的状况，早期可引起髋部疼痛，晚期加速关节软骨磨损退变，导致髋关节骨关节炎。研究表明，髋臼盂唇损伤发生概率无性别差异，可发生于各个年龄段。髋臼盂唇撕裂在普通人群中发生率尚不清楚，在有腹股沟区疼痛运动员中发生率为22%，是髋部疼痛的常见原因之一。FAI是引起髋臼盂唇损伤的主要因素之一。

（一）损伤机制

髋关节反复扭转和屈曲动作容易造成髋臼盂唇损伤，经常进行此类活动的人员如足球、滑冰、高尔夫球运动员及芭蕾舞演员等，髋臼盂唇损伤的发生概率较高。导致髋臼盂唇损伤的因素很多，包括创伤、股骨髋臼撞击、关节囊松弛与髋关节过度活动、髋臼发育不良（developmental dysplaisa of the hips，DDH）、关节退变等。多数盂唇撕裂是由于接触性运动中髋关节的严重受损或股骨头脱位（或半脱位）造成的创伤，股骨髋臼的撞击可造成盂唇在髋臼边缘与股骨颈前方之间产生压缩损伤。反复进行髋关节旋转运动的患者，因关节囊应力增加，髂股韧带薄弱，形成髋关节旋转不稳定，在股骨头跨越髋臼的前缘时使前下盂唇的压力增加而损伤。盂唇损伤可发生在盂唇的所有部位，可同时存在多处损伤，最常见于前上方，少见后方损伤。从撕裂累及的区域看，盂唇和软骨结合部最易损伤。

中医学认为，髋臼盂唇损伤是由于髋关节反复屈曲扭转用力劳损，筋脉受损，气血瘀滞，或肝肾亏虚，气血不足，筋骨关节营养乏源而发病。

（二）诊断与分类

1.诊断 根据病史、体格检查、影像学检查或关节镜检查，可诊断髋臼盂唇损伤。通常从事剧烈运动的年轻患者运动后出现腹股沟区疼痛时，可考虑盂唇损伤。根据损伤后盂唇的病理状况，将盂唇损伤分为5种不同的类型：①单纯的盂唇撕裂。②关节囊松弛合并微小的盂唇损伤。③关节囊松弛合并显著的盂唇损伤。④股骨髋臼撞击合并盂唇撕裂。⑤关节软骨退变合并盂唇撕裂。

（1）症状 患者常表现为慢性隐匿性病程，但也有一些患者在急性创伤后出现症状。多数患者出现腹股沟区的锐痛或钝痛，长时间站、坐或行走时加重，疼痛部位还可位于髋关节外侧、大腿前侧、臀部等处，女性可出现盆底疼痛。大约半数的患者会伴有交锁或弹响的机械性症状。

（2）体征 一般体征包括患者常有髋关节活动范围受限，最常见的是屈曲、内收和内旋活动受限，并可能出现跛行或臀肌步态，行走时患肢屈髋、屈膝、步幅变小。静息状态下，患者可能出现髋关节屈曲、外展或外旋，提示存在滑膜炎或关节积液。

特异性体征包括以下方面。

1）菲兹杰拉德（Fitzgerald）征：法有助于鉴别前、后髋臼盂唇的损伤。髋关节由屈曲、外展、外旋位移动到内收、内旋时引起疼痛，伴或不伴有弹响提示前盂唇损伤。髋关节由屈曲、内收、内旋位移动到外展、外旋位时引起疼痛，伴或不伴有弹响提示后方盂唇的损伤。

2）麦卡锡（McCarthy）征：嘱患者对侧髋关节屈曲，患髋伸直位、内旋、外旋。如果患髋出现伴有疼痛的弹响，则提示髋臼盂唇的损伤。

（3）影像学

1）X线检查：X线检查包括骨盆正位片和患髋的侧位片，侧位片又包括蛙位等，可显示髋关节是否存在骨性异常。

2）MRI检查：MRI检查是目前临床最常用的诊断髋臼盂唇损伤的方法。盂唇损伤的MRI诊断标准为盂唇从髋臼缘分离、在T_2加权像盂唇内部出现部分或全层高信号裂隙、盂唇形态不规则。

3）超声检查：超声检查是近年来兴起的诊断盂唇损伤的方法，优点是经济、无辐射、操作简单，但对检查者有高度依赖性，而且不能评估后方盂唇和软骨。

（4）关节镜诊断 关节镜检查可在直视下判断盂唇损伤的位置和类型，是诊断盂唇损伤的"金标准"。但关节镜检查是有创操作，只有当患者髋部疼痛，经详细了解病史、体格检查及影像学检查后不能明确诊断时才考虑行关节镜检查。关节镜下盂唇撕裂的分型为瓣状裂、放射状裂、外周的纵形撕裂和不稳定撕裂。

2. 分类 中医辨证分型将其分为气滞血瘀型和肝肾亏虚型两种证型。

（1）气滞血瘀型 多有外伤，髋部刺痛不移，伴绞锁或弹响，拒按，关节屈伸不利，舌紫或有斑点，脉弦或沉涩。

（2）肝肾亏虚型 常慢性起病，髋部隐隐作痛，身疲乏力，腰膝酸软，遇劳加重，休息减轻，头晕眼花，耳鸣，舌淡少苔，脉细弱。

（三）治疗与预防

1. 治疗

（1）中医治疗 主要为中药内服、外用膏药、中药离子渗透、针灸等治疗。气滞血瘀型，治以活血化瘀，行气止痛，方用身痛逐瘀汤加减；肝肾亏虚型，治以填精补阴，强筋壮骨，佐以活血祛瘀，方用左归丸加减。

（2）西医治疗 髋臼盂唇损伤的非手术治疗包括休息、改变运动方式、口服非甾体类抗炎药物、物理治疗及关节内注射皮质类固醇。改变运动方式和避免屈髋内旋等诱发姿势可以有效缓解疼痛。经 3～6 个月保守治疗无效者建议行手术治疗，需根据盂唇损伤的具体情况选择合适的手术方案，并判断是否存在发育性髋关节发育不良（DDH）、髋关节撞击综合征（FAI）等骨性异常，或关节软骨、圆韧带及其他合并损伤，必须同时解决这些并发症才能达到良好的手术效果。

1）髋关节镜手术：创伤小，可直达髋关节中央和外周间室，不仅能处理损伤的盂唇，还可以对髋臼和股骨头颈区骨性异常进行评估和处理，主要包括盂唇修整、盂唇修补和盂唇重建。

2）开放性手术：手术创伤较大，多在盂唇撕裂的同时合并 DDH、FAI 或复杂性髋臼骨折及脱位等情况下选择。只有在治疗原发病基础上行盂唇修补术，才能取得较好的效果。

2. 预防 避免髋关节用力过度及长期超负荷、超幅度运动，运动训练中尽量避免髋关节外伤，改变髋关节不利的运动模式，一旦出现髋臼盂唇损伤症状，尽早去医院就诊以免延误诊治。

（四）康复处方

髋臼盂唇损伤患者术后 1 周内开始行物理治疗，单纯镜下盂唇清理修整术后 7～10 天，开始行患髋关节活动度与力量的康复锻炼，持拐由部分负重逐渐过渡至完全负重。髋臼盂唇修复与重建术后 4 周内内收或外展不得超过 25°，术后 6 周内屈髋不得超过 70°且不得进行卧位直腿抬高练习。当关节活动度完全恢复正常、关节功能相对正常后才可开始激进的屈髋力量练习，防止发生屈髋肌的难治性肌腱炎，术后 12 周内不可行爆发性活动及旋转活动，术后 4～6 个月可开始无限制活动。

（五）科研进展

髋臼盂唇损伤是导致疼痛的机械因素之一，该观点直到最近才被接受。传统认为，髋关节位置深，周围肌肉韧带强大，髋关节相对稳定，髋臼盂唇的作用不大，盂唇仅增大髋臼和股骨头的接触面积，减小关节软骨面承受的压应力。随着研究的深入，髋臼盂唇在髋关节应力分布的重要功能得以阐释。髋臼盂唇能够通过加深髋臼和密封机制，提供关节内负压，进一步增强稳定性。而且，密封功能保障了关节液的润滑膜机制，减少关节面直接应力接触，使得应力更均匀地分布在整个关节软骨表面。随着人们对盂唇功能认识的深入，对于髋臼盂唇损伤，越来越多的人选择盂唇修复。虽然切除撕裂盂唇可解除症状取得较好早期的疗效，但切除后可加速关节退变，导致骨关节炎发生，需严格控制适应证。

四、弹响髋

弹响髋是指髋关节在某些动作时出现弹响，伴或不伴局部疼痛的一种常见病。本病通常不会引起明显的疼痛和功能障碍等，但有些患者因担心异常弹响声后会引发后遗症而就诊。本病多见于青壮年，以女性患者为多，常双侧发病。先天性少见，个别可能与运动有关。

（一）损伤机制

股骨大转子和大腿外侧覆盖着阔筋膜，增厚部分形成髂胫束，当髂胫束的后缘或臀大肌止点的前缘变得异常增厚和紧张时，髋关节的伸屈活动就会使这紧张增厚的索状物在大转子上前后滑移而发生弹响，这种类型的弹响髋称为外侧型弹响髋。髂胫束或臀大肌止点异常增厚改变，与外伤、长期臀部肌内注射或重复运动慢性劳损有关。内侧型弹响髋是由髂腰肌在髂耻隆起上来回滑动引起的弹响，髂股韧带滑过股骨头是关节内型弹响髋产生的主要原因，髂前下棘和股直肌的直头肌腱可能也参与内侧型弹响髋的病因学形成机制。关节内型弹响髋较少见，见于髋臼后缘骨折或关节滑膜软骨瘤病或其他病因所致的关节内游离体时，以上情况均有明显的髋关节疼痛及功能障碍病史，而且弹响比较低钝深在。还有因盂唇损伤、关节不稳，或由髋臼圆韧带损伤引起的关节内型弹响。

中医学认为，本病因积劳成疾，迁延日久，局部肌筋气血凝滞，血不濡筋，导致肌肉挛缩、筋肌肥厚、粘连挛缩、活动弹响。

（二）诊断与分类

1. 诊断　弹响髋诊断的主要依据为髋关节活动时有弹响，结合询问病史和查体，通过影像学检查排除其他髋关节疾病多可确诊。弹响髋根据病变发生的部位不同，可分为外侧型、内侧型和关节内型 3 种，以外侧型最为常见。

（1）症状　弹响髋患者髋部多无疼痛症状，可有不适感，髋关节活动时有弹响，伴大转子滑囊炎时可出现疼痛。

（2）体征　一般体征包括步态异常，呈外八字步态，跑步时尤为明显，不能并腿下蹲，坐位双膝不能靠拢，不能翘"二郎腿"。双下肢明显不等长时出现跛行。检查时令患者做患侧髋关节的伸屈、内收或内旋活动，可触及甚至看到条索状物在大转子上滑过，有弹响现象。

特异性体征包括以下方面。

1）弹跳征：下肢并腿被动屈髋屈膝和伸髋伸膝时，紧张的挛缩索带滑过股骨大转子表面瞬间，产生弹响或弹跳，"弹跳征"为临床诊断本病的重要体征之一。

2）奥伯试验：患者取健侧卧位，检查者一只手固定骨盆，另一只手握住患侧踝关节，膝关节屈曲 90°，之后，屈髋、外展再伸直。此时，放开握踝关节的手使患肢自由坠落，如患肢不能完全落下或被动地维持在外展位，则为奥伯试验阳性，提示有髂胫束挛缩（图 7-7）。

3）画圈征：大部分患者表现为双下肢并腿下蹲过程中，当髋关节屈曲接近 90°时，屈髋受限，不能继续下蹲，只有在双膝向外摆动划一圈后，双腿才能再次并拢并完成下蹲动作，该体征称为"画圈试验"阳性。

（3）影像学

1）X 线检查：X 线检查一般正常，有助于排除关节的骨性病损或关节内的疾病。

2）MRI 检查：MRI 检查能在一定程度上提供大转子滑囊炎、髂腰肌滑囊水肿或外展肌的间接炎性征象，

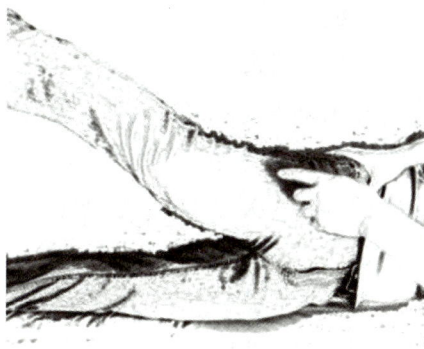

图 7-7　奥伯试验

但很难发现牵扯髂腰肌肌腱弹响的直接证据。增强 MRI 检查有助于排除髋臼盂唇的撕裂。

3）超声检查：超声检查对于因髂腰肌引起的内侧型弹响髋有一定的帮助，但对于外侧型弹响几乎是不必要的。透视或超声引导下的诊断性封闭注射有助于鉴别关节内和关节外弹响。

2. 分类　中医辨证分型将其分为筋脉失养型、湿热壅盛型两种证型。

（1）筋脉失养型　病程迁延，髋部钝痛酸痛，喜按喜揉，肌肉萎缩，腿软无力，动则弹响，舌淡少苔，脉细。

（2）湿热壅盛型　局部肿胀，灼热红肿，疼痛较重，活动时疼痛加重，扪之有筋粗筋结，或有波动感，或伴有发热、口渴，舌红苔黄，脉弦数。

（三）治疗与预防

1. 治疗

（1）中医治疗

1）中药内服：①筋脉失养型：治以养血荣筋，方用壮筋养血汤加减。②湿热壅盛型：治以除湿通络，清热解毒，方用三妙丸合五味消毒饮加减。

2）外治法：主要包括推拿按摩、小针刀松解髂胫束挛缩及局部用四肢损伤洗方或海桐皮汤熏洗或湿敷。

（2）西医治疗

1）非手术治疗：弹响髋不伴疼痛时，一般不需治疗，明确诊断后仅需向患者解释病情即可。如果有些患者对弹响感到焦虑，指导患者如何避免某些特殊的动作，即可避免诱发弹响。非手术治疗主要包括制动、休息、肌力训练、理疗和封闭。短期内使用非甾体类抗炎药物有助于缓解肌腱弹响和继发滑囊炎引起的不适感。大转子滑囊和髂腰肌腱鞘内封闭治疗可以缓解疼痛。

2）手术治疗：对于严重影响髋关节功能活动者，选择手术治疗。外侧型弹响髋，行髂胫束松解术。髂胫束可以被纵切、横切或是"十"字切开来松解。"Z"字成形术是治疗此种类型弹响髋的常用方法。内侧型弹响髋则可部分松解髂腰肌肌腱。目前多采用关节镜下松解髂胫束或髂腰肌肌腱治疗内、外侧型弹响髋，手术创伤小、简单有效、有利于术后早期功能锻炼。关节镜同样用于对因髋关节滑膜软骨瘤病、关节内游离体、关节盂唇撕裂和关节软骨破坏引发的关节型弹响髋的治疗。

2. 预防　注意适当降低髋关节的运动负荷，训练中减少对大粗隆部的直接摩擦，改变运动方式。一旦出现弹响髋，不必太过顾虑，保持乐观的心态，通过积极康复训练髋关节周围肌肉来缓解疼痛。

（四）康复处方

术后患者需要拄拐2周，直至步态恢复正常。术后前6周避免行髋关节过度屈曲。弹响髋术后康复训练计划包括对股四头肌、腘绳肌、臀肌拉伸训练，髋关节后伸、侧抬腿及髂胫束的侧倾斜拉伸练习等，训练中要求保持每种训练动作15～30秒，重复3次为1组，交换位置重复上述练习3次为1套，通过训练来提高弹响髋术后的恢复疗效。

（五）科研进展

有学者对髂胫束挛缩进行病理研究，结果显示，横纹肌细胞蜕变及纤维组织增生最终形成肌挛缩，提示肌肉痛点的变化与缺血和代谢障碍有关，故支持弹响髋的外伤病因学说。外源性及内源性弹响髋的病理机制目前尚不十分清楚，有待进一步研究。

（曹寅生）

第二节　膝关节与小腿运动损伤

一、概述

（一）应用解剖

膝关节是全身关节中结构最复杂且易受损伤的关节之一，有着复杂而又精确的关节稳定机制。膝关节的骨性结构包括股骨下端、胫骨上端和髌骨。其软组织结构分为静力结构及动力结构。膝关节的稳定除了依赖于膝关节骨软骨结构本身的特殊构造外，还有赖于交叉韧带的制约，内、外侧副韧带的平衡及伸膝装置及腘绳肌的力量均衡。静力结构是维持膝关节稳定的主要部分，包括关节内的交叉韧带、半月板和板股韧带、关节周围的侧副韧带、腘斜韧带和半膜肌扩张部，以及内、外侧髌骨支持带。动力结构是提供膝关节屈伸运动的主要组成部分，包括前侧的股四头肌、后侧的腘绳肌等肌肉。由前所述膝关节的骨性结构与软组织结构协同合作，共同维持膝关节的运动。

膝关节半月板是位于股骨髁与胫骨平台之间的半月状纤维软骨，主要由胶原蛋白组成。膝关节内侧半月板呈"C"形，前角附着于髁间前区，后角较厚，附着于髁间后区。外侧半月板近似"O"形。半月板大致可分为前角、体部和后角，前角附着于前交叉韧带前方，胫骨髁间隆突的前方，并有膝横韧带与内侧半月板前角相连（图7-8）。半月板的主要功能是承载负荷并维持膝关节的稳定。其楔形结构改善了股骨髁与胫骨平台平面的契合度，增加接触

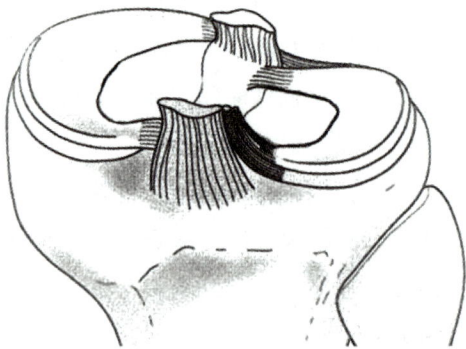

图7-8　膝关节半月板结构

面积，有效分散负荷，有利于缓冲、吸收震荡，还可减少摩擦，保护关节软骨，并具有润滑关节、参与协调膝关节运动、维持膝关节稳定的作用。

膝关节有4组主要韧带，即前、后交叉韧带和后内侧复合结构（后斜韧带、腘斜韧带、半月板胫骨韧带、内侧半月板后角、半膜肌扩张部）、后外侧复合结构（外侧副韧带、弓形复合

体、豆腓韧带、后外侧关节囊、腘肌复合体、髂胫束、股二头肌腱），是维持关节稳定的主要结构。膝关节交叉韧带位于膝关节囊内，每侧 2 条，交叉如"十"字，故又称十字韧带。交叉韧带呈铰链式连于股骨髁间窝与胫骨的髁间隆起之间，可防止胫骨沿股骨向前后移位。前交叉韧带（anterior cruciate ligament，ACL）起自股骨外侧髁的内侧面，斜向前下方，止于胫骨髁间隆起的前部和内、外侧半月板的前角；后交叉韧带起自股骨内侧髁的外侧面，斜向后下方，止于胫骨髁间隆起的后部和外侧半月板的后角（图 7-9、图 7-10）。内侧副韧带起于股骨内上髁，止于胫骨内髁的侧面，呈扁宽形态，深部纤维与关节囊及内侧半月板紧密连接。内侧副韧带（MCL）于膝伸直位限制膝关节外翻和胫骨外旋，是膝关节内侧的主要稳定结构。外侧副韧带起于股骨外上髁，止于腓骨头，为束状纤维束，于膝伸直位时限制关节内翻和防止膝过度伸直。

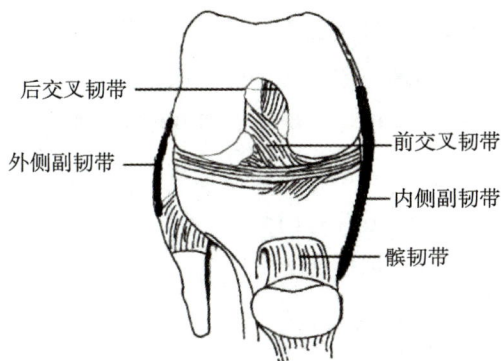

图 7-9 膝关节韧带结构组成（前面观）

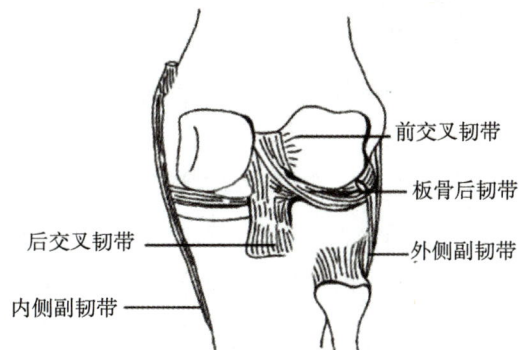

图 7-10 膝关节韧带结构组成（后面观）

（二）生物学特征及运动模式

膝关节属于铰链关节，主要用于承重，除能做屈、伸运动外，还允许部分的内外旋转、内外翻。膝关节的这些特点决定了在负荷、运动及稳定等生物力学特性上的复杂性。膝关节的负荷随人体的运动和步态方式有很大的变化，膝关节站立位的静态受力为体重的 0.43 倍，而行走时可达体重的 3.02 倍，上楼时则可达到 4.25 倍。正常膝关节作用力的传递借助于半月板和关节软骨的蠕变使胫股之间的接触面增大，从而减少了单位面积的压力负荷。髌骨位于膝关节前方，主要作用是增加股四头肌的力臂，使肌力得到充分发挥。髌骨关节面的形态使其与股骨间的关节面有很大的接触面积，使髌股关节面间的应力分布均匀。在冠状面上，当一足站立时，人体的重力沿垂直重心线传递并经过膝关节的内侧。膝关节的运动模式并非是一个简单的屈伸运动，而是一个兼有屈伸、滚动、滑动、侧移和轴位旋转的复杂的多自由度的运动模式。由于膝关节承受较大的应力，并处于身体两个很长的杠杆臂之间，所以较容易受伤。因此，模仿膝关节的生物学运动的假体设计是极其复杂的，单纯的铰链式设计是无法达到或接近正常膝关节运动的。

（三）应力损伤机制

膝关节的稳定性依赖于骨和多种软组织结构。膝关节运动损伤主要包括骨性结构及软组织结构的损伤，其中软组织结构的损伤应力是由于关节承受前后屈伸力量的同时，受到旋转力量的影响，在屈伸载荷与旋转载荷力量集中时，导致主要受力组织结构过度载荷运动，产生组织结构断裂。这种力量包括前外旋、前内旋、后外旋及后内旋应力。当膝关节活动时，前后交叉韧带各有一部分纤维处于紧张状态。除 ACL 能防止胫骨向前移位、后交叉韧带（PCL）能防止胫骨向后移位外，还可限制膝关节的过伸、过屈及旋转活动。前交叉韧带最常见的受伤机制包

NOTE

括落地伤和外翻损伤，常见于篮球、羽毛球等运动时损伤。典型的外翻损伤常合并膝关节内侧结构及前内侧结构的损伤，这类损伤常见于足球、篮球、羽毛球、滑雪运动和日常生活中的滑倒伤。PCL损伤最常见的是"仪表盘"伤，胫骨前方受到向后的暴力打击，可见于足球等对抗性运动中的跪地伤。膝关节在过伸受伤时，也常造成PCL损伤，而ACL正常，但如果暴力过大，亦可引起ACL断裂，同时引起后关节囊严重损伤。当膝关节在屈曲体位受到过度压缩弯曲、拉伸剪切载荷时，可导致内外侧半月板损伤。如果侧方暴力同时伴有旋转载荷，常导致膝关节脱位或一过性脱位，常引起PCL与ACL断裂，同时并发侧方韧带结构损伤。造成膝关节两组及以上韧带同时损伤时，即为多发韧带损伤。膝关节多发韧带损伤是一种严重的膝关节损伤，会造成膝关节明显不稳定，如果得不到及时、正确的治疗，将会造成膝关节残障。

（四）诊断思路

膝关节及小腿损伤的症状包括肿胀、疼痛、活动受限等。膝关节及小腿运动损伤后，可出现损伤组织的水肿。根据症状出现的部位进行初步诊断，出现在髌上囊处的肿胀、疼痛可能为创伤性滑膜炎、髌上血肿；出现在髌骨处的骨擦音及肿胀、疼痛，可能为髌骨骨折；如肿痛局限在髌骨内侧，需考虑髌骨内侧支持带损伤；肿痛在髌骨前内侧，需考虑膝关节内侧滑膜皱襞综合征；疼痛位于股骨内、外髁处，考虑可能为侧副韧带损伤或胫骨内侧应力综合征；痛点固定于关节间隙，尤其伴关节弹响或绞锁症状时，需考虑半月板损伤或关节内游离体；出现膝关节打软腿、不稳定感时，要考虑交叉韧带损伤的可能。长期的半月板损伤、交叉韧带损伤等，可能导致膝关节软骨损伤等。

（五）治疗方式

临床治疗中，对于损伤的组织结构应最大限度地恢复其结构的完整性，有效维持肢体关节功能，避免病程迁延导致组织结构无法修复及继发性损害。早期处理包括禁止负重、局部"RICE"（休息、冷疗、加压包扎、抬高患肢）治疗、应用非甾体类抗炎药物治疗。中医治疗原则以活血化瘀、行气止痛、补益肝肾、健脾利湿为法。不同的组织结构损伤，手术时机、手术方式及预后等各不相同，因此需要临床医生进行把握。ACL损伤是膝关节最常见的韧带损伤，其自愈能力低，因此在急性或亚急性期进行手术重建已是常规。后外侧结构的自愈能力同样较低，因此对于后外侧结构实质部损伤也需要在亚急性期进行一期重建。而PCL和后内侧结构自愈能力相对较强，因此对于Ⅰ度或Ⅱ度实质部损伤可以先尝试制动及康复治疗，8周后根据愈合情况决定是否进行重建。当然，后内侧结构实质部损伤中的一种特殊类型——半月板胫骨韧带损伤，容易遗留不稳定等问题，可以在急性或亚急性期尝试修补手术。多发韧带损伤常合并神经、血管损伤，谨防漏诊、误诊。建议在急性期过后，关节镜下行多组韧带一期或分期修复或者重建。

二、半月板损伤（盘状半月板、半月板囊肿）

膝关节半月板损伤是指当由于运动或外伤等导致膝关节半月板组织结构出现异常，并出现膝关节疼痛不适或活动不利等情况的一系列损伤病症，属于中医学"筋伤"的范畴。

运动损伤中半月板损伤患病率较高，好发于有激烈身体对抗的竞技项目，如篮球、足球、柔道、摔跤等运动。半月板损伤多见于青壮年，男性多于女性。内侧盘状半月板的发生率为0.3%，发病原因至今不明。半月板囊肿发病人群主要为年轻人，运动员较多见，多数发生在外侧半月板，与内侧之比为（5～10）：1。

（一）损伤机制

半月板损伤主要由间接暴力所致。根据血液供应情况，半月板由外侧向内侧分为红区、红白区和白区，越靠近白区，损伤后越不易愈合。膝关节半月板最常见的解剖学变异是盘状半月板，较正常的半月板大而厚，尤其是在体部因呈盘状而得名。根据外侧胫骨平台覆盖的程度和后方半月板胫骨附着部是否正常，将外侧盘状半月板分为完全型（图 7-11）、不完全型（图 7-12）和里斯伯格（Wrisberg）韧带型（图 7-13）。完全型和不完全型更为常见。其常见的损伤有半月板内囊肿（图 7-14、图 7-15）和半月板周围囊肿（图 7-16、图 7-17）。最常见的半月板损伤是其受到异常应力时产生矛盾运动的结果，即当膝关节运动时，半月板与其上的股骨髁和其下的胫骨平台有两种不同方向的活动：做屈伸运动时，股骨内、外髁在半月板上面做前后活动；做旋转运动时，半月板则固定于股骨髁下面，转动发生于半月板和胫骨平台之间，故半月板破裂往往发生于膝的屈伸过程中，同时又有膝的扭转、挤压或内外翻动作时。发生半月板损伤必须满足以下几种合力要求：①半屈曲体位。②重力挤压。③膝关节内收或外展。④扭转力量。膝关节急、慢性损伤，伤及筋脉，血瘀气滞，致经脉不通，筋位不和，而见疼痛、关节活动不利。部分患者因肝肾亏虚，筋失所养而致病。如半月板先天不足，可导致盘状半月板。

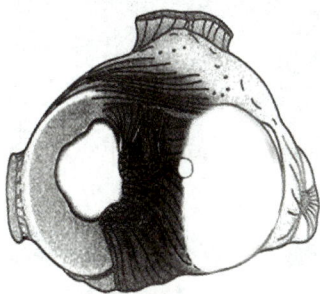

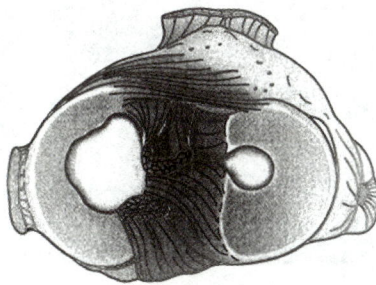

图 7-11　完全型盘状半月板　　图 7-12 不完全型盘状半月板　　图 7-13　Wrisberg 韧带型盘状半月板

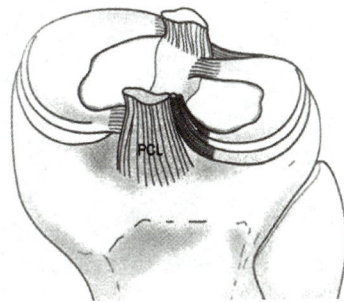

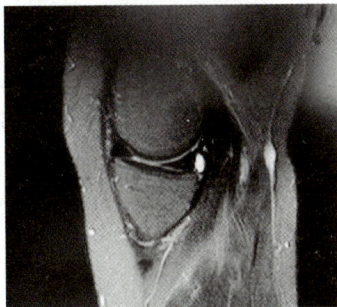

图 7-14　半月板内囊肿 MRI　　图 7-15　半月板内囊肿（镜下观）　　图 7-16　半月板周围囊肿 MRI

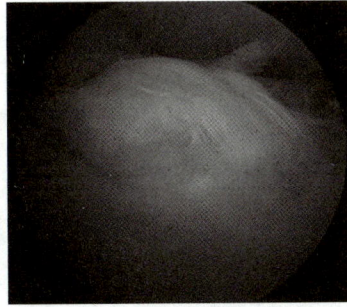

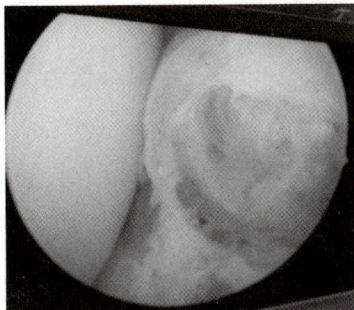

图 7-17　半月板周围囊肿（镜下观）

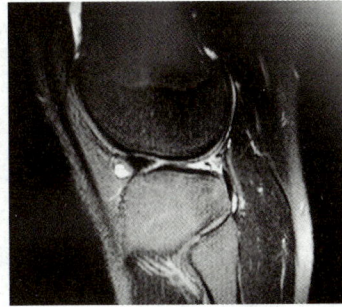

NOTE

（二）诊断与分类

1. 诊断　诊断半月板损伤需要结合病史采集、运动医学专科体格检查、影像学检查及关节镜技术，避免误诊或漏诊。半月板常见的损伤是撕裂。根据撕裂的位置、类型、病因及其他因素，大致可分为纵形撕裂、水平撕裂、斜形撕裂、放射状撕裂、舌瓣状撕裂、桶柄样撕裂等（图7-18～图7-22）。

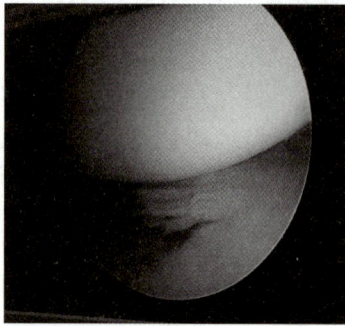

图7-18　半月板瓣状撕裂（镜下观）　　图7-19　半月板放射裂（镜下观）

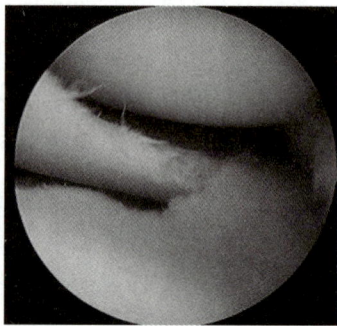

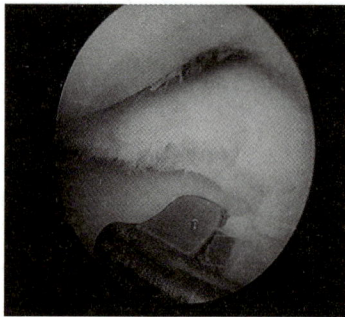

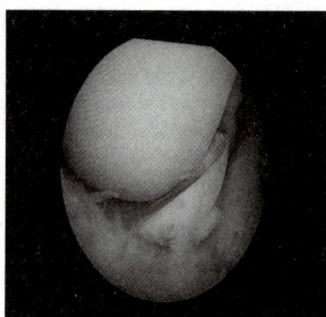

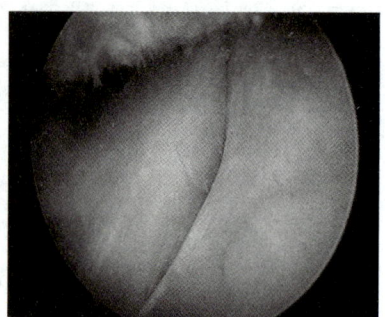

图7-20　半月板水平裂（镜下观）　图7-21　半月板桶柄裂（镜下观）　图7-22　半月板纵裂（镜下观）

（1）症状　主要分为两种症状：第一种症状是以关节绞锁症状为主；第二种症状是无关节绞锁症状，该种症状易与其他关节疾病相混淆，极易导致误诊及漏诊。

半月板损伤后的主要临床症状包括以下方面：关节疼痛、肿胀（发生在受伤后6～12小时后）、跛行、屈伸受限、关节内异常感觉（绞锁、弹响）等。

（2）体征　一般体征包括关节肿胀、关节间隙线性压痛、关节活动度减小、股四头肌萎缩、浮髌试验阳性、关节绞锁、弹响等。

特异性检查包括以下方面。

1）摇摆试验：检查者一只手握住患侧小腿，另一只手拇指按住膝关节间隙并左右摇摆小腿，如能触及半月板松弛的进出，同时伴有疼痛、响声，即为阳性（图7-23）。

2）麦氏（McMurray）试验：患者取仰卧位，检查者一只手按住患膝，另一只手握住踝部，将膝完全屈曲，足跟抵住臀部，然后将小腿极度外展、外旋，或内收、内旋，在保持这种应力的情况下，逐渐伸直，在伸直过程中若能听到或

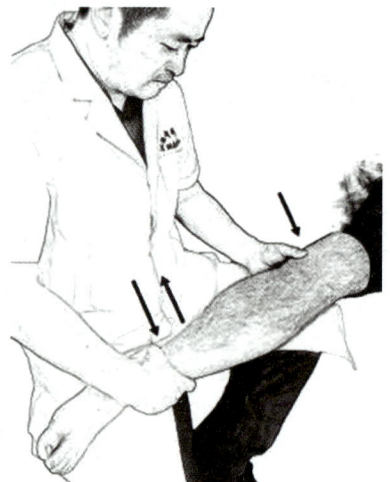

图7-23　摇摆试验

感到弹响，或出现疼痛为阳性，说明半月板有病变。

3）挤压研磨试验（Apley 征）：患者俯卧，膝关节屈曲 90°，检查者将小腿用力下压，并且做内旋和外旋运动，使股骨与胫骨关节面之间发生摩擦，若外旋产生疼痛，提示为外侧半月板损伤；提拉试验是此后将小腿上提，并做内旋和外旋运动，如外旋时引起疼痛，提示为内侧副韧带损伤。本试验在检查髋关节强直患者的半月板时有一定实用意义，如图 7-24（a）、图 7-24（b）所示。

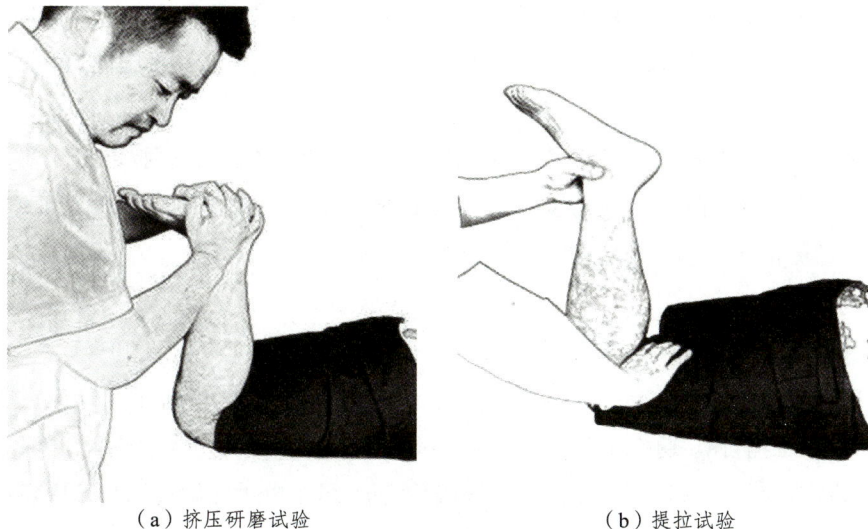

（a）挤压研磨试验　　　　　　　　　　（b）提拉试验

图 7-24　挤压研磨及提拉试验

4）鸭步试验：嘱患者蹲下并走鸭步，不时变换方向，或左或右。如果患者能很好地完成这些动作，可以除外半月板后角损伤；如果因为疼痛不能充分屈曲膝关节，蹲走时出现响声及膝部疼痛不适，即为阳性结果。

（3）影像学

1）X 线检查：可排除膝关节骨性结构的损伤。

2）MRI 检查：是膝关节半月板损伤的常用检查方法，可较好地显示膝关节半月板结构及损伤类型。正常半月板在 MRI 的各个序列中均表现为均匀的低信号影。半月板损伤根据半月板形态（大小、形状）及其内部信号的改变可以分为三级：①Ⅰ级信号表现为半月板内点片状或类圆形高信号影，未达到半月板的关节面缘。②Ⅱ级信号表现为水平或斜行条状高信号影，未达到半月板关节面缘，可达到关节囊缘。③Ⅲ级信号表现为半月板内的高信号影，可达关节面缘（图 7-25）。

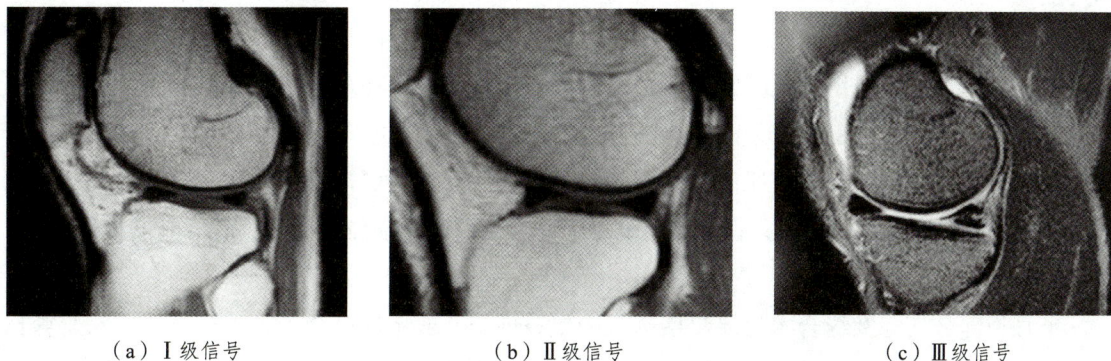

（a）Ⅰ级信号　　　　（b）Ⅱ级信号　　　　（c）Ⅲ级信号

图 7-25　半月板 MRI 三级信号

（4）关节镜诊断   关节镜下探查是诊断半月板损伤的金标准，并可根据探查情况给予相应治疗，不足之处在于其是一种有创操作。根据损伤的镜下形态学分类，可分为纵裂、水平裂、斜裂、放射裂、瓣状裂、不规则裂、混合（复合）裂等。

2. 分类   中医辨证分型将其分为风湿热型、瘀血阻滞型、肝肾亏虚型三种证型。

（1）风湿热型   膝关节突然肿胀、疼痛、拒按，触之局部有灼热感，得凉则舒，舌质红，苔黄腻，脉滑数。风湿热型主要由急性外伤所致。

（2）瘀血阻滞型   膝关节有刺痛，局部肿胀，屈伸不利，肌肤色较暗，按之稍硬，肌肤干燥，舌质较暗或有瘀点，苔薄黄，脉细涩或沉弦。瘀血阻滞型多见于急性损伤后未及时处理，病程日久所致。

（3）肝肾亏虚型   病久屡发膝关节酸痛，腰背疼痛，劳累加重，下肢乏力，朝轻暮重，舌质红，少苔，脉弦细或细数。肝肾亏虚型多见于退变性半月板损伤，或者患者素体肝肾亏虚，筋失所养，半月板先天不足，如盘状半月板。

（三）治疗与预防

1. 治疗

（1）中医治疗   包括手法治疗、内治法及外治法。中医治疗为非手术治疗，主要包括支具制动，局部外用中药消肿、通络止痛，针对半月板小于3mm的损伤，可采用中医保守治疗。

1）手法治疗：有"绞锁"症状而不能自行解锁者，可予以手法解锁治疗。患者仰卧，放松患肢，术者一只手抵住膝部，拇指轻轻按揉痛点，另一只手握住踝部，缓慢屈伸膝关节并轻轻内外旋转小腿，直至绞锁症状消失。

2）内治法：早期治以活血化瘀，消肿止痛，可内服桃红四物汤加减。后期治以温经，通络，止痛，内服补肾壮筋汤加减。

3）外治法：早期局部可外敷活血散，局部红肿者可外敷金黄散、清营退肿膏。后期可用海桐皮汤熏洗患膝。

（2）西医治疗   半月板作为膝关节内具有重要功能的结构，在病变或损伤后，其结构完整性及功能受到较大的影响，对于非手术治疗效果不佳者，可行手术治疗。手术治疗主要是关节镜下修复术，包括缝合术、部分切除术、半月板移植术。根据半月板损伤的不同类型及半月板自身血液供应特点进行手术，损伤位于红区或红白区，应予以半月板缝合术。如果为白区损伤，可行半月板部分切除术。盘状半月板未损伤前，一般不主张手术切除。在出现损伤后，根据损伤的类型进行关节镜下半月板的切除成型或缝合术。无症状或受伤前的半月板囊肿，一般无须处理；如出现半月板损伤或囊肿增大影响生活者，可考虑关节镜手术切除及缝合半月板撕裂的边缘。

2. 预防   半月板损伤的预防要点是做好充分的准备活动。在训练或比赛前，一般要做好充分的准备活动，尤其在身体劳累的情况下进行活动时，更要注意这一点。通过准备活动使全身关节动起来，血液循环加快，肌肉弹性能充分发挥，使关节和肌肉的灵活性加强，有利于避免损伤。加强下肢肌肉力量锻炼，保证关节的稳固和灵活，防止动作鲁莽而出现意外的损伤。

（四）康复处方

半月板部分切除及缝合术后要早期进行康复锻炼。一般术后第2天开始进行股四头肌等长收缩练习，每日30～50次，第5天开始直抬腿上举练习，每组30～50次，每日2组。2周后练习屈膝运动（20°～80°），开始时不要练习太多，以免刺激滑膜而引起关节肿胀。患肢在支具的保护下进行部分负重练习。4～6周后开始完全负重，练习行走。可逐渐增加股四头肌的力量练习和膝关节屈伸运动，但不宜过早恢复训练，否则易引起关节肿胀，发生慢性创伤性滑膜炎。一般在术后3个月可开始部分训练活动，逐渐增加负荷量，增加量以不加重关节肿痛为准。先恢复慢跑，后恢复肢体旋转动作。体操中的高难度动作一般在术后半年后再开始为宜。

（五）科研进展

目前，半月板损伤的治疗发展迅速。半月板缝合修复技术为尽可能多地为损伤的半月板提供支持。组织工程修复是目前研究的热点，但尚处于实验室研究阶段。半月板重建为半月板完全切除患者的治疗提供可能，但远期临床效果仍需更全面的随访研究。未来的科研目标在于如何找到类半月板生物学材料并进行半月板重建术，以恢复半月板的生理结构及功能。

三、膝关节交叉韧带损伤

膝关节交叉韧带损伤是常见的膝关节损伤。伤后早期由于膝关节肿胀、疼痛、肌肉痉挛，临床诊断较为困难，可逐渐延误并导致慢性膝关节交叉韧带损伤，出现膝关节不稳定，还可继发半月板损伤或关节软骨损伤。ACL的损伤比PCL损伤多见，比例约为2∶1。发病率较高的是篮球、足球、柔道、摔跤和田径等运动项目。

（一）损伤机制

膝关节交叉韧带位置较深，非严重的暴力不易引起交叉韧带的损伤或断裂。ACL损伤、膝关节伸直位内翻损伤和膝关节屈曲位外翻损伤都可以使ACL断裂，表现为足部固定但身体转动，如球类运动员控球急转身。此时，膝关节处于伸直或过伸位，可致后外侧束于股骨外髁附着处撕裂。一般ACL很少会单独发生损伤，往往合并内、外侧韧带与半月板损伤。前交叉韧带损伤常与胫侧副韧带或内侧半月板损伤同时发生，称为"膝关节损伤三联征"。ACL损伤多见于竞技运动。膝关节呈过伸或屈膝位，胫骨近端受到由前向后的暴力撞击可致PCL损伤。大部分运动损伤是由膝关节处于屈曲、内翻或外翻位时小腿突然遭遇向后的力量所致，如篮球运动的急停、足球运动的铲球等。PCL损伤少见，通常与ACL损伤同时存在。

膝关节交叉韧带损伤属中医学"筋伤"的范畴，多由外力损伤所致。筋络受损，血溢脉外，阻滞筋络，气滞血瘀，进而产生一系列症状。

（二）诊断与分类

1.诊断 交叉韧带损伤多有膝关节外伤史，根据伤后时间的不同，可将交叉韧带损伤分为急性损伤和陈旧性损伤。

（1）症状 在交叉韧带急性损伤后，膝关节明显疼痛、活动受限，大腿肌肉呈保护性痉挛，有患者主诉受伤时膝关节内有撕裂感或听到响声。伤后2小时内膝关节可发生明显肿胀，在伤后2周至1个月逐渐消退。陈旧性交叉韧带损伤以膝关节不稳为主要症状，如患者上下楼梯和大步行走时可出现膝部打软腿、跳起落下时，易发生患肢容易跪地、大腿肌肉萎缩等。

（2）体征 专科检查包括拉赫曼（Lachman）试验、轴移试验、前后抽屉试验等。

1）Lachman试验：是评估ACL损伤的标志性检查。此检查在屈膝30°位、腘绳肌放松时进行。检查者一只手握持患者股骨下段，另一只手握持患者胫骨上段，前后拉伸，通过与健侧膝比较，评估胫骨前移的量及有无终点抵抗。Lachman试验可按以下方法分度：①1度：位移为

0～5mm 并有较强的终点抵抗感。②2 度：位移为 5～10mm，无终点抵抗感。③3 度：位移大于 10mm（图 7-26）。

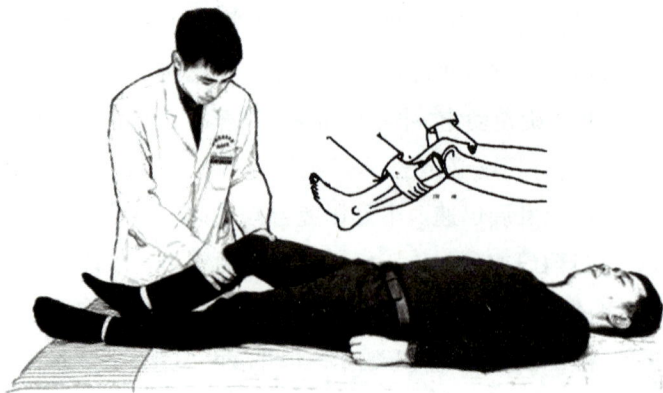

图 7-26　Lachman 试验

2）轴移试验：患膝伸直，检查者一只手向小腿施加轴向负荷和外翻力，使膝关节缓慢屈曲。如果 ACL 受损，膝伸直位时胫骨可出现前向的半脱位，当屈膝时半脱位减小，复位时会产生弹响或撞击（图 7-27）。

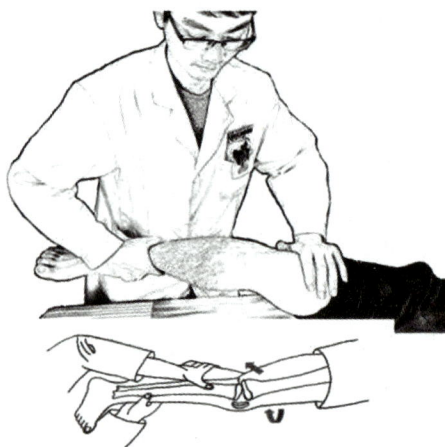

图 7-27　轴移试验

3）前、后抽屉试验：患者屈膝 90°，检查者坐在患者足上以稳定下肢，同时向胫骨近端施加前向或后向的作用力，使胫骨相对于股骨的前向或后向发生位移并与健侧腿比较。正常情况下，胫骨平台前后移动在 0.5cm 以内（图 7-28、图 7-29）。

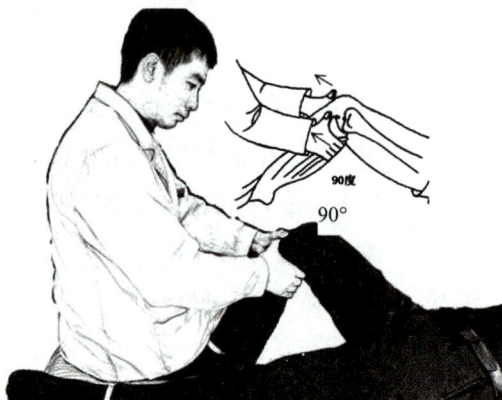

图 7-28　前抽屉试验

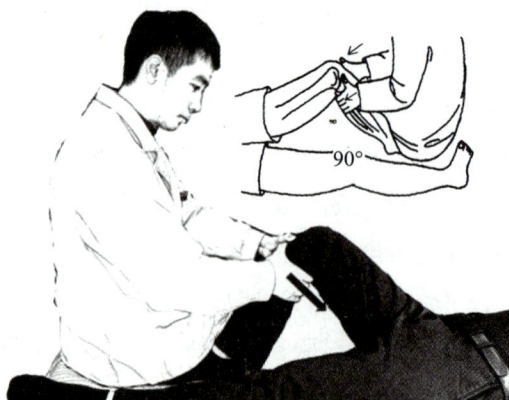

图 7-29　后抽屉试验

（3）辅助检查

1）X 线检查：所有患者均应进行此检查以便发现伴随的骨折。X 线平片能够评估青少年生长板和撕脱骨折的情况，也可在术前确认中年患者膝关节退变的情况。

2）MRI 检查：可以显示交叉韧带的损伤情况，对于评估伴随的半月板病变也是非常有效的。

3）KT 关节动度计：是客观测量胫骨前移量的非常有效的工具，术前、术中和术后均可测量。双侧差值大于 3mm 有病理意义；大于 5mm 提示为完全撕裂。

（4）关节镜诊断　关节镜下探查可以直观地观察韧带损伤情况及伴随的损伤，同时可对损伤的韧带进行修复或者重建。

2. 分类　中医辨证分型将膝关节交叉韧带损伤分为筋断筋伤型、筋脉失养型、湿阻筋络型三种证型。

（1）筋断筋伤型　伤后膝关节肿胀严重，剧烈疼痛，皮下瘀斑，膝关节松弛，屈伸障碍，舌暗瘀斑，脉弦或涩。

（2）筋脉失养型　伤后迁延，肿胀未消，钝痛酸痛，喜揉喜按，肌肉萎缩，膝软无力，上下台阶有错落感，舌淡少苔，脉细。

（3）湿阻筋络型　伤后日久，反复肿胀，时轻时重，重坠胀痛，屈伸不利，舌淡胖，苔白滑，脉沉弦或滑。

（三）治疗与预防

1. 治疗　治疗包括护具固定、拄拐、早期肌力及关节活动范围练习。无论采取手术还是非手术治疗方法，肌力和关节活动范围都应恢复。另外，患者还需避免急停急转的动作。

（1）中医治疗

1）紧急处理：伤后立即给予保护，局部"RICE"治疗。

2）固定治疗：对部分断裂者或术后患者，予石膏或膝矫形器（支具）固定于膝关节伸直位 3 ~ 4 周。

3）内治法：早期治以活血化瘀，消肿止痛，内服桃红四物汤加减。后期治以补养肝肾，舒筋活络，内服健步虎潜丸。

4）外治法：早期局部可外敷活血散或消瘀止痛药膏，后期可用海桐皮汤熏洗患膝。

（2）西医治疗　药物治疗可使用脱水剂、非甾体类抗炎药物缓解急性期的症状。交叉韧带重建手术的指征包括患者在急停急转运动时有不稳的症状、在日常生活感到关节不稳、可能存在半月板撕裂等损伤。目前，关节镜下韧带重建已成为治疗金标准，具有微创、术后恢复较快、早期康复等优点。根据重建方式，分为类解剖重建与等长重建；根据是否保留原韧带残端，分为保残重建与非保残重建。常用的移植物有自体半腱肌、股薄肌、腓骨长肌肌腱、髌腱及人工韧带等。对于年轻患者，重建手术是必要的，可以防止膝关节的继发损伤和减少其退行性变；对于老年患者，根据个体的不同需求，治疗应更加个性化。

2. 预防　在橄榄球、滑雪、篮球和足球等高危运动中佩戴护具，及时采取保护性动作可以避免或减少交叉韧带的损伤。另外，平时还应加强膝关节周围肌群的练习。

（四）康复处方

发生膝交叉韧带急性损伤后，无论是手术还是非手术治疗，都必须进行正规而系统的伤后训练，在医疗体育医生的指导下按运动处方循序渐进地进行锻炼。发生 ACL 损伤后，早期不宜做充分的伸膝练习或单独训练股四头肌，因其可使胫骨前移，增加韧带的张力。腘绳肌和 ACL 起协同作用，保护 ACL 免受过度的应力。因此，在发生 ACL 损伤后，重点训练腘绳肌将会收到较理想的效果。有学者主张宜使腘绳肌的恢复先于股四头肌，也有学者主张先使腘绳肌恢复至健侧水平，再行股四头肌练习。康复后期，提醒患者避免下坡跑，因为在以 7 ～ 8km/h 的速度跑 4.5° 下坡时，ACL 延长为平地跑的 2 倍。伤后训练结束时，腘绳肌 / 股四头肌的比值正常或接近正常即可。运动员治疗后的腘绳肌 / 股四头肌比值应在 85% 或更高才较理想。发生 PCL 断裂后，伤后训练股四头肌显得尤为重要。

（五）科研进展

交叉韧带损伤相当复杂，需要精准评估及精确治疗。发生交叉韧带损伤后，根据患者的自身需求及康复效果选择保守治疗或者手术治疗的不同方案，而且根据个人具体情况可选择激进型或者常规型术后康复方案。对于运动员重返赛场，完整的评估标准还有待进一步完善，尤其是在心理认知方面。

四、膝关节侧副韧带损伤

膝关节侧副韧带损伤是临床常见的伤病，中医学将其归为"筋伤"的范畴。侧副韧带在运动中受伤较多，多见于橄榄球、足球，其次是体操、跳高、篮球、排球、滑雪或者滑冰等运动。韧带损伤的严重程度与外力的大小和方向有关。

（一）损伤机制

MCL 多发生于外翻暴力，如小腿固定时大腿突然内收、内旋，或者膝关节屈曲时小腿突然外展、外旋。单纯的膝关节外侧副韧带（LCL）损伤在临床较为少见，多见于膝关节在屈曲位时，胫骨突然发生内收、内旋运动，或股骨突然被外展或者外旋，都有可能发生 LCL 损伤。在运动中，由于膝关节内侧受到冲击，外力作用使身体向后倾，从而引发 LCL 损伤。

膝关节侧副韧带损伤属中医学"筋伤"的范畴，多由外力损伤所致。筋络受损，血溢脉外，阻滞筋络，气滞血瘀，进而产生一系列症状。

（二）诊断与分类

1. 诊断 患者多有明确的小腿内、外翻受伤史。

（1）症状 受伤后膝关节内侧或外侧疼痛。如果膝关节内、外侧副韧带仅仅发生部分断裂，在固定包扎后还能继续运动，但常伴膝关节周围无力。

（2）体征 一般体征包括以下方面。

1）MCL 损伤压痛点常在股骨内上髁或胫骨内髁的下缘处，LCL 损伤压痛点常在股骨外髁外侧面和腓骨小头。

2）肿胀可能提示撕裂严重。急性肿胀（伤后 2 小时内）提示有关节积血，而慢性肿胀提示有滑液渗出。

3）关节存在保护性痉挛，致使膝关节保持在轻度的屈曲位置。由于膝关节伸直时疼痛加重，患者多以脚尖着地、跛行。

特异性体征有侧方应力试验：让患者膝关节伸直，医生一只手抵住膝关节外侧（内侧），并向对侧用力推，另一只手握稳踝关节内侧（外侧）搬动小腿。如果内侧（外侧）疼痛，即为膝内侧（或外侧）副韧带损伤；如果有明显松动感，则提示该韧带断裂（图 7-30、图 7-31）。

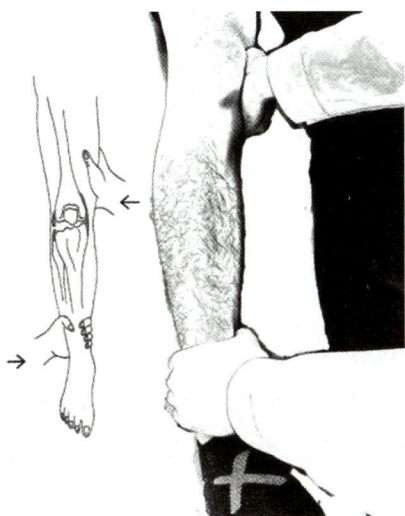

图 7-30 内翻侧方应力试验

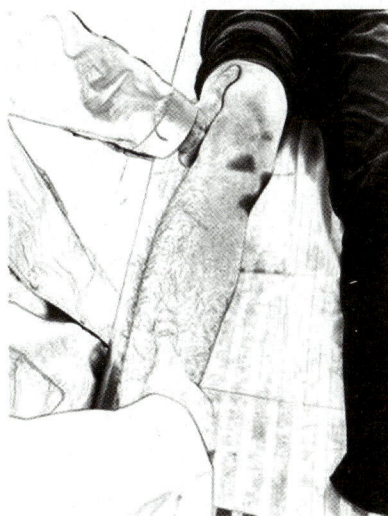

图 7-31 外翻侧方应力试验

（3）影像学

1）X 线检查：在局部麻醉时伸直膝关节，使膝关节内收或外展，拍摄正位 X 线片，膝关节一侧间隙变宽。

2）MRI 检查：可显示韧带损伤的情况，还可显示合并的其他韧带损伤、半月板损伤等。

（4）关节镜诊断 关节镜检查可以直接观察关节腔内的各种结构，全面评估损伤程度，使其对膝关节内韧带损伤的诊断更加直接、准确、可靠，有利于早期诊断和及时治疗。但膝关节镜下对于Ⅰ度及Ⅱ度侧副韧带损伤并不直观，镜下可检查内侧副韧带滑膜侧是否完好，是否撕裂、断裂等。

2. 分类 中医辨证将侧副韧带损伤分为瘀血留滞型、湿阻筋络型、筋脉失养型三种证型。

（1）瘀血留滞型 伤后膝关节肿胀严重，疼痛剧烈，皮下瘀斑，局部压痛明显，膝关节松弛、屈伸活动障碍。

（2）湿阻筋络型 伤后日久，或已经治疗，但关节仍有反复肿胀，时轻时重，重坠酸胀，屈伸不利，每遇阴雨天或轻微损伤而复发或加重，但以肿胀为明显，关节仍有积液，而疼痛已轻，舌淡胖，苔白滑，脉滑。

（3）筋脉失养型 伤后迁延，肿胀减轻，膝部仍有酸痛，活动受限，喜揉喜按，肌肉萎缩，膝软无力。

（三）治疗与预防

1. 治疗 对于Ⅰ度、Ⅱ度膝关节侧副韧带损伤者，应早期支具制动或石膏托固定 3 ～ 4 周，结合药物治疗及功能锻炼。对于Ⅲ度损伤者，建议手术治疗；同时关节镜探查关节内是否合并损伤，探查是否合并有腓总神经损伤。Ⅰ度、Ⅱ度损伤早期限制活动 2 ～ 3 周，有利于消除肿痛，促进愈合。损伤 12 小时以内，可用冰敷。Ⅲ度损伤术后需用支具或石膏固定 4 ～ 6 周。如果没有条件手术，建议伸直位石膏固定 4 ～ 6 周。

（1）中医治疗 中医治疗包括急性期过后采用中药热敷、小针刀、推拿、针灸、拔罐等方法，作用机制是舒筋活络、活血化瘀，从而改善微循环，使气血流畅，减轻患者疼痛，改善患者关节功能。中医治疗见效快、效果好、就诊时间短、毒副作用少、安全可靠、方法简单易行。

（2）西医治疗

1）新鲜 MCL 损伤：单纯 MCL 断裂将断端重叠缝合修补并行减张缝合加强。当 MCL 伴随着半月板、前后交叉韧带、关节囊损伤时，应该遵从先处理关节内再处理关节外的原则，对受损的结构进行修复、重建、修整后，再行 MCL 处理。

2）陈旧 MCL 损伤：手术修复方法主要有静力修复法、动力修复法、动静力相结合的修复法。静力修复法为利用半腱肌腱、股薄肌腱或阔筋膜等重建 MCL，以恢复 MCL 的张力。动力修复系将正常肌腱移位，常用方法有鹅足腱移位及大收肌转位修复法。静力动力相结合的修复，应用股薄肌腱在静力重建的基础上，再辅以用缝匠肌做动力重建加强。

3）膝关节 LCL 损伤：LCL 损伤的手术成功与否取决于临床检查对关节不稳的准确评估，手术目的在于重建一个在原来解剖位置上与原 LCL 相同强度和稳定作用的结构。对 LCL 或关节囊韧带在股骨附着点撕脱，给予骨锚钉固定于原解剖位置。

2. 预防　侧副韧带损伤的预防要点如下。

（1）做好充分的准备活动。

（2）加强下肢肌肉力量锻炼，保证关节的稳固和灵活。

（3）防止动作鲁莽而出现意外的损伤。

（四）康复处方

患者扭伤 1～2 天，立即中断运动并且冰敷膝关节，预防肌肉萎缩，增加肌力训练，采用物理治疗、药物治疗、针灸疗法。外敷活血止痛的中药，内服消炎止痛的药物，如消炎止痛冲剂。进行改善关节活动度、恢复本体感受、加强控制和平衡能力的练习。

（五）科研进展

目前，侧副韧带损伤的治疗已取得巨大成就。但韧带损伤有时难以修复，需要外科技术重建来维持其功能，重建的材料包括自身韧带（"自身韧带"改为"自体肌腱"）、同种异体组织和人工韧带。人工韧带在植入体内后按正常韧带纤维方向排列，在应力刺激下完成塑形改造，逐渐获得正常韧带的结构和抗拉强度，最终形成一条新的韧带。然而，有关人工韧带的使用也存在争论，重建后存在膝关节屈伸肌力减弱的现象且持续时间较长，存在疼痛和滑膜炎等并发症，而且并不清楚人工韧带是否能发展为正常韧带组织。同种异体移植物则存在免疫排斥反应，有传播疾病的可能性，而且有韧带化时间延迟等。其临床远期效果仍待进一步观察，有关人工韧带材料选择、形态仿生设计、编织工艺和手术技术改进等需要进一步研究。

五、髌韧带及股四头肌肌腱损伤

髌韧带、股四头肌腱损伤在运动损伤中较为常见，中医学将其归为"筋伤"的范畴。髌韧带、股四头肌与髌骨是重要的膝关节伸膝装置和稳定装置。髌韧带及股四头肌肌腱断裂的发病人群多为青壮年，男性患者明显多于女性患者。其中，髌韧带损伤多为慢性损伤，最容易发生在运动员群体中，此病常见于篮球运、排球、田径和举重运动员中。股四头肌肌腱损伤大多与股四头肌剧烈收缩相关，在被动拉长的过程中超过载荷而断裂。自发性股四头肌肌腱断裂患者十分罕见，与代谢紊乱、全身系统性疾病有关。

（一）损伤机制

髌韧带及股四头肌肌腱损伤可根据发病性质，分为急性损伤和慢性损伤。受伤机制主要由于股四头肌强力收缩的作用。急性髌韧带损伤多以髌韧带撕裂或者断裂为主要表现形式，一般见于交通及工伤事故中。慢性髌韧带损伤多发于长期从事半蹲发力和跳跃的运动员，如篮球、排球、田径和举重运动员等。此时的髌韧带常患有因为运动损伤导致的慢性创伤性病变。股四头肌肌腱损伤大多与股四头肌剧烈收缩相关，股四头肌及肌腱因被动拉长超过其载荷而断裂。自发性股四头肌肌腱或髌韧带断裂十分罕见，与代谢紊乱、全身系统性疾病（包括肥胖、慢性肾衰竭、痛风、风湿性关节炎、糖尿病、甲状旁腺功能亢进症等）、滥用激素、长期慢性损伤等因素相关。

本病属于中医学"筋伤"的范畴，多由外力损伤所致。筋络受损，血溢脉外，阻滞筋络，血瘀气滞，进而产生一系列症状。

（二）诊断与分类

1. 诊断　急性髌韧带及股四头肌肌腱损伤在临床诊断时需要结合病史采集、查体、影像学检查，分析疾病原因，避免误诊或漏诊。急性髌韧带及股四头肌肌腱损伤在 2 周内未做处理，即可发展为陈旧性髌韧带及股四头肌肌腱损伤。

（1）症状　急性髌韧带及股四头肌肌腱断裂的主要症状是疼痛和行走障碍。对于典型的股四头肌强烈收缩所致的股四头肌肌腱断裂，受伤时往往有剧烈的撕裂性疼痛。

（2）体征　一般体征包括跛行、局部血肿、屈伸受限等。肌腱完全断裂的患者不能做直腿抬高或伸膝活动，不完全断裂的患者则有可能做直腿抬高，但不能将屈曲位的膝关节伸直。

特殊体征包括以下方面。

1）可以在肌腱断裂处触及髌周空虚感，在嘱患者主动伸膝时，空虚感更为明显。肌腱空虚感在有严重的血肿时会被遮掩而表现为阴性。

2）陈旧性髌韧带及股四头肌肌腱损伤有股四头肌萎缩、髌骨位置改变、活动受限及关节疼痛等表现。

（3）影像学

1）X 线检查：可发现髌骨的位置改变。在髌韧带及股四头肌肌腱完全断裂时，髌骨通常有上下位置的改变，必要时可双侧摄片对比髌骨位置。还有部分患者可见髌骨侧方移位。

2）超声检查：可清晰地显示肌腱的轮廓及周围组织，并发现异常，在表浅肌及肌腱的诊断中很有价值。在早期诊断和术后随访中有较高的应用价值。该检查对髌韧带及股四头肌腱损伤的诊断较为准确。

3）MRI 检查：对完全或不完全断裂的鉴别诊断有较高的价值。正常的股四头肌腱信号为低信号，纤维影连续。断裂者则为增高的信号，纤维不连续，周围有水肿。MRI 检查对损伤的定位及手术入路的选择均有很大帮助。

2. 分类　中医辨证分型将髌韧带及股四头肌肌腱分为瘀血留滞型、湿热壅盛型、气虚湿阻型三种证型。

（1）瘀血留滞型　膝关节肿胀疼痛明显，局部皮温增高，皮肤发红、发暗或有瘀斑，压痛明显，膝关节活动明显受限，舌红或暗红，脉弦。

（2）湿热壅盛型　膝关节红肿热，口渴或口苦，舌红，苔黄，脉滑数。

（3）气虚湿阻型　膝关节肿胀，疼痛呈反复性，多因劳累后加重，神疲乏力，膝酸软，舌淡，苔白滑或腻，脉濡或细缓。

（三）治疗与预防

1. 治疗　急性期治疗以制动休息、对症处理为主，有手术指征者可考虑手术治疗。

（1）中医治疗　髌韧带及股四头肌腱损伤在运动员中较为常见。目前，常用的治疗方法主要有减少膝关节活动，配合外敷消炎镇痛药、内服药物、针灸、推拿等。

（2）西医治疗

1）急性髌韧带断裂：可直接缝合髌韧带断端，术后以长腿石膏后托制动1周，开始进行功能锻炼。

2）陈旧性髌韧带断裂：可切除瘢痕肉芽组织，如果伴有缺损，可取阔筋膜等加强缝合，同时给予石膏制动，术后1周开始功能锻炼。

3）急性股四头肌肌腱近髌骨附着点处断裂：可采用髌骨钻孔，缝合髌骨与股四头肌腱断端，并使用肌筋膜加强，术后以长腿用石膏后托制动4周。

4）陈旧性股四头肌肌腱断裂：可去除瘢痕组织，直接缝合股四头肌或肌腱断端，术后以长腿石膏后托制动2周，行功能锻炼。

2. 预防　做好充分的准备活动，加强下肢肌肉力量锻炼，防止动作鲁莽出现意外损伤。

（四）康复处方

1. 无痛或者轻微疼痛康复训练原则　确保在运动康复过程中无痛或有轻微疼痛，但不影响正常康复训练。

2. 个性化主动练习原则　每位患者患病情况不同，因人而异，适当调整，鼓励患者主动做运动康复训练。

3. 整体功能性运动康复原则　不仅针对局部进行运动康复训练，还应从整体身体功能方面进行运动康复训练，提高整体运动功能。

（五）科研进展

目前，在该领域的治疗取得了很大的进展。手术修复技术不断进步，给临床应用提供了更多的手术方式和选择余地。针对肌腱的研究已进入分子水平，虽然组织工程化肌腱的研究已经取得了显著的成果，但还未真正应用于临床及进行产业化的生产，主要因为对人体内环境机制的了解不详，模拟体内环境在体外成功构建肌腱组织困难较大。因而进行体内组织工程化肌腱的构建将是未来的研究方向。

六、髌骨脱位

髌骨脱位常发生在青少年中，因其多能自行复位，容易引起医生和患者的忽视，可逐步形成膝关节骨关节炎，给患者造成较大的伤害。人群中髌骨脱位的发生率在所有的膝关节损伤中占到3%。大部分髌骨脱位患者是年轻人，而且女性居多。髌骨脱位按脱位方向分为外侧脱位、内侧脱位和双向脱位，外侧脱位最常见。从遗传病因学上，分为初次髌骨脱位、复发性脱位、习惯性脱位、先天性髌骨脱位和先天性髌骨不发育或发育不良性脱位。初次髌骨脱位多由外伤导致。复发性髌骨脱位是指髌骨初次脱位后，髌骨内侧结构被损坏，当膝关节扭转或屈伸时多次出现髌骨脱位或感觉不稳定。习惯性髌骨脱位指每次屈膝时髌骨均脱位，膝关节完全伸直时复位。先天性髌骨脱位指出生时即出现的髌骨脱位，手法不能复位。髌骨脱位的因素有很多，骨性结构异常是基础。在评估髌骨关节不稳定时，要考虑整个下肢的解剖和生物力学。髌骨脱位极易引起髌骨及股骨滑车骨软骨损伤，形成膝关节内游离体，进一步形成膝关节骨关节炎，给患者造成较大的危害，严重影响患者的生活质量。

（一）损伤机制

髌骨与股骨外髁、股骨内髁、股骨髌骨面构成髌股关节，股骨外侧髁比内侧髁更多地向前突出，股骨干向远端延伸时略微向内倾斜，由于生理性外翻的存在，髌骨更易向外移位。髌骨的稳定主要依靠骨性结构，以及股四头肌腱、髌韧带、髌骨内外侧支持带和周围的支持带维持，防止髌骨向外侧脱位。髌骨脱位常发生于运动时，特别是旋转膝关节、上下楼梯或在不平的路面上行走时。

髌骨脱位的病因是多方面的，包括 Q 角过大、高位髌骨、膝过伸、膝外翻、髌骨过度外倾、股骨滑车发育不良、胫骨结节过度外偏、股骨过度前倾、胫骨过度外旋、多发关节松弛、股内侧斜肌萎缩、内侧髌骨支持带缺失等。髌骨脱位：①初次髌骨脱位：多为膝关节屈曲 30°，足部固定，在横断面上躯干内旋产生扭转应力而致。②复发性髌骨脱位：是原有某些易患因素，加之内侧髌骨支持带损伤，在冠状位上丧失髌骨内侧稳定装置而形成。③习惯性髌骨脱位：损伤机制主要为股四头肌矢状位上短缩，屈膝时加重，同时存在其他结构异常，产生冠状位上向外侧过度分力所致。如用手法强行限制髌骨的脱位，则膝关节屈曲受限。④先天性髌骨脱位：由多种先天性发育异常引起，手法不能复位。髌骨内侧脱位多因医源性损伤所致。髌骨脱位常见于一种或多种解剖结构异常，需综合评估。

（二）诊断与分类

1. 诊断

（1）症状

1）初次髌骨脱位：患者感觉到膝关节突然剧痛，以髌骨内侧为主，可有关节错位感或者自述膝关节活动无力。在膝关节伸直后髌骨自行复位，常听见"咔嗒"声，继而膝关节出现肿胀、关节压痛，脱位时可触及髌前空虚感，并于膝关节外侧触及脱位的髌骨，推动髌骨时疼痛加重。

2）复发性髌骨脱位：复发性髌骨脱位主要表现为髌骨反复性脱位、打软腿等。患者常常表现为膝关节周围广泛性的钝痛，任何增加髌股关节压力的动作，如上、下楼梯和下蹲等都会使疼痛加剧。多有膝关节不稳定的各种表现，如"打软腿"、伸膝无力等，部分患者有膝关节肿胀及髌骨摩擦音。患者有 1 次或多次髌骨向外脱出病史，常可自行手法复位。复发性髌骨脱位患者的步态上与普通人存在一定差异，在伸膝的过程中髌骨轨迹与正常人亦存在巨大的差异。

3）习惯性髌骨脱位：患者多因膝关节外观异常和伸膝受限就医，患膝轻度疼痛或无痛。

4）先天性髌骨脱位：患者临床表现多样，重症者在新生儿期即有屈膝挛缩，不能主动伸膝。轻症可于学龄期出现易摔倒、下楼困难等，也有在成年后因膝关节疼痛、功能障碍才就诊。

（2）体征　一般体征包括关节肿胀、畸形外观，可有少数患者膝关节呈现弹力性屈曲畸形、蛙眼征、髌前空虚感，并于膝关节外侧有可触及脱位的髌骨，关节活动度减小，膝关节疼痛伴无力。

特异性体征包括以下方面。

1）恐惧试验：表现为患者膝关节放松，当20°～30°屈曲位时，将髌骨向外侧推呈半脱位，患者突然感觉疼痛并对抗髌骨的进一步外移为试验阳性（图7-32）。初次和复发性髌骨脱位患者都有此试验阳性。

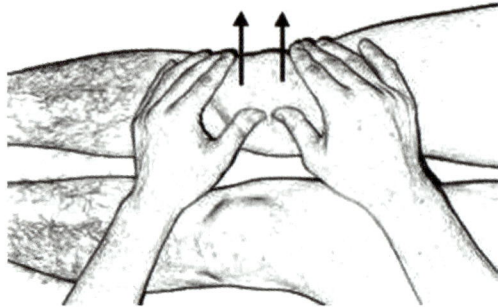

图7-32 恐惧试验

2）测量Q角：当患者仰卧位时，可测量髂前上棘至髌骨中点连线与髌骨中点至胫骨粗隆连线之间的夹角，男性正常值为10°，女性为15°（±5°），Q角变大提示髌骨脱位。多发关节松弛症患者角度异常增大（图7-33）。

3）髌骨外（内）推试验：患者仰卧位，股四头肌放松，患侧膝关节伸直（或屈膝20°～30°）。检查者拇指置于髌骨内（外）缘，向外（内）侧推髌骨，观察髌骨外移（内移）的程度。正常髌骨向外侧或内侧移动度不应超过1/2髌骨宽度（图7-34）。

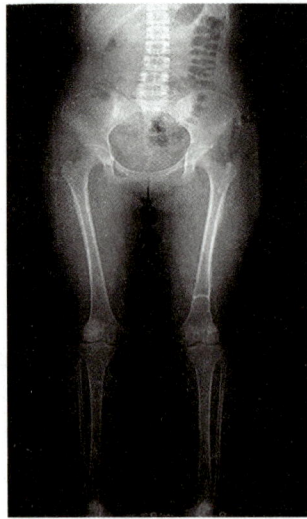

图7-33 Q角

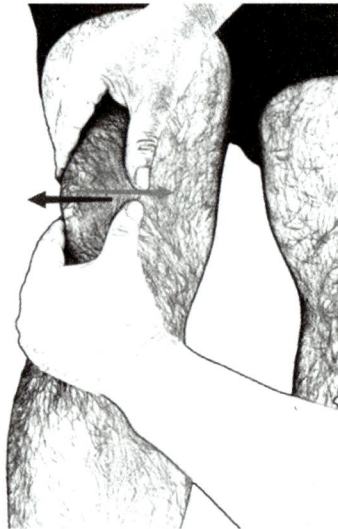

图7-34 髌骨外（内）推试验

4）髌骨倾斜试验：患者仰卧位，患膝伸直，股四头肌放松。检查者拇指及其余四指分别放于髌骨内外缘，感受髌骨内外缘的高度，通过对比内外缘的高度来判断髌骨的倾斜程度，如内缘比外缘高，则髌骨为外倾；反之，则为髌骨内倾。髌骨外侧关节面不能提升至水平面或稍高于水平面，提示髌骨外侧支持带过度紧张（图7-35）。

5）"J"形征："J"形征是动态检查膝关节主动伸直过程中髌骨运动轨迹的异常，伸膝过程中髌骨脱离滑车沟时向外侧滑动或屈膝过程中髌骨进入滑车沟时向内侧滑动，即为"J"形征阳性（图7-36）。

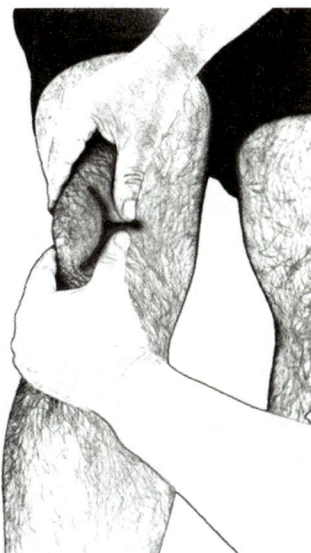

图 7-35　髌骨倾斜试验　　　　　　　　图 7-36　"J"形征

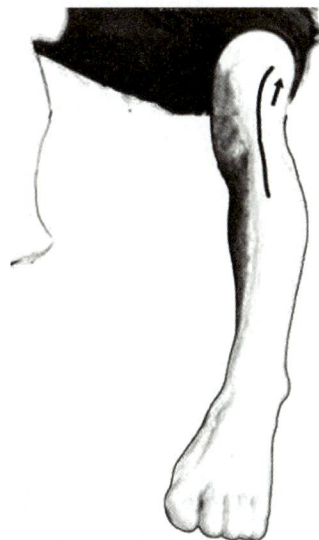

（3）影像学

1）X 线检查：X 线片（膝关节正位、屈膝 15°～ 20°纯侧位、屈膝 30°髌骨轴位）在髌骨脱位的诊断中有较高价值，能观察髌骨向外侧脱位、软骨下骨骨折和关节内游离体等。在侧位 X 线片中可发现股骨滑车发育不良，同时可测量髌骨高度（Insall-Salvati 指数、Caton-Deschamps 指数等）、髌股指数、髌骨适合角、髌骨倾斜角和髌骨外侧移位值等（图 7-37、图 7-38），可在一定程度上反映膝关节的功能。轴位片显示髌骨脱出在股骨外髁的前外侧，或在股骨外侧髁外缘上部，股骨外侧髁或髌骨后正中嵴低平、浅小。

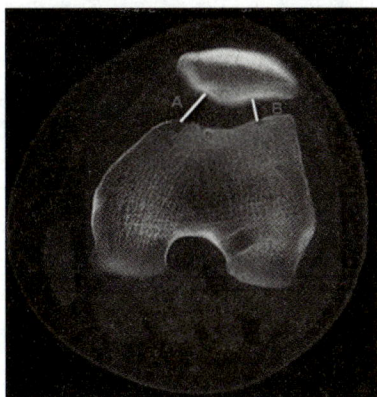

图 7-37　髌股指数：**Ratio=A / B**，正常值 < 1 : 1.6　　　图 7-38　髌骨适合角：正常值为 -8° ±9°

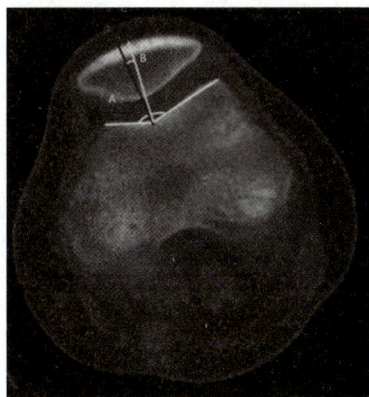

2）CT 与 MRI 检查：CT 和 MRI 片上测量髌骨倾斜角、髌骨外侧移位值、胫骨结节 - 股骨滑车间距更准确。

髌骨倾斜角：在膝关节横断面上，髌骨倾斜角为经过股骨内、外侧髁后缘的直线与经过髌骨内外侧缘直线间的夹角，髌骨倾斜角正常值 < 20°。当髌骨倾斜角开口向外且为 24.03° ±2.42°时，代表脱位。髌骨倾斜被认为是股内侧肌发育不良，在髌骨内侧止点更高，缺少斜行肌纤维，在冠状面上、横断面上向内后侧拮抗肌力不足，髌骨易向外侧脱位（图 7-39）。

髌骨外侧移位值：为股骨滑车外侧缘与髌骨关节面外侧缘的最短距离。髌骨外侧移位值为（6.59±0.69）mm 时代表脱位，但均须在膝关节屈曲 30°时测量才能与伸直位生理性髌骨倾斜相鉴别。该测量方法方便，结果易于量化，因此成为目前临床常用的诊断方法（图 7-40）。

胫骨结节 - 股骨滑车间距（TT - TG）：膝关节伸直位扫描，将分别通过股骨滑车近端及胫骨结节近端的两个扫描平面结合 CT 软件进行叠加，从股骨滑车最低点、胫骨结节中点分别向股骨后髁连线做垂线，测量两点间的距离，即为 TT - TG 值。正常人群的参考值 < 12mm，大多复发性脱位患者 TT - TG > 20mm。目前，把 TT - TG > 20mm 作为行胫骨结节内移截骨的阈值，在横断面中髌骨外侧移位值及 TT - TG 值异常，反映髌骨与股骨滑车的异常对合及胫骨结节外偏，在冠状面使髌腱对髌骨向外侧的牵拉力增大，增加髌骨脱位风险（图 7-41）。

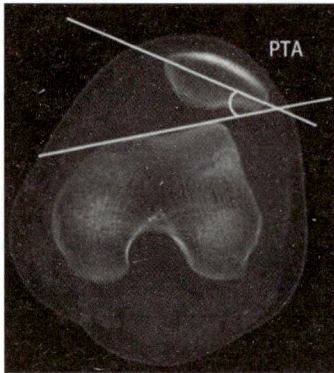

图 7-39　髌骨倾斜角　　　　图 7-40　髌骨外侧移位值　　　　图 7-41　胫骨结节—股骨滑车间距
（TT - TG 值）

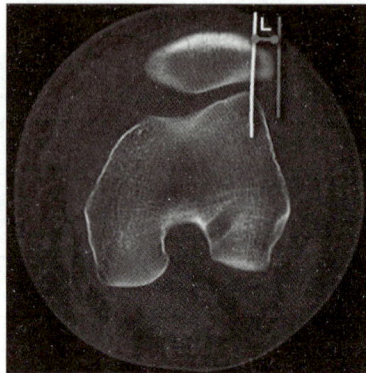

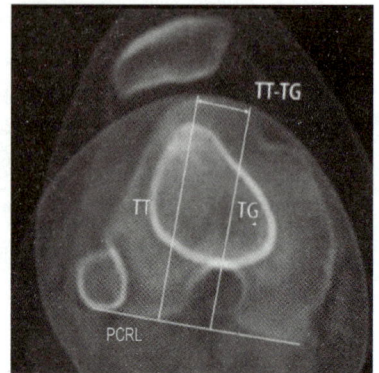

股骨、胫骨的旋转角：如在横断面上股骨过度前倾和胫骨过度外旋可造成代偿性下肢内旋步态，在冠状面使髌骨承受过度的外侧牵拉应力出现不稳定。同时，上述畸形使伸膝装置力线不良，致使髌骨受过度外向合力，增加髌骨脱位的风险。MRI 片可清晰地显示髌骨脱位、膝关节积液和髌骨内侧支持带撕裂，同时还能判断有无股骨髁骨软骨损伤或者其他关节内结构损伤（图 7-42、图 7-43）。

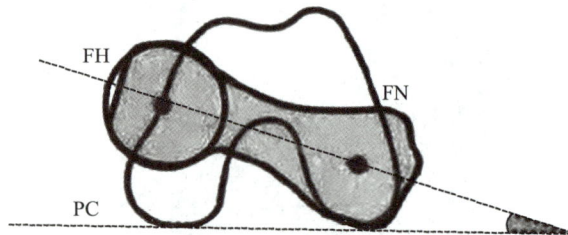

图 7-42　股骨旋转角　　　　　　　　　图 7-43　胫骨旋转角

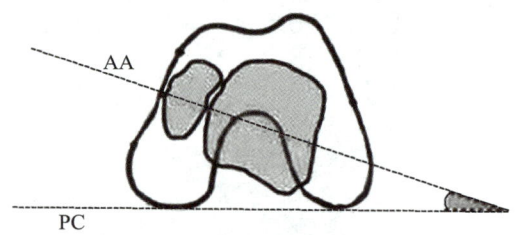

2. 分类　中医辨证分型将其分为瘀血留滞型、湿热壅盛型、气虚湿阻型三种证型。

（1）瘀血留滞型　膝关节肿胀疼痛明显，局部皮温增高，皮肤发红、发暗或有瘀斑，压痛明显，膝关节活动明显受限，舌红或暗红，脉弦。

（2）湿热壅盛型　膝关节红肿热痛，口渴或口苦，舌红苔黄，脉滑数。

（3）气虚湿阻型　膝关节肿胀、疼痛呈反复性，多因劳累后加重，神疲乏力，膝酸软，舌淡苔白滑或白腻，脉濡或细缓。

（三）治疗与预防

1. 治疗

（1）中医治疗　复发性髌骨脱位的非手术疗法包括针灸、推拿、中药熏洗等，具有操作简单、费用低廉等优点，但能否恢复髌股关节的解剖位置及用药后是否产生不良反应，目前尚不明确。对膝关节发育正常的复发性髌骨脱位患者，多数可采用非手术方法治疗，急性期可采用支具固定患肢，局部冰敷，快速缓解疼痛；缓解期可采用中药熏洗、磁疗、电疗及热疗，并适度锻炼臀肌、股四头肌及小腿肌，改善局部血液循环，防止关节粘连。

（2）西医治疗

1）初次髌骨脱位：①首先应行手法复位：一只手抓提髌骨，另一只手稳定小腿。在两手辅助膝关节伸直的过程中一只手提拉髌骨，使之复位。②术后伸膝位用石膏托或支具固定 2 ～ 4 周，如果复位困难，则考虑手术切开复位。③去除石膏托或支具后，应积极行膝关节功能锻炼。④初次髌骨脱位伴有髌骨或股骨外髁软骨骨折需手术处理。

2）复发性髌骨脱位：①青少年或无骨性异常者，行内侧关节囊紧缩韧带修补术。②膝外翻者，行股骨髁上或胫骨近端截骨术以矫正膝外翻。③股骨滑车畸形，行股骨滑车成形术。④伸膝装置力线不正，Q 角过大者，儿童行髌韧带移位术，成人行胫骨结节移位术。

3）习惯性髌骨脱位：目前尚未统一，儿童期治疗常以软组织矫正手术为主，包括远、近端重排。成人习惯性髌骨脱位可行股骨、胫骨截骨矫形、外侧软组织广泛松解、伸膝装置延长和松解、内侧髌骨支持带重建等。

2. 预防 做好充分的准备活动，加强下肢肌肉力量锻炼，防止动作鲁莽出现意外损伤。

（四）康复处方

1. 术后 2 周 支具保护，减轻肿胀、疼痛，促进下肢静脉循环，增强下肢肌力，预防下肢静脉血栓等术后并发症，其中肌力练习应贯穿康复计划的始终。注意事项：①术后当天患肢感觉运动恢复后即刻进行踝泵运动。②术后第 1 ～ 2 天，进行股四头肌等长收缩及直腿抬高运动。③术后第 3 天至 2 周，患者继续以上练习并增加被动髌骨内推运动。协助患者进行关节活动度训练，包括膝关节主动短弧练习（0 ～ 45°）及被动关节活动训练。指导患者扶双拐进行患肢不负重到 25% 的自身体重负重练习，其间加强保护，避免摔伤。

2. 术后 2 个月 逐步增强下肢肌力及膝关节活动度练习，膝关节屈曲要求达到 90° 以上。逐渐增加行走的时间和距离，在训练过程中适应性调整步态和姿势，完成将重心由健侧下肢向患侧下肢的过渡。此阶段对于患者康复极为重要，属于院外训练。患者恐惧疼及惰性心理明显增加，不遵医嘱及家属监督能力差，极易出现关节粘连，屈伸活动受限。其间配合口服非甾体类抗炎药物，同时关节腔抽液、玻璃酸钠注入也是非常必要的。连续 5 次为 1 个疗程。出院后长期随访指导，出院后康复训练视患者恢复情况选择性地去除支具及腋杖保护。

3. 术后 6 个月 开始逐渐进行肌肉协调性训练、抗阻力训练、侧向踏台阶和匀速前后慢跑练习。同时配合康复科的各种功能训练仪器，如骑固定自行车、在股四头肌训练椅和网架上训练股四头肌和腘绳肌肌力等。此阶段是肌肉力量、关节活动逐步恢复正常的关键时期，又因缺乏支具及腋杖保护，极易发生术后再脱位及意外损伤，因此切忌急躁冒进，掌握适度和循序渐进的原则。

（五）科研进展

目前，髌骨脱位的诊疗取得了很大进展，但髌骨脱位后出现的髌骨软骨损伤至今仍是骨科、运动医学领域的难题。对于伴有骨软骨切线骨折的髌骨脱位，如果能早期明确诊断，早期关节镜手术治疗，可将不能复位的、成为游离体的骨软骨骨折块摘除，同时对软骨损伤区进行修整和清理，对软骨损伤导致的炎性滑膜进行清理，尽量避免继发性的软骨损害。

七、胫骨内侧应力综合征

胫骨内侧应力综合征，又称胫骨痛、骨膜炎、胫骨痛综合征、胫骨疲劳性筋膜炎，是胫骨骨膜对运动负荷过大的一种炎性反应。胫骨内侧应力综合征是常见的过度运动损伤之一，易发生于职业运动员或军人身上。该病可造成患者下肢疼痛、运动功能严重下降，严重影响日常行走、军事训练和体育锻炼。

（一）损伤机制

人体小腿骨性结构由胫腓骨构成，深筋膜将小腿分为前外侧及小腿后侧部分，周围有腓肠肌、比目鱼肌、胫骨后肌、胫骨前肌等包绕，肌肉与肌肉之间有深筋膜相隔。肌肉的收缩带动足踝关节的运动，在长期跑步或运动时，小腿肌肉不断收缩，反复刺激产生肌肉出血、肌纤维的部分断裂，持续刺激牵拉骨膜导致胫骨痛的发生。胫骨作为支撑负重骨，身体的重力和地面的反作用力反复作用于胫骨，当积累性劳损时肌肉收缩不协调，力学分布不合理，使胫骨前凸部的骨膜甚至骨质受到一种应力性的冲击。此时，如果场地过硬、运动量猛增、跑跳练习过于集中、训练时间过长、落地的缓冲动作掌握不好，都会使胫骨前凸部的骨膜，甚至骨质内部受到破坏，引起胫骨疲劳性骨膜炎。致伤的主要原因是训练内容单一，以及单项训练频率高、强度大等。

（二）诊断与分类

1. 诊断　有典型的运动史：发病前有下肢剧烈运动史，如大强度训练；有长时间行走或跑跳过多史。

（1）症状　胫骨疼痛，起病缓慢，逐渐出现疼痛，准备活动后疼痛好转，训练后疼痛又加重，个别患者在运动中或夜间疼痛较剧烈，严重时出现跛行。

（2）体征

1）肿胀：胫骨前可呈现指压性水肿。

2）压痛：多数出现在胫骨下 1/3 前面，可局限于一点，亦可有几个压痛点。

3）后蹬痛：令患者竭力用足尖向后蹬地时，胫骨出现疼痛。

（3）影像学

1）X 线检查：X 线检查早期无明显改变，后期可见骨膜增厚，骨皮质边缘毛糙不清晰，有骨折线。有的患者可见骨质呈鸟嘴样凸起，增生肥厚的骨膜与骨组织界限模糊不清。

2）MRI 检查：MRI 检查有利于鉴别疑难病例、区分不同的胫骨骨膜炎，利用同位素跟踪、增强显影技术可明确诊断。

2. 分类　中医辨证分型将胫骨内侧应力综合征分为筋断筋伤型、筋脉失养型、湿阻筋络型三种证型。

（1）筋断筋伤型　伤后肿胀严重，剧烈疼痛，皮下瘀斑，屈伸障碍，舌暗瘀斑，脉弦或涩。

（2）筋脉失养型　伤后迁延，肿胀未消，钝痛酸痛，喜揉喜按，肌肉萎缩，膝软无力，舌淡无苔，脉细。

（3）湿阻筋络型　伤后日久，肿胀反复，时轻时重，酸楚胀痛，或见筋粗筋结，屈伸不利，舌淡胖，苔白滑，脉沉弦或滑。

（三）治疗与预防

1. 治疗

（1）中医治疗　中医治疗主要以针刀、推拿、刮痧、中药熏洗、外敷中药配合红外线照射治疗，作用机制是活血化瘀、通络止痛。

（2）西医治疗

1）药物疗法：如果休息后症状依然未见明显缓解，可以口服非甾体类抗炎药物，如布洛芬，临床配合口服三七粉以活血化瘀，疗效更为明显。

2）封闭疗法：此疗法减少局部组织对中枢的刺激并改善局部营养从而促进康复。临床中大多数患者在 3～7 天胫骨疼痛缓解，少数患者在 21 天之后还存在疼痛。

2. 预防　预防要点包括加强常识教育、强调运动科学；遵循循序渐进的原则，合理安排运动量；防止外界不良因素的刺激，选择软硬适中的场地和避免过硬的场地长时间运动。

（四）康复处方

早期以静为主、动为辅，禁止跑跳练习，可以做上肢、腰腹的练习；后期以动为主、静为辅，可慢跑或在松软跑道练习。时间不宜过长，以维持人体正常的生理功能。预防工作开展得好与坏直接关系此病的发生和疗效，应注意加强运动保健知识教育并贯穿在整个训练之中。防止身体局部单一练习时间过久，体能训练前做好准备活动，训练后注意放松练习。

（五）科研进展

近年来，胫骨内侧应力综合征的诊断和治疗取得了很大的发展。目前，对于胫骨内侧应力综合征的治疗和研究主要集中于该疾病尚无明确的预防措施，所以需要进一步的前瞻性研究。同时，手术治疗不是主要的治疗手段，但是仍有很多学者对手术治疗进行研究，如胫骨后内侧骨筋膜切开、后内侧骨膜部分剥离以减少骨膜张力等，但手术疗效和手术方式需要进一步探索和分析。

（汪国友）

第三节　踝关节与足部运动损伤

一、概述

（一）应用解剖

踝关节，又称距小腿关节，由胫、腓骨下端与距骨构成。胫骨下端内侧向下的骨突称为内踝，胫骨下端后缘稍向下突出称为后踝，腓骨下端突出部称为外踝，外踝比内踝窄，但较长，其尖端在内踝尖端下 0.5cm，且位于内踝后约 1cm。在外踝尖端上方约 2.5cm 处的横向水平，即为踝关节位置。内、外、后踝构成踝穴，距骨位于踝穴内，距骨分头、颈、体三部，体部前宽后窄。当踝关节活动时，距骨在踝穴内移动。踝关节周围韧带及关节囊前后松弛，两侧较紧。踝关节的前后韧带较薄弱，有利于踝的屈伸活动。踝关节的内侧副韧带比较坚强，又称三角韧带，分深、浅两层。浅层为胫跟韧带，止于跟骨载距突的上部。深层呈三角形，尖朝上，基底朝下，止于距骨颈、体的非关节部分。外侧副韧带，即跟腓韧带和距腓前、后韧带，不如内侧韧带坚强。除关节、韧带之外，肌腱也加强了踝关节的稳定性，如后侧的跟腱、前侧的踇长伸肌和趾长伸肌、前内侧的胫骨前肌、后内侧的胫骨后肌和外侧的腓骨长、短肌。踝关节近端胫腓骨间有下胫腓韧带。

跟腱是人体最强大的肌腱之一，是由小腿后方腓肠肌和比目鱼肌向下延伸合并而成的肌腱，长约 15cm，止于跟骨结节后方。其主要功能是跖屈距小腿关节，维持踝关节稳定及起跳、行走。

（二）生物学特征及运动模式

踝关节为人体最大的屈戌关节，运动轴在横贯距骨体的横轴上。足可做背伸与跖屈活动。背伸肌有小腿前肌群，即胫骨前肌、踇长伸肌、趾长伸肌及第三腓骨肌。正常背伸活动幅度为 20°～30°。跖屈由小腿后群肌完成，以小腿三头肌为主。跖屈幅度为 40°～50°。跖屈时踝关节有轻微旋转、收展与侧方运动。距骨体前宽后窄，背伸时宽部进入踝穴，关节稳定，不能内收与外展；跖屈时窄部进入踝穴，关节松弛，微有侧方活动。踝关节的活动是在负重下进行的，稳定性很重要（人行走时踝关节的负荷达体重的 5 倍）。

（三）应力损伤机制

踝关节损伤的机制复杂，包括轴向暴力、旋转暴力、剪切暴力及混合暴力。常见的踝关节损伤包括骨折、韧带损伤及两者的混合伤。由于外踝比内踝约长 1cm，且靠后方，内侧韧带比外侧韧带面积大，韧带纤维较细密而强韧。因此，足的内翻活动比外翻活动大。又因距骨体前宽后窄，当足背伸时，踝关节较稳定。而当足踝跖屈时，较窄的距骨体后部进入又状关节窝，允许有一定的侧向运动和较大的内翻活动，踝关节的稳定性下降，这些解剖特点使踝关节容易发生过度内翻而引起外侧韧带的损伤。在体育运动中，由于场地不平，跳起落地时身体失去平衡或倒向一侧，都可能使踝关节发生过度内翻，导致外侧副韧带过度牵拉，引起韧带部分或完全断裂。

（四）诊断思路

踝关节运动发生损伤后，可出现损伤组织的水肿，产生无菌性炎症反应。踝关节损伤的症状包括肿胀、疼痛、活动受限等，根据症状出现的部位进行初步诊断。患者扭伤后出现踝关节外踝周围肿痛，局部有压痛，多为外侧副韧带的损伤及腓骨骨折；出现内踝周围肿痛，压痛明显，多为内侧三角韧带损伤或内踝骨折；出现跟腱走行区的肿痛，踝关节跖屈活动减弱，多为跟腱的损伤或者跟腱止点周围疾患；出现第五跖骨基底部的肿痛、压痛，多为第五跖骨基底骨折；青少年扭伤后，出现舟骨结节周围疼痛、压痛，多为副舟骨或者舟骨结节炎等；踝关节急性扭伤后 3～4 周，如果仍然有踝关节间隙的疼痛，要高度怀疑合并距骨软骨损伤。

（五）治疗方式

踝关节筋骨损伤有急性损伤，如车祸、坠落、跌打损伤等，也有慢性劳损，多与退变相关。筋骨损伤的治疗需具有"整体观念"，同时遵循筋骨并重、动静结合、内外兼顾、医患合作的原则，中医治疗手段大体可分为手法、固定、药物、功能锻炼，以及针灸、针刀等其他疗法。西医早期处理包括禁止负重、局部应用"RICE"治疗、服用非甾体类抗炎药物消炎止痛及积极消肿治疗。待肿胀消退后，根据损伤的类型进行关节的清理，以及韧带、肌腱、软骨损伤等的修复或者重建。若新鲜扭伤不及时正确处理，后期可发展成慢性踝关节不稳、踝关节创伤性关节炎等。

二、踝关节撞击综合征

踝关节撞击综合征是一种在运动时踝关节周围软组织或骨相互撞击、挤压所造成的疼痛状态。此病好发于经常过度使用踝关节的足球、排球、跑步、滑冰等运动员，近年来研究发现本病也好发于踝关节反复创伤的一般人群。

（一）损伤机制

由于踝关节周围韧带损伤导致踝关节不稳定，可引起踝关节反复扭伤，继发周围骨赘增生或软组织瘢痕形成导致踝关节撞击。根据撞击的部位不同，分为前撞击、前内撞击、前外撞击及后撞击等。前踝撞击征一般是指在踝关节背伸终末阶段胫距关节前缘的损伤，在胫骨前方和距骨颈处出现特征性骨赘或"外生骨疣"，通常被称为"对吻性骨赘"。对于前踝撞击征的病因，多数专家认为源于踝关节过度背屈或受外力打击损伤关节前方软骨所致。前踝撞击征多见于足球运动员，故又称"足球踝"。前外撞击征主要是踝关节扭伤后距腓前韧带的瘢痕增生或者游离体、骨赘等撞击所致。前内撞击征常见于踝关节扭伤后出现内侧软骨损伤，卡压在内侧间隙或内侧沟所致，又称类半月板样损伤。后踝撞击征与三角籽骨综合征有关，多见于跖屈运动。

本病多属于中医学"筋伤"的范畴，因受外力或自身撞击等损伤因素的影响，导致踝关节局部血液循环受阻，血液瘀滞不通，气血运行不畅，出现"不通则痛"，或者因先天不足或后天失养等因素导致踝关节周围气血供应不足，筋脉失于濡养，出现"不荣则痛"。

（二）诊断与分类

1.诊断　踝关节撞击综合征在临床诊断时需要结合病史采集、查体、影像学检查，分析疾病原因，避免误诊或漏诊。

（1）症状　前踝撞击征的临床症状为在背伸终末期踝前疼痛，上下楼、跑步、爬山、深蹲时症状加重。晚期可能会表现为背伸受限或疼痛，严重时造成关节僵硬、僵直。后踝撞击的临床症状主要是跖屈时疼痛加重，如下坡跑步、步行、下楼梯和高跟鞋磨损等。

（2）体征　一般体征包括以下几个方面。

1）前踝撞击征：局部疼痛，背伸撞击体征阳性。

2）后踝撞击征：后踝撞击综合征主要引起踝关节后侧疼痛，伴或不伴肿胀，当内翻、跖屈时，压痛明显且活动受限，疼痛于踝关节极度跖屈时加重。

（3）影像学

1）X线检查：踝关节增生的骨赘，对骨性撞击有诊断价值，X线片可以显示骨折、骨软骨骨折、外踝撕脱骨折和骨赘等。

2）MRI检查：MRI片可见肌腱、韧带、关节囊和周围软组织改变，对踝关节损伤程度、关节腔积液量和滑膜的异常改变等均可做出良好的判断，为踝关节撞击征的诊断提供重要依据。

3）超声检查：高频彩超可以较好地显示韧带损伤情况。

（4）关节镜诊断　关节镜下探查是诊断踝关节撞击征的重要方法，不足之处是一种有创操作。镜下可以发现韧带断裂、疤痕形成、滑膜增生、肉芽组织形成、致密结缔组织伴软骨化生

（半月板样组织）等异常征象。

2. 分类　中医辨证分型将其分为血瘀气滞型、筋脉失养型两种证型。

（1）血瘀气滞型　因受外力或自身撞击等损伤因素的影响，导致踝关节局部血液循环受阻，血液瘀滞不通，气血运行不畅，出现"不通则痛"。踝关节疼痛，局部肿胀或皮下瘀斑，舌红边瘀点，脉弦。

（2）筋脉失养型　因先天不足或后天失养等因素导致踝关节周围气血供应不足，筋脉失于濡养，出现"不荣则痛"。舌质淡，苔薄白，脉沉细。

（三）治疗与预防

1. 治疗

（1）中医治疗

1）手法：以"轻、巧、柔、和"为原则对疼痛处施以手法治疗。

2）中药外用：中药外用活血散或消瘀止痛药膏以活血化瘀，消肿止痛。

3）口服中药汤剂：根据中医辨证施治原则，予以活血化瘀、消肿止痛、滋补肝肾、养血壮筋的中药汤剂。

4）小针刀治疗：局麻下选择痛点或软组织条索处，用针刀进行局部粘连解除。

（2）西医治疗

1）前踝撞击征手术治疗：如果出现活动严重受限，需要通过前内侧小切口或关节镜进行清理术。根据侧位 X 片对前踝撞击征进行分级：Ⅰ级损伤为胫骨前唇出现小于或等于 3mm 骨赘（关节镜治疗）；Ⅱ级损伤为胫骨前唇骨赘大于 3mm（关节镜治疗或切开治疗）；Ⅲ级损伤为胫骨前唇及距骨颈部同时存在骨赘（关节镜治疗或切开治疗）；Ⅳ级损伤为胫骨前唇与距骨颈部骨赘相接触（关节镜治疗或切开治疗）。

2）后踝撞击征手术治疗：保守治疗失败并注射利多卡因，确诊后可行手术治疗。切开手术包括后踝内侧或外侧行后踝清理及切除距后三角骨。目前，随着关节镜技术的发展，踝关节撞击可在关节镜下进行微创处理。

2. 预防　专业运动员应定期进行体检，早期发现问题，早期解决。进行运动前充分活动身体，避免过度运动。踝关节损伤出现疼痛时应及时就医，避免贻误病情。

（四）康复处方

行关节镜下骨赘切除及关节清理术后，麻醉恢复意识后积极进行下肢肌力练习，如直抬腿肌肉收缩等。术后 2～4 天患肢 50% 负重行走，活动不宜过多，负重程度根据患者主观感受来调整。术后 5 天开始练习关节背伸，术后 10 天拆线，10～14 天可完全负重行走，术后 6～8 周恢复正常活动和运动。如术中进行了软骨修复或采用切开手术，则相应康复延后。

（五）科研进展

针对踝关节撞击征，根据患者不同的临床表现，治疗方法各异。对骨赘撞击，则在关节镜下切除骨赘，同时清理关节。对软组织撞击，则在关节镜下将撞击软组织切除。研究结果证明，关节镜治疗踝关节撞击征，总体优良率为 87%～95%，具有诊断直观明确、创伤小、并发症少、术后康复早等优点，能有效减缓踝关节退变，更快地恢复踝关节功能。但对于合并严重骨关节炎、关节间隙狭窄的患者，不建议选择该手术方法。

三、急性踝关节内外侧韧带损伤

踝关节扭伤是踝关节在外力作用下，关节骤然向侧方超过其正常活动度时，引起关节周围软组织如关节囊、韧带、肌腱等发生撕裂伤，称为踝关节扭伤。踝关节韧带损伤在全身关节软组织损伤中最常见，约占 80% 以上。早期如未及时处理，后期容易出现慢性踝关节不稳。踝关节韧带损伤是很常见的运动损伤，可发生于任何年龄，多见于球类、体操、田径等运动。

（一）损伤机制

踝关节内侧副韧带较为坚强，且外翻肌群力量相对不足，故足外翻暴力一般引起内踝骨折，单纯的内侧副韧带损伤较为少见。内侧副韧带损伤在多数情况下易合并胫腓下联合韧带损伤或内踝撕脱骨折，有时可伴有下胫腓韧带、骨间膜的损伤，出现下胫腓分离。外侧副韧带损伤在临床中常见，主要原因是外踝较内踝位置更低，外侧副韧带较内侧副韧带薄弱且足内翻肌群的肌力较外翻肌群更大。当快速行走或运动时，足若来不及调整位置，容易造成内翻跖屈位着地，足受到内翻应力，从而使得外侧副韧带受到牵拉直至损伤。暴力较大时可引起外侧副韧带的完全断裂。本病属于中医学"筋伤"的范畴，因受外力或自身撞击等损伤因素的影响，导致踝关节局部血液循环受阻，血液瘀滞不通，气血运行不畅，出现"不通则痛"。

（二）诊断与分类

1. 诊断　根据损伤的轻重程度，韧带损伤分为Ⅰ度、Ⅱ度和Ⅲ度损伤。Ⅰ度损伤：韧带仅部分纤维撕裂，局部疼痛，但能承重并继续跛行。检查局部轻度肿胀和压痛，没有明显的功能障碍，踝关节稳定。Ⅱ度损伤：部分韧带断裂，踝部疼痛，能承重但往往难以继续行走。检查伤侧有皮下淤血和局限性肿胀，出现一定程度的功能障碍，轻、中度关节不稳。Ⅲ度损伤：韧带完全断裂，踝部疼痛，不能承重。检查局部淤血明显，肿胀严重，有的甚至可引起关节肿胀（关节内血肿），或合并骨折、明显关节不稳。

（1）症状

1）受伤史：有明显的足突然旋后的受伤史，有时在受伤时可听到响声。

2）疼痛：伤后踝关节伤侧疼痛，走路和活动关节时最为明显。

3）肿胀：受伤后若不及时处理，会迅速出现局部肿胀。

4）皮下淤血：韧带关节囊等撕裂后出血，一般伤后 2～3 天皮下淤血、青紫最明显。

（2）体征　一般体征包括以下几个方面。

1）压痛：外侧副韧带的压痛点主要在踝关节外侧、平距腓前韧带和跟腓韧带所在的部位；内侧副韧带（三角韧带）损伤在内踝尖下方压痛最为明显；若为距腓前韧带损伤，则压痛点在外踝的下内方；如在足背和踝关节的前面也有压痛，则表示还有足的背侧韧带损伤。

2）异常活动：做足内翻或外翻的被动活动时，若活动范围超过正常范围或距骨在踝穴之间的旋转角度增大，表示外侧或内侧韧带的完全断裂。

特异性体征包括：①踝内翻试验，将踝关节被动内翻，如果伤侧踝关节在外侧关节间隙的开口程度较大，即为阳性，说明距腓前韧带和（或）跟腓韧带断裂（图 7-44）。②胫距前抽屉试验，检查者一只手握住患者小腿远端，另一只手握住其足跟，使距骨向前移动，两侧对比，如果伤侧错动范围较大，即为阳性。踝关节中立位抽屉试验阳性说明距腓前韧带断裂，跖屈位抽屉试验阳性说明跟腓韧带断裂（图7-45）。③足旋后（旋前）试验，重复损伤动作，将足被动旋后（旋前），外侧（内侧）相应的损伤部位可出现疼痛。旋后试验阳性提示外侧副韧带损伤，旋前试验阳性提示内侧副韧带损伤。

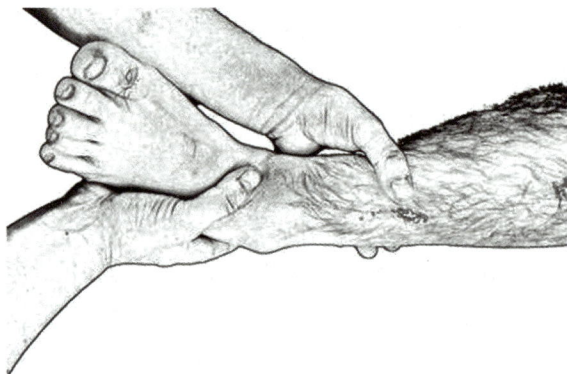

图7-44　踝内翻试验

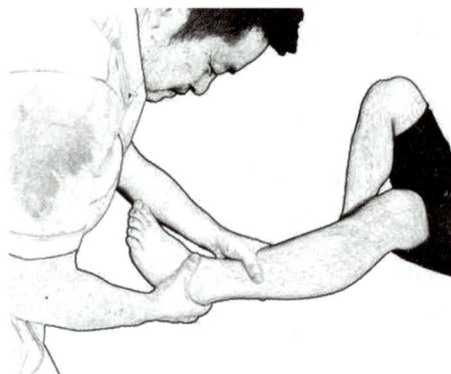

图7-45　跖屈位抽屉试验

（3）影像学

1）X线检查：X线检查应包括踝关节前后位（正位）、侧位、踝穴位和应力位片。正侧位片主要用来排除踝关节骨折。踝关节前后位X线检查如果发现距骨外移，踝穴内侧关节间隙大于4mm，可诊断为三角韧带断裂。内翻应力位X线片检查距骨倾斜角较对侧差值大于5°，提示外侧副韧带断裂。外翻应力位X线检查距骨倾斜角大于10°，可诊断为内侧三角韧带断裂。前抽屉应力位X线片发现距骨前移距离大于3mm或者距骨向前半脱位，提示外侧副韧带断裂。

2）MRI检查：正常踝关节韧带的MRI影像为连续的低信号。急性损伤期可发现低信号的韧带中出现片状高信号、韧带连续性中断、周围软组织水肿及关节腔积液等。

3）超声检查：B超、彩超可较好地显示3条韧带全长的损伤情况。

（4）关节镜诊断　踝关节扭伤可分为Ⅰ级（轻）、Ⅱ级（中）和Ⅲ级（重）。Ⅰ级损伤仅为显微镜下水平的韧带伸长，几乎无肿胀或压痛，无机械或功能性不稳。Ⅱ级损伤表现为韧带部分断裂，伴肿胀、压痛和程度不等的关节不稳定。Ⅲ级损伤表现为韧带完全断裂，出现明显的临床表现，体格检查时发现关节松弛，并可能有急性或慢性不稳定症状。

2. 分类　中医辨证分型将其分为气滞血瘀型、筋脉失养型两种证型。

（1）气滞血瘀型　损伤早期，踝关节疼痛，活动时加剧，局部明显肿胀及皮下瘀斑，关节活动受限，舌红、边瘀点，脉弦。

（2）筋脉失养型　损伤后期，关节持续隐痛，轻度肿胀，或可触及硬结，步行乏力，舌淡，脉弦细。

（三）治疗与预防

1. 治疗

（1）中医治疗　主要包括口服中药、局部中药外敷。

（2）西医治疗　在急性期根据疼痛程度，选择性地使用非甾体抗炎药以对症治疗。新鲜踝关节韧带Ⅲ度损伤、距腓前韧带和跟腓韧带复合损伤、内侧三角韧带损伤合并下胫腓联合损伤、韧带损伤合并撕脱骨折或骨软骨损伤等适合手术治疗，其也适合运动员等对运动要求高的人群。

手术方式有以下几种。

1）切开或关节镜下直接断端缝合术，适用于韧带体部新鲜断裂者。

2）切开或关节镜下韧带止点重建术，适用于韧带从止点撕脱者。

3）切开或关节镜下肌腱移植重建韧带术，适用于距腓前韧带和跟腓韧带陈旧性损伤合并原韧带萎缩者，可使用腓骨短肌腱、跖肌腱重建外侧副韧带。

2. 预防　主要包括以下几个方面。

（1）加强足踝部肌肉力量练习　这一点对所有项目的运动员都很重要。在运动时各种技术动作大多包括踝关节的过度屈伸和内外扭转，因此必须加强踝部的肌力练习。

（2）使用绷带或支具保护　运动员进行训练前，必须坚持以绷带支具裹踝及足部，不仅可以限制足踝的过度屈伸活动，而且可保持踝关节在运动时的稳定性，避免扭曲、挤压和过分旋转。

（3）合理安排训练量　对运动员和舞蹈演员等的训练量要进行合理的安排，尤其对运动新手和少年运动员，要遵守循序渐进的训练原则，严格控制训练强度、频度、密度等，每1～2周检查运动员一次，出现下蹲时疼痛者应做进一步检查。

（四）康复处方

1. 一般2天后在关节无痛的范围内可进行关节活动度练习及踝关节等长收缩练习，但不要进行任何内翻、外翻练习；在踝支具保护下尽早开始承重，同时，支具可防止内翻或外翻，以保证韧带愈合的正常进行。3～5天炎症消退后进入恢复期，包括进行踝关节在所有运动面的关节活动度练习、踝关节周围肌肉的力量练习，尤其是踝背伸肌力练习。

2. 术后给予短腿非负重管型石膏固定3周，之后给予行走管型石膏固定3周，并适度行等长肌力练习。患者接下来佩戴护具，开始做关节活动度的锻炼。一旦患者活动度恢复满意，即可进行渐进性抗阻力训练。训练中应特别注意加强患者的肌力练习，一旦肌力恢复满意，即可加入本体感觉训练。

（五）科研进展

近年来研究表明，临床对于急性踝关节扭伤的治疗主要以保守治疗为主。中西医治疗各有优势，如何制订出一种简单、合理、高效的治疗方案来平衡最佳运动负荷量是目前临床研究的关键。

四、跟腱损伤

跟腱损伤是指直接或间接暴力使跟腱过度牵拉，从而引起跟腱纤维部分或完全断裂。跟腱损伤可发生于任何年龄段的体育活动或剧烈活动，某些全身及局限性疾病导致跟腱退变可以使跟腱弹性下降，极易出现跟腱损伤。跟腱断裂是一种常见的肌腱损伤，在运动创伤中尤为常见，占全身肌腱损伤第二位。

（一）损伤机制

跟腱在邻近肌肉部和跟骨附着点部分均有较好的血液供应，而其跟骨附着点以上2～6cm处，血液供应较差，肌腱营养不良，因而该处易发生断裂。跟腱断裂主要原因是暴力作用，可分为直接暴力和间接暴力。直接暴力作用是指重物直接打击、锐器切割等致其损伤。间接暴力作用是指在篮球、羽毛球和足球等运动中，不恰当的起跑、起跳及落地，会引起小腿三头肌强烈收缩，并通过力的传导，引起跟腱损伤。本病属中医学"筋伤"的范畴，多由外因所致。

（二）诊断与分类

1. 诊断　根据跟腱损伤程度分为三度。Ⅰ度为仅在微观上有韧带纤维的损伤，无关节不稳定，疼痛轻微。Ⅱ度为部分韧带纤维断裂，可能存在关节不稳、中等程度的疼痛和肿胀、活动度受限等情况。Ⅲ度为韧带完全断裂，关节不稳定，存在明显的肿胀和疼痛。

（1）症状　局部有明显肿胀、疼痛，跖屈无力，不能踮脚站立，跛行，外观可见肌腱部位失去原有形态而凹陷。

（2）体征　一般体征包括在体格检查时可在跟腱断裂处扪及凹陷征、空虚感及局部压痛。

特异性体征包括以下方面。

1）捏小腿三头肌试验：患者取俯卧位，操作者捏其小腿三头肌时，距小腿关节无跖屈动作或跖屈动作明显减弱（两侧对比）则为阳性。

2）动态挤压试验：患者取俯卧位，操作者用一根针插于其跟腱附着点近端10cm皮下处，使针尖位于跟腱组织内，然后操作者用手将患者的足部跖屈或背伸，在背伸时，如针能向近端移动，则说明跟腱完好或者部分断裂；反之，如插入的针不动或针移动方向与肌腱收缩方向相反，提示跟腱断裂的可能。

（3）影像学

1）X线检查：用以排除骨折、骨畸形、骨肿瘤等骨性病变，可见软组织肿胀，有时可见跟腱不连续影。

2）MRI检查：可见软组织积液、跟腱增粗变毛糙、形态不规则及连续性中断等表现。

3）超声检查：可见跟腱内部线性撕裂、腱止点骨质增生、腱增厚、腱周积液、腱内钙化、止点骨皮质不规律、局部低回声区及弥漫的腱组织不均匀等。

（4）关节镜诊断　关节镜下可发现跟腱断裂的情况及可辅助进行缝合修复。

2. 分类　中医辨证分型将其分为瘀滞型和气血不足型两种证型。

（1）瘀滞型　多由直接或间接暴力致伤，常有被打击之感，并出现撕裂感，疼痛，肿胀，舌质红，苔薄黄，脉弦数或弦涩。

（2）气血不足型　多由过度训练劳损，气血不足，筋脉失养，偶遇外力就能发生断裂，舌质淡，苔薄白，脉沉细。

（三）治疗与预防

1. 治疗

（1）中医治疗　急性期给予石膏或者夹板制动，固定于踝关节轻度跖屈位，抬高患肢，结合中医辨证论治，即三期内服用药。亦可应用外治法，在保守治疗全周期或手术治疗后期均可配合运用中药外擦、熏洗，如海桐皮汤外洗、跌打酒外擦等。

（2）西医治疗　药物治疗：对症止痛，可使用非甾体抗炎药等。手术治疗：急性跟腱完全断裂者可以端端缝合；跟腱止点断裂可用缝合锚钉加强固定及缝合；陈旧性跟腱完全断裂者有多种方法修复。对于跟腱缺损2cm者，进行直接端端缝合；对于跟腱缺损 2～5cm者，可行足踇长屈肌腱转位桥接；对于跟腱缺损5～8cm者，需行腓肠肌的"V-Y"形延长或肌腱转位手术。

2. 预防　避免在疲劳时进行运动，在运动前进行充分的准备活动，避免在运动中进行强力的对抗性活动，不在极端寒冷的环境中剧烈运动，跟腱炎患者应尽量减少激素类药物的使用，平时适度补充肌腱营养所需的维生素 C、胶原蛋白等营养物质，以避免跟腱损伤。

（四）康复处方

在使用石膏和护具保护的同时，可行足趾活动、下肢等长肌力练习。双拐部分负重行走逐渐过渡至单拐、脱拐行走。去除石膏后行关节活动度练习。

具体功能锻炼方式有以下几个方面。

1.身体前倾面对墙壁，双手伸直平推墙壁，患肢膝关节向后绷直，另一个膝关节向前呈弓步。屈肘，增大身体前倾度，保持膝部绷直和足跟触地，这时会感到跟腱和足底韧带受到牵拉，保持牵拉感 10 秒然后放松，重复 20 次，每天 4～5 次。如双足都有疼痛，可交换双足位置按照相同方法练习。

2.双手扶着桌子，上身前倾，双足前后错立，重心放在位置靠后的腿上，抓牢前方支撑物，屈双膝下蹲，保持双脚足跟触地，保持牵拉感 10 秒然后放松，重复 20 次。

3.如双足都有疼痛，可交换双足位置按照相同方法练习。双足前部站在楼梯最下方的台阶上，身体保持直立，面向楼梯，手握护栏保持身体平衡，足跟悬空，逐渐放松小腿肌肉，使足跟尽可能放低。感到小腿肌肉、跟腱和足底韧带受到牵拉，保持牵拉感 10 秒然后放松，重复 20 次。

（五）科研进展

目前，跟腱损伤的治疗方法较多，临床治疗方案应综合分析，正确选择。保守治疗无手术带来的组织损伤，但易出现跟腱粘连和再断裂的风险，对于存在基础疾病、跟腱功能要求较低、年龄较大者优先选择；开放手术修补完善，术后再断裂发生率低，但术中过分剥离显露跟腱，周围组织损伤较大，易发生肌腱粘连，可用于对跟腱功能要求高、年龄相对较小者；微创手术很大程度保护腱周组织，发生术后粘连的概率降低，但因术野显露不充分，操作较复杂，易损伤腓肠神经，修复后力学属性劣于开放手术，可视患者自身情况灵活选择。

五、跟痛症

跟痛症，又称足跟痛，是由一系列疾病导致的足跟部疼痛的证候群。根据部位，可把跟部疼痛分为跟后部、跟跖侧疼痛。前者常由跟腱炎、跟腱滑囊炎等引起，而跟腱炎又可分为止点性跟腱炎和非止点性跟腱炎两类。后者则常由跖腱膜炎、跟脂肪垫炎、足底外侧神经第一支卡压症、跟骨骨刺、跟骨骨膜炎、跟骨骨折等引起。在儿童，跟后疼痛多见于跟骨结节骨骺炎。一些全身疾病，如类风湿关节炎、痛风性关节炎等，也可引起足跟部疼痛。本病在足踝外科门诊患者中较为常见，多发生于中年以后的肥胖者，男性发病率高于女性，男女比例约为 2∶1，特别是男性肥胖者及运动员，可一侧或两侧同时发病。

（一）损伤机制

跟骨内侧结节有跖腱膜附着，分别止于各跖趾关节的跖侧皮肤、屈肌腱和腱纤维鞘。起自跟骨内侧结节的足内在肌还有足蹰展肌、小趾展肌和跖方肌。跟骨跖侧浅层有跟下脂肪垫填充，脂肪垫具有吸收应力、缓冲震荡等作用。跟骨后缘有跟腱附着，跟腱由腓肠肌和比目鱼肌向远端联合而成，止于跟骨结节后面中点。跟腱和跟骨后上结节之间有一滑囊，称为跟腱囊，跟腱和足跟皮肤之间也有一滑囊，称为皮下囊，滑囊正常时可以在跟腱和跟骨结节，以及皮肤之间起到润滑作用。引起足跟疼痛的原因很多，如跖腱膜炎、止点性跟腱炎（Haglund 畸形）及非止点性跟腱炎等。长期站立、步行等使跖腱膜受持续牵拉导致跖腱膜炎。同时，跟垫弹性脂肪组织退变也可引起足跟疼痛；跟骨结节后上方可出现大的骨性突起，与跟腱止点及跟前后滑囊反复摩擦产生滑囊炎症，跟腱止点内部常出现炎症、退变或钙化则产生疼痛；非止点性跟腱炎包括腱鞘炎、肌腱炎，由退变及慢性炎症引起。中医学认为，本病乃劳损过度所致，长期过度奔走、负重，导致跟骨部位瘀血阻滞，不通则痛；或足跟部长期浸于泥水之中劳作，感受风寒湿邪，寒性凝滞，湿浊缠绵，导致瘀血阻滞，不通则痛；或年老体衰，肝肾不足，筋弛髓枯，导致足跟部气血亏虚不荣则痛。

（二）诊断与分类

1. 诊断

（1）症状

1）跖筋膜炎：患者站立或行走时跟跖及足心疼痛，足底有胀裂感。压痛点局限于跟骨结节的跖筋膜附着部，特别是它的内侧。疼痛也可沿跟骨内侧向前扩展到足底，尤其是早晨起床以后或休息后开始行走时疼痛更明显，活动一段时间后疼痛反而减轻，压痛点在跟骨负重点稍前方的足底腱膜处。

2）止点性跟腱炎：止点性跟腱炎是指跟腱在止点附近及其附近 2cm 范围内的无菌性炎症，又称跟腱止点末端病。止点肌腱炎的疼痛发生在跟腱的止点处，可随着锻炼加重。跟腱止点的慢性炎症可导致肌腱增厚，最常见的表现为进行性行走或运动时跟腱止点部疼痛，一般不影响日常的活动。开始为间断性疼痛，以后可转为持续性疼痛。跟腱止点部外观正常或增大，局部压痛。

3）非止点性跟腱炎：非止点性跟腱炎是指仅限于跟腱止点以上 2～6cm 范围内，包括跟腱周围的腱周组织、跟腱本身的退变等一系列病理变化引起的无菌性炎症而产生的一组证候群。

（2）体征   跖筋膜炎患者查体可见足跟前内侧肿胀，跟骨内侧结节及跖腱膜起点 2～3cm 处有明显压痛，踝关节背伸时疼痛加重。止点性跟腱炎的患者压痛点在跟骨结节跟腱的止点及其上方 2cm 处，伴有哈格伦德（Haglund）畸形或跟腱止点钙化时局部会明显膨隆。非止点性跟腱炎患者压痛点位于跟腱止点以上 2～6cm，跟骨后滑囊炎可在足跟后上方有轻度压痛，神经源性跟痛症患者沿足底外侧神经走行均有压痛。

（3）影像学

1）X 线检查：拍摄正位及站立的足侧位片，以确定跟骨的结构、足的生物力学及跟骨骨刺等情况。跟骨骨骺炎 X 线摄片可显示跟骨骨骺小而扁平，外形不规则，骨化不全或有硬化、碎裂现象。跟后滑囊炎 X 线摄片多无异常表现，部分患者距小腿关节侧位片上可见跟后方的透亮三角区模糊或消失。病程长而影响行走者，可见局部脱钙囊性变、骨质稀疏等表现。

2）MRI 检查：跖筋膜炎的 MRI 片，显示跖筋膜增厚并伴信号强度的变化。

3）超声检查：B 超可显示跖筋膜增厚的表现。

（4）关节镜诊断

1）跖筋膜炎：有跖腱膜增厚、水肿表现，部分患者可见跟骨结节侧有骨刺。

2）止点性跟腱炎：止点性跟腱炎患者的跟腱止点处发生纤维黏液样变性、纤维化、钙化、跟腱增粗、有结节形成，可伴有跟后上结节增生、肥大而形成 Haglund 畸形（图 7-46）。

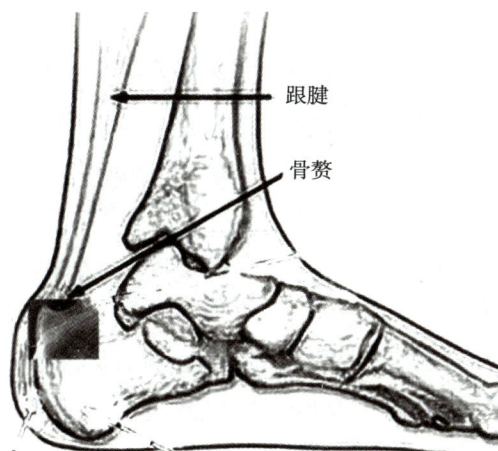

图 7-46　Haglund 畸形

3）非止点性跟腱炎：可见跟腱增厚、结节、软化、光泽降低且纤维化。

2. 分类　中医辨证分型将其分为气血瘀滞型、寒湿痹阻型和筋脉失养型三种证型。

（1）气血瘀滞型　多为早期，过多跑跳训练后，局部疼痛，皮肤稍灼热，苔薄黄或薄白，脉弦或弦涩。

（2）寒湿痹阻型　亦多见于后期，劳累后疼痛加重，畏寒喜温，可触及质软的肿块，舌质淡，苔薄白。

（3）筋脉失养型　多为后期劳损日久，踝部酸软，劳累后加重，局部轻度肿胀，喜按喜揉，舌质淡，苔薄白，脉沉细。

（三）治疗与预防

1. 治疗

（1）中医治疗　中医治疗主要包括中药外敷、中药熏洗、针灸治疗等，起到活血化瘀、消肿止痛、疏通经络的作用。

（2）西医治疗　西医治疗包含药物治疗及手术治疗。药物治疗多采用口服消炎镇痛类药物。手术治疗包括跖筋膜松解术、骨刺切除术、神经松解术、软组织松解术、减压手术、内镜手术等。

2. 预防　要注意以下几点。

（1）运动员正确掌握训练及比赛技巧，尽量避免足跟部突然受到暴力，大运动量之前应充分热身。

（2）合理安排训练及比赛，避免局部负荷过大。

（3）长期站立工作者应适时休息，活动踝关节和足部，改善局部血液循环。

（4）体重超重者应适当减肥，以减轻对跟骨及滑囊的压迫刺激，可以降低本病的发生率。

（5）合理应用矫形鞋垫，对于此病有较好的预防效果。

（6）加强运动员及教练的宣教工作，强化安全训练及比赛的意识。

（四）康复处方

1. 肢体锻炼　主要包括足底筋膜牵拉和跟腱牵拉锻炼。由于足底筋膜牵拉有助于炎症的消退，每天反复地牵拉跟腱、足底筋膜是减轻跟痛症患者疼痛的最有效的方法之一。

2. 使用足底垫和跟骨垫　能减少或分散跟骨撞击的应力，缓冲和支撑跟下的纤维脂肪组织，

NOTE

从而起到治疗跟痛的效果。

3. 肢体固定   疼痛严重时，可用夜间夹板或石膏托固定踝关节背伸 5°～ 10°，以免使足底筋膜在夜间痉挛、晨起活动时引起疼痛。

4. 体外震波治疗   此疗法可促进足跟处局部血液循环，加快局部炎症的减退，是治疗此病的有效方法之一。

5. 消炎镇痛药物   主要是非甾体抗炎药，具有良好的镇痛效果，对大多数跟痛症的急性疼痛发作和长期疼痛是有效的。

6. 局部封闭   当大多数保守疗法失败时，临床医生可借助本疗法。本疗法短期内的疗效是肯定的，但可能引起足底腱膜、跟腱断裂及足跟脂肪垫的退化，所以应慎重使用。

（五）科研进展

跟痛症是临床一个常见的疾病，病因机制具有复杂性，有待进一步研究。目前大多数患者采取保守治疗；若经过保守治疗 6 个月以上失败者，可根据患者的综合情况选择综合治疗或手术治疗。但是最终的治疗目的是减轻患者的痛苦，提高其生活质量。

（汪国友）

第八章　脊柱骨盆运动损伤

第一节　脊柱运动损伤

一、概述

（一）应用解剖

成人脊柱由 26 块椎骨 [颈椎 7 块、胸椎 12 块、腰椎 5 块、骶椎 1 块（刚出生时 5 块）、尾椎 1 块] 借韧带、关节及椎间盘连结而成。脊柱上端承托颅骨，下联髋骨，中附肋骨，并作为胸廓、腹腔和盆腔的后壁。脊柱内部自上而下形成一条纵行的椎管，内有脊髓。脊柱有 4 个生理弯曲：颈椎前曲、胸椎后曲、腰椎前曲、骶椎后曲。椎骨因所在位置不同，大小形态不完全一样，但基本构造大同小异（寰椎和枢椎形态特殊），由椎体和附件两部分组成（图 8-1、图 8-2）。

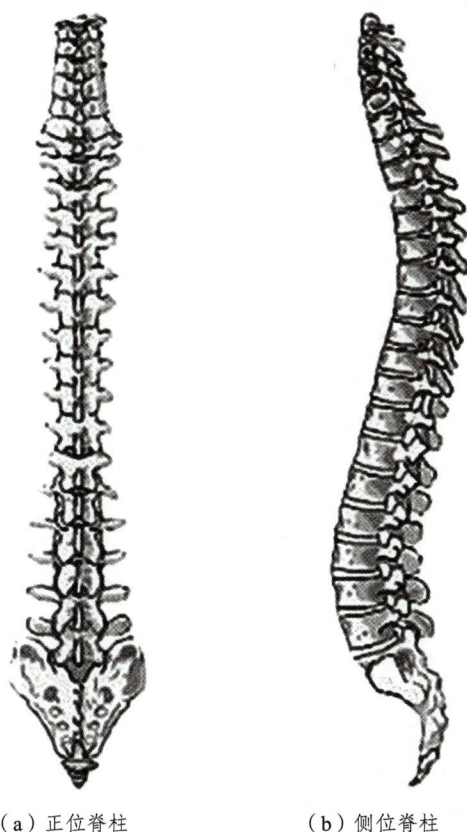

下关节面　齿突间

侧孔

（a）寰椎结构

尖　齿突

椎孔　后关节面

横突　上关节面

棘突

（b）枢椎结构

（a）正位脊柱　（b）侧位脊柱

图 8-1　脊柱骨性结构　　**图 8-2　寰椎和枢椎结构**

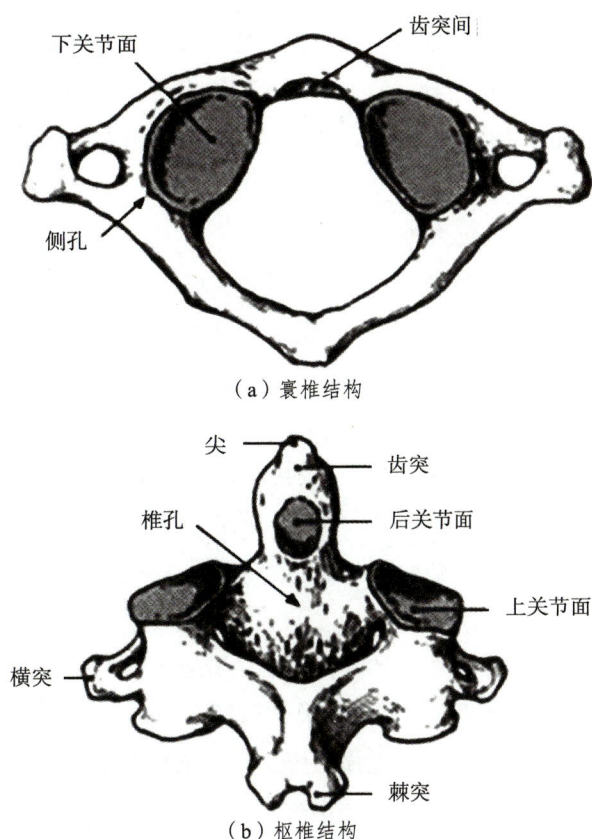

1. 椎体间连结

（1）椎间盘　包括髓核及外缘纤维环两部，纤维环分成椎体后外缘关节面部和髓核前部。椎间盘胸椎中段最薄，向上、向下厚度递增。腰椎间盘最厚，$L_1 \sim S_1$ 椎间盘前方形成腰骶角。颈椎、腰椎间盘前厚后薄，胸椎相反，髓核居椎间盘后部。

（2）韧带连结　前纵韧带、后纵韧带。

2. 椎弓间连结

（1）椎间后关节　由相邻椎骨上、下关节突连结组成，为平面关节，颈椎呈水平面，胸椎呈冠状面，腰椎呈矢状面。

（2）韧带连结　黄韧带、棘上韧带、棘间韧带、项韧带等。

3. 脊柱运动相关肌肉　包括颈肌、背肌、胸肌、腹肌、髂肌等。脊柱周围的肌肉可以和承受作用于躯干的外力。背肌分浅层和深层：浅层包括斜方肌、背阔肌、肩胛提肌、菱形肌，上、下后锯肌。深层包括骶棘肌、横突棘肌、横突间肌、棘突间肌；腰肌包括腰方肌和腰大肌。腰前外侧壁肌、臀大肌、臀中肌、臀小肌、股二头肌、半腱肌及半膜肌等间接作用于脊柱。

（二）生物学特征及运动模式

脊柱状态包括静态及运动状态。静态指直立位，分为背肌张力为主时直立、脊柱前屈肌张力为主时直立、脊柱前后肌无张力时直立、脊柱前后肌张力力矩相等时直立等各种状态；运动状态分为前屈、背伸、侧屈、旋转、环转等各种状态。

脊柱不仅是传递重力的主要结构，还是在脊柱不同状态时传递重力所引起的平衡失调而进行调节的辅助装置。脊柱重力的传递是通过椎骨和椎间连结，以及脊柱周围肌肉韧带的协同作用来实现的。肌肉的收缩、韧带的张力为椎骨和椎间连结传递重力提供了平衡条件，力的传递则是在椎骨与椎间连结内进行的。脊柱椎间连结包括椎间盘、后关节和韧带三部分。在三部分之中仅有椎间盘、后关节直接起重力传递作用，而棘间、棘上、前纵、后纵等韧带只起协助传递重力的作用。除此之外，韧带还有保持椎间连结张力，与肌肉相辅相成维持脊柱椎骨在不同状态下平衡的作用。

（三）应力损伤机制

1. 直接暴力　外力直接损害脊柱。

2. 间接暴力　主要包括作用于头颈部或臀部的暴力，纵向传导至脊柱的某一节段而引起骨折或脱位。

3. 肌肉牵拉　常发生于腰部或颈部突然侧弯或前屈时，易引起横突或棘突撕裂性骨折。

运动损伤至脊柱，分别引起伸直或屈曲形变。在变形的椎体凸面产生张力，在其凹面产生压力，棘突限制其进一步延伸而产生典型的过伸损伤或骨折。脊柱关节退行性病变可压迫周围组织神经，造成小关节紊乱。

（四）诊断思路

脊柱运动损伤要根据病史区分急、慢性损伤，通过观察症状、体征及辅助检查，进一步确定脊柱运动损伤的性质，作出诊断。

首先，对于急性损伤应及时注意和发现是否合并有颅脑、胸、腹和盆腔脏器等的损伤。对于高能量损伤，如交通事故、高空坠落等，造成损伤严重程度增加和涉及范围扩大，需要增加检查方法、手段和部位才能减少漏诊。其次，确定脊柱损伤节段。通过主要临床症状，初步了解损伤平面，如意识丧失、呼吸障碍提示上颈椎骨折或脱位的可能；出现腹胀，提示胸腰段骨折的可能；四肢瘫或不全瘫，考虑颈椎损伤。充分暴露脊柱的淤肿，观察患者的淤肿部位及畸形，从上至下逐个按压或叩击棘突，通过压痛及叩击痛，确定损伤部位。最后，检查躯干和四肢的痛觉、温度觉，注明"正常、减退、消失或过敏"等情况，特别要注意检查会阴部感觉，并通过肌力、反射检查，确定损伤平面。

慢性损伤一般病程较长，易反复出现。疼痛以酸胀感、沉重感、麻木感为主，如腰背部疼痛范围广泛，伴腰背部肌肉紧张甚至僵硬，要考虑腰背肌筋膜炎；疼痛以下腰部侧方为主，多为腰肌劳损，或盘源性腰痛；如腰三横突出现压痛，则要考虑腰三横突综合征；脊柱纵向负荷加大时疼痛加重，考虑盘源性腰痛。

影像学检查是诊断疾病的重要手段，拍摄压痛区域的正、侧位 X 线平片，必要时加摄斜位 X 线片了解有无椎弓峡部骨折；屈伸位 X 线片了解脊椎的稳定性，张口位片了解寰枢椎的对位关系。CT 及三维重建可以形象地显示骨折脱位情况。对疑有脊髓、神经损伤或椎间盘与韧带损伤时，应做脊柱相应部位的 MRI 检查。超声检查可探查腹膜后血肿。电生理检查可反映四肢神经的情况等。

急性脊柱损伤要注意及时发现是否合并有颅脑损伤。颅脑损伤是指头部受到外伤，引起脑组织结构破坏和神经功能紊乱的疾病，具有较高的致死率、致残率，严重影响患者的健康，增加社会的负担，是一个重大的社会公共问题。全球发生颅脑创伤为 5000 万人次／年，重型颅脑损伤死亡率为 30%～40%，中重度损伤 66% 以上的存活患者可出现永久残疾。颅脑损伤常伴继发性脑损伤，继发性脑损伤常发生在现场抢救和转运患者的过程中。目前，临床对颅脑损伤的救治方案主要包括以下内容：院前急救、血肿处理、预防并治疗脑水肿、激素治疗、改善脑血流、提高脑灌注、钙离子通道阻滞剂和内源性脑保护因子应用、营养支持疗法、亚低温疗法、抗休克及催醒、预防感染、运动康复。

（五）治疗方式

1. 急救搬运　对脊柱运动损伤患者，院前急救的重点为避免脊柱二次创伤并进行必要的包扎止血等处理。搬运伤员应注意保护脊柱的稳定性，以免加重损伤。

2. 非手术治疗　主要用于脊柱损伤轻、稳定性相对好、没有明显脊髓神经压迫的患者，包括药物治疗、高压氧治疗、使用自由基清除剂、改善循环药物等。

3. 手术治疗　脊柱骨折或脱位有关节突交锁者；脊柱骨折复位不满意，或仍有脊柱不稳定因素存在者；影像学显示有碎骨片突入椎管内压迫脊髓者；截瘫平面不断上升，提示椎管内有活动性出血者。

4. 中医治疗　早期以活血止痛、通腑排便为主；中期以和营止痛、接骨续筋为主；后期以滋补肝肾、舒筋活络为主。根据患者损伤情况，配合手法、针灸等疗法。

二、颈椎骨折与脱位

上颈椎骨折、脱位是指发生于枕髁、寰椎、枢椎的骨折。根据骨折的发生机制及形态学变化，上颈椎骨折、脱位分为枕骨髁骨折、寰枕关节脱位或半脱位、寰椎骨折、寰枢关节脱位、齿状突骨折、绞架性（Hangman）骨折及枢椎椎体骨折等。下颈椎骨折、脱位是 C_3～T_1 段发生骨折、脱位的统称。颈部运动损伤以下颈椎骨折脱位多见。

下颈椎骨折、脱位在临床较为常见，当颈部遭受一定程度的外力时，可造成下颈椎排列异常，颈椎周围结构损伤，可合并骨折、脱位，常伴有不同程度的脊髓损伤，严重时可导致患者四肢不全瘫或全瘫，甚至危及生命。下颈椎骨折、脱位约占所有颈椎骨折脱位的 65%，交通损伤、重物跌落、高空坠伤为主要损伤原因。撑竿跳、跳水、单板双板滑雪、高低杠、跳马等动作竞技类项目运动员易发生跌落而引起下颈椎骨折。

（一）损伤机制

由直接或间接暴力所致的颈椎骨、关节及相关韧带的损伤，并伴有脊髓和脊神经根损伤，多属于非稳定性骨折，是脊髓损伤中较为严重的一种，可由垂直压缩、屈曲、牵张、旋转或剪切力引起。屈曲性暴力是造成颈椎骨折脱位的主要原因。骨折脱位引起颈椎椎管局限性狭窄，极易损伤脊髓，尤其在 $C_5 \sim C_7$ 颈膨大处的骨折、脱位，更易合并脊髓损伤。中医学认为，骨折发生于打伤、压伤及撞击伤等外来暴力直接作用的部位。局部筋骨遭受巨大冲击，血脉受损，血瘀气阻，不通则痛。若髓海致损，督脉不畅，则筋脉拘急不舒。

（二）诊断与分类

1. 诊断

（1）症状　对于清醒患者可简要了解既往病史及这次外伤的发生经过，包括跌落高度、撞击的方向、重物击打的方向及部位等，由此可推测颈椎外伤发生的原因。患者损伤后的症状大多较严重，有脊髓损伤者因损伤平面的不同而症状不同，脊髓损伤程度的不同而造成的瘫痪程度也不同。

（2）体征　检查要包括脊柱及身体其他部位的系统检查，避免遗漏肢体及脏器损伤。检查脊柱时要逐一触摸棘突，检查有无压痛、骨擦音及骨擦感，观察淤斑、裂伤及伤口的部位。颈前部的肿胀及饱满，提示颈椎前方的血肿及颈椎外伤的发生；头部及颈椎的旋转畸形，提示颈椎单侧小关节交锁；头面部的淤斑往往是外力直接作用的结果，提示外力的播散方向。对清醒患者要进行详细的神经学检查，包括所有皮节及肌节感觉、运动及相应反射。肌肉力量按照 0 ~ 5 级记录，注意反复检查记录、神经损害有无进展。

2. 分类

（1）西医分型

1）屈曲压缩型（泪滴样）骨折。

2）垂直压缩型（爆散型）骨折。

3）伸展压缩型骨折。

4）屈曲牵引型脱位或骨折。

5）伸展牵引型骨折。

6）侧方屈曲型骨折。

（2）中医分型　中医辨证分型将其分为气滞血瘀型、痰湿壅盛型和肝肾亏虚型三种证型。

1）气滞血瘀型：突遇外伤，颈部疼痛，活动受限，痛处固定不移，舌质暗或伴瘀斑，脉细涩。

2）痰湿壅盛型：患者多肥胖，突遇外伤，以颈部疼痛、酸胀为主，活动受限，舌淡胖或有齿痕，苔腻偏黄，脉滑或弦。

3）肝肾亏虚型：常见于老年人，平素肝肾亏损，头痛隐隐，时时昏晕，遇劳加重，因外伤或转头过度致其骨折，发为此病。

（三）治疗与预防

颈椎骨折、脱位的治疗原则是恢复正常的颈椎序列、解除神经压迫和重建颈椎稳定性。治疗方式的选择，主要考虑以下几个方面：①是否存在机械性不稳定而需要手术修复。②是否存在神经压迫而需手术减压（直接减压、手术治疗／间接减压、复位）。③是否存在患者方面的因素而影响治疗方案的选择。

1. 治疗

（1）中医治疗　以保守治疗为主。气滞血瘀型患者在恢复期予通窍活血汤以活血化瘀，通窍止痛；痰湿壅盛型予四妙丸以祛湿止痛；肝肾亏虚型予左归丸以补益肝肾。

（2）西医治疗

1）激素治疗：受伤后 8 小时内入院，应用适量激素进行冲击治疗。

2）颅骨牵引：放置颅骨钳紧邻耳上方，在最大颅径以下。

3）手术治疗：①前路，颈前路减压椎体次全切除植骨融合内固定术。适应证：单节段新鲜骨折脱位，无关节交锁，易牵引复位；椎体骨折合并后纵韧带断裂、椎间盘突（脱）出；椎体后缘骨折，骨折块向后嵌入椎管。②后路，经后路减压（椎板切除或开门）融合内固定术。适应证：颈椎椎板及关节突骨折，骨折块嵌入椎管；严重骨质疏松患者；一侧或双侧关节突交锁，急性期未予牵引复位或复位不成功；关节突分离性骨折，颈椎严重不稳者；颈椎管狭窄、不稳定同时合并脊髓损伤。

2. 预防　动作竞技类运动员应佩戴好相应护具，充分热身，练习高难度动作应由教练陪护。

（四）康复处方

根据患者实际情况对颈椎功能进行康复训练。患者取站立或端坐体位，颈肩部自然放松，双手自然下垂。

1. 准备动作后，颈椎缓慢做前屈、后仰、侧旋动作，逐渐达到最大幅度，持续约 5 秒后恢复准备动作。重复动作 5～10 次。

2. 恢复准备动作，双手手指交叉贴于枕部后，头用力后仰的同时，双手用适当的力量抵抗头部的后仰力度，保持 5 秒。重复动作 5～10 次。

3. 恢复准备动作，头颈尽力左旋，双眼视线应越过肩膀望向后下方对侧足后跟部，逐渐增至最大幅度并后旋颈部，保持 5 秒，右侧同前。重复动作 5～10 次。

4. 恢复准备动作，双肩向前、前上、后上、向后到中立位以最大幅度缓慢摇转 5～10 次。

5. 恢复准备动作，双手摸前额逐渐向枕部移动，进而到达两肩部，此动作持续 5～10 次。

训练时要根据自身情况合理地安排训练时间及训练强度，每天 2 次，每次 20～25 分钟，并在每次训练结束时记录相应的时间、训练地点等，并且保持训练的持续性。

（五）科研进展

近年来，颈椎骨折脱位的治疗取得了很大进展。诊断技术的发展对颈椎骨折脱位意义重大。目前，针对颈椎骨折脱位发生的生物力学机制和微创手术治疗是科研热点。

三、胸腰椎骨折

胸腰椎骨折是指由于外力造成胸腰椎骨质连续性破坏，是常见的脊柱损伤。在青壮年患者中，高能量损伤是主要的致伤因素，如车祸、高处坠落伤等。老年患者由于骨质疏松，致伤因素多为低暴力损伤，如滑倒、跌倒等。胸腰椎骨折患者常合并神经功能损伤，且致伤因素基本为高能量损伤，常合并其他脏器损伤。胸腰椎是脊柱骨折的高发区，此处的骨折发生率占全身骨折的 4.8%～6.6%。本病多发于运动员，以屈曲型损伤最为常见。

（一）损伤机制

T_{11}～T_{12} 处存在生理性后突，与上位腰椎一起，处于胸廓与骨盆之间，共同构成身体轴向应力的移行部位，是胸腰段脊柱最易受到损伤的薄弱处之一。其损伤所引起的脊柱骨折的部位，多在 T_{12} 至 L_1～L_4。中医学认为，胸腰椎骨折是外力作用于人体，导致胸背部骨折筋伤，筋伤骨移，气血运行不畅，不通则痛。如伴有脊髓损伤，则为督脉受损，血脉阻滞不通，阳经无以交会，阳气不达于下肢，筋骨失养，进而出现肢体麻木不仁、废而不用、二便失禁等。

（二）诊断与分类

1. 诊断　胸腰椎骨折在临床诊断时需要结合病史采集、查体及影像学检查。怀疑有胸腰段损伤的患者，要在创伤评估区域给予快速的检查。怀疑有胸腰段骨折的患者，一定要结合详细的专科查体，分析损伤原因，避免误诊或漏诊。

（1）症状　损伤后局部疼痛多较剧烈，翻身困难；胸背部肌肉痉挛，活动受限，重者不能站立或坐起。

（2）体征　伤处压痛明显，有叩击痛，可触及后突成角畸形。发生神经损伤时，损伤平面以下可查及感觉过敏、减退甚至消失；肌力减弱或消失。伤后早期损伤平面以下肢腱反射减弱或消失多见。

2. 分类

（1）西医分型　胸腰椎骨折主要分为稳定性骨折和不稳定性骨折。AO 分型系统根据骨折的形态和损伤的严重程度分为 A、B、C 三型，每型再分为 1、2、3 亚型。脊柱损伤的 AO 分类：压缩损伤、脱位性损伤、扭转损伤。脊柱损伤的 AO 分型：① A 型压缩损伤，A1 为压缩，A2 为分离，A3 为爆裂。② B 型脱位性损伤，B1 为后韧带撕裂，B2 为后骨性撕裂，B3 为向前通过间盘。③ C 型扭转损伤，C1 为 A 型损伤合并扭转损伤，C2 为 B 型损伤合并扭转损伤，C3 为扭转切伤。

（2）中医分型　中医辨证分型将其分为气滞血瘀型、营血不调型、肝肾亏虚型三种证型。

1）气滞血瘀型：损伤早期，患者局部肿胀，疼痛剧烈，胃纳不佳，大便秘结，舌苔薄白，脉弦紧。

2）营血不调型：损伤中期，患者筋骨虽续而未坚，肿虽消而未尽，仍活动受限，舌暗红，苔薄白，脉弦缓。

3）肝肾亏虚型：损伤后期，气血不足，筋骨不坚，可见腰膝酸软，四肢无力，活动后局部隐痛，舌淡苔白，脉虚细。

（三）治疗与预防

1. 治疗

（1）中医治疗 主要为中药。气滞血瘀型治以行气活血，消肿止痛，可口服复元活血汤、膈下逐瘀汤，外敷五方散、消瘀膏或消肿散等。对瘀血未尽、筋骨未复者，治以活血合营，接骨续筋，内服复元通气汤或接骨丹，外敷接骨膏等。对肝肾不足、气血两虚者，治以补益肝肾，调养气血，内服六味地黄汤、八珍汤或壮腰健肾汤加减；伴有督脉损伤者，治以活血补血，化瘀止痛。此外，针灸和手法治疗应用于胸、腰椎骨折也可取得良好的疗效。

（2）西医治疗 以手术治疗为主，辅以非手术治疗。手术治疗主要包括经皮穿刺椎体成形术（percutaneous vertebro plasty，PVP）、球囊扩张椎体后凸成形术（percutanous kypho plasty，PKP）、后路经椎弓根螺钉复位内固定术、前路减压矫形植骨内固定术和前后联合入路术。

2. 预防 加强思想教育，合理安排教学、训练和比赛，做好准备活动，加强保护，加强身体的全面训练，加强医务监督和注意场地设备卫生等。

（四）康复处方

康复训练方案的制订应坚持以不加重损伤、不影响损伤的预后和正常治疗为原则；分别对待，个性治疗；局部与全身兼顾，动静结合；循序渐进和加强医患合作的原则。

1. 早期 单纯压缩骨折的患者，待伤后疼痛减轻，即可进行五点支撑腰背肌锻炼。合并脊髓损伤的患者在伤后或术后第二天，可在瘫痪平面以下进行局部按摩。

2. 中期 骨折后 1～2 周：五点支撑法，患者仰卧在木板床上，保持伸直位，由 3 人同时抬颈肩部、腰背部、臀膝部，使患者被动用头、双肘及双足跟撑起全身，背部尽力腾空后伸，每次 20～50 下。骨折后 2～3 周：三点支撑法，患者双臂置于胸前，嘱患者被动用头及双足跟撑在床上，全身腾空后伸，每次 15～30 个。骨折后 3～5 周：拱桥支撑法，患者双手及双足撑在床上，同上法用 3 人帮助抬起患者，使患者全身腾空呈一拱桥，维持一段时间后肌肉放松，休息片刻，反复 10～30 次。骨折后 5～6 周：飞燕点水法，患者俯卧，一人托头肩部，另一人辅助使头背部与双上肢尽力后伸，再一人托双脚尽力前伸，全身翘起，仅上肢部着床呈两头翘起的弧形，运动幅度与次数逐渐增加，以无疲劳和无疼痛感为度。6 周后，指导患者进行起坐和站立训练。在瘫痪肢体尚无主动活动前，宜在辅助工具的支撑下使膝关节保持在伸直位并进行站立锻炼。

3. 恢复期 伤后 3 个月戴腰围或支具下床活动，4～6 个月可适当参加劳动，半年内不做重体力劳动。加强背部肌肉锻炼，伤后坚持半年甚至一年以上。对截瘫或不全瘫痪者，在行走支架的辅助下，借助上身的摆动、上肢臂力及背部、臀部肌肉的收缩，带动下肢进行迈左腿、迈右腿、迈左腿、迈右腿 4 点步态锻炼，逐渐进行正确的扶拐行走。

（五）科研进展

胸腰椎骨折的治疗取得了很大进展。胸腰段骨折多为高能量损伤，以外科手术治疗为主。计算机辅助导航技术正逐步应用于胸椎椎弓根螺钉置入术，椎弓根的置钉准确率将大大提高。

四、急性腰扭伤

急性腰扭伤是指劳动或运动时腰部肌肉、筋膜、韧带、椎间小关节、腰骶关节的急性损伤，

NOTE

多由突然承受超负荷牵拉或扭转等间接外力所致。急性腰扭伤是腰部运动损伤中的常见病和多发病，中医学将其归属为"筋节伤""节错证"范畴，俗称"闪腰""岔气"。急性腰扭伤在临床中以青壮年、中年发病为主，女性多见，女性发病率约为男性的 3 倍。急性腰扭伤占临床腰痛的 12% 以上。急性腰扭伤一般多见于青壮年体力劳动者、体育运动者、长期缺乏锻炼者、久坐及腰部长时间受震荡的人群。

（一）损伤机制

腰扭伤时，一方面，腰骶部肌肉等软组织撕裂而产生炎性反应；另一方面，由于脊椎两侧后关节的关节突受到肌肉张力的牵拉，腰椎后关节解剖位置发生改变，后关节囊滑膜受到过度牵拉，从而引发腰痛。中医学认为，腰为肾之府，腰部受到暴力，经脉损伤，足太阳膀胱经经气受损，经脉凝滞不通，局部气血受阻，不通则痛。从中医病机分析，急性腰扭伤多由跌闪腰筋、气滞血瘀、经络不通所致，治疗不当或日久失治，易导致肝肾不足，从而转为慢性腰痛。

（二）诊断与分类

1. 诊断　急性腰扭伤是骨科门诊的常见病，对于怀疑有急性腰扭伤的患者，在临床诊断时需要结合患者症状、体征、影像学表现，分析疾病原因，避免误诊或漏诊。

（1）症状　有明显损伤史，患者常感到腰部有响声或有"撕裂感"。伤后即感腰部疼痛，多位于腰骶部，部分患者疼痛向臀部及大腿后部放射。轻伤者，损伤后能继续活动，随着时间推移，症状加重。严重者，损伤后当时不能站立、不能转侧，疼痛为持续性，休息后疼痛缓解不明显。患者腰部用力、咳嗽或打喷嚏时疼痛加重，有时伤后次日疼痛明显，活动受限。

（2）体征　呈僵直屈曲的被动体位，双手撑腰慢行、歪臀跛行等。面容痛苦或紧张，甚至头面汗出。腰椎生理曲度消失，腰肌紧张、痉挛，腰部活动受限。

（3）影像学　X 线检查可见腰椎生理前凸消失或发生侧凸，有时可见棘突偏歪。一般无其他明显改变，排除骨折及其他骨质病变。

2. 分类　中医辨证分型将其分为气滞络阻型、血瘀气滞型和肝肾亏虚型三种证型。

（1）气滞络阻型　腰痛时轻时重，痛无定处，重者腰部活动受限，行走困难，咳嗽疼痛，舌质红，苔薄，脉弦数。

（2）血瘀气滞型　腰痛局限一侧，局部瘀肿，压痛明显或活动受限，或有腹胀，大便秘结，舌质红，略有瘀点，苔薄黄，脉弦紧。

（3）肝肾亏虚型　腰部酸痛，绵绵不已，喜揉喜按，腿膝无力，遇劳更甚，卧则减轻，常反复发作。偏阳虚者，面色㿠白，怕冷，手足不温，舌质淡，脉沉细；偏阴虚者，面色潮红，手足心热，心烦，口干咽燥，舌质红，脉弦细数。

（三）治疗与预防

1. 治疗

（1）中医治疗

1）手法治疗：主要手法有推、擦、揉、拨、点按、拿、擦、扳等。患者取俯卧位，医生站于一侧，先以按揉法在腰椎两侧骶棘肌上下往返施术 3～5 分钟；然后以两手拇指与其余四指对称用力，轻柔地拿揉腰背夹脊穴、肾俞、气海、命门、腰阳关、大肠俞等穴位，每穴半分钟，以酸胀为度；再以擦法沿腰脊柱两侧夹脊穴上下往返施术 3～5 遍；如有臀部及下肢酸胀麻木者，加擦下肢，并配合腰部后伸被动运动数次。

对于椎间小关节错缝，可用扳法。如旋转扳法，行放松手法后，嘱患者取侧卧位，尽量靠近床沿并嘱患者下方手枕着耳部，上方手呈屈肘位，下方腿呈伸直位，上方腿呈屈膝屈髋位，医生将自己的左肘关节固定于患者上方肩部，右肘关节抵住患者髂前上棘处，此时通过两肘的力量分别扳动患者臀部向前、肩部向后做摇摆旋转动作，持续这个动作使患者腰部肌肉再次进行放松。同时，用一个"寸劲"使一肘将其肩推向后并固定，另一肘用力紧收将其臀部向前扳按，此时会感觉或听到一声弹响。嘱患者起身，换成另一侧，按上述操作再次施予手法。

2）中药内服：气滞络阻型，可用泽兰汤加羌活、乳香、没药；血瘀气滞型，可用复元活血汤加减；肝肾亏虚型之偏阳虚者，用金匮肾气丸或右归丸，偏阴虚者，用六味地黄丸或左归丸。

3）针刺治疗：可针刺闪腰穴、阿是穴、腰阳关、委中、后溪穴，用平补平泻或泻法，留针10分钟。

4）艾灸治疗：阿是穴、肾俞、次髎，用艾条悬灸或隔姜灸，灸至皮肤潮红为度，每次15～20分钟，常在扭伤后24小时后施灸。本法适用于素体虚弱的患者。

5）刺络拔罐：阿是穴，皮肤针重叩至微出血，或三棱针点刺出血，加拔火罐。

6）其他疗法：中药热敷、熏洗、刮痧、针刀疗法、水针疗法等。

（2）西医治疗

1）物理治疗：超声波治疗、中频治疗、红外偏振光治疗、半导体激光照射、磁疗、药物离子导入等。

2）注射治疗：可采用0.5%普鲁卡因20mL或1%利多卡因在痛点处做封闭治疗。

3）药物治疗：必要时可口服芬必得等非甾体抗炎药物及骨骼肌松弛药物等。

（四）康复处方

1.直腿抬高锻炼 患者平卧于床上，双上肢手心向下平放于身体两侧，上抬一侧下肢，维持2～5秒，然后缓慢地放下。对侧下肢同样方法进行练习。

2.飞燕点水 维持10～15秒，然后放松肌肉休息3～5秒，为1次。

3.五点支撑 每日早、中、晚各1次，每次做1～9组，每组6次。

（五）科研进展

对于急性腰扭伤的研究近年来也有很大的进展，临床专家开展了相关临床及基础研究，主要集中在急性腰扭伤损伤生物力学相关机制的研究领域。

五、腰背肌筋膜炎

腰背肌筋膜炎是指由多种原因导致的腰背肌筋膜、肌肉等结缔组织无菌性炎症病变，主要症状为广泛性的颈、肩、背、腰部疼痛，疼痛性质以酸胀、沉重、麻木感为主，多呈持续性，属于中医学"骨筋痹"范畴。本病多见于青壮年，占运动创伤门诊病例的10%，占腰痛门诊病例的60%。

（一）损伤机制

1.损伤机制 本病多由急性损伤或积累性损伤所致，即腰背部肌肉筋膜急性损伤后造成组织肿胀、损伤或筋膜的撕裂，致使局部循环受阻，产生代谢障碍。随着充血、肿胀、渗出等炎性改变，可出现挛缩及瘢痕化，逐渐形成结节，较大者体表可触及，可与邻近肌肉、神经纤维、微细血管等粘连。活动时，结节对神经血管等邻近组织产生挤压或牵拉，出现疼痛、麻木和腰背部活动不便等症状。

2. 中医病因 中医学认为，本病的发生与以下因素有关。

（1）风寒湿邪 风寒湿邪夹杂而至，客阻经脉，致经脉闭阻、气血不畅，引起疼痛麻木之症。但因外邪强弱不同，临床表现亦有不同。风邪偏盛，表现为腰背部痛无定处；寒邪偏盛，疼痛剧烈；痛有定处，湿邪重浊，使肌肤麻木不仁，有沉重紧束感。

（2）体质因素 人体正气虚弱，气血不足，肝肾亏虚，卫外不固，腠理疏松，外邪方能侵袭，而致经脉闭阻，气血不畅，不通则痛。

（二）诊断与分类

1. 诊断 腰背肌筋膜炎在临床诊断时需要结合病史采集、查体、影像学检查及相关化验检查。在诊断该疾病时，注意分析好发人群、病因，避免误诊或漏诊。

（1）症状 对自发性局部疼痛，疼痛部位多见于易劳损的肌腱、韧带附着点处，并可出现酸胀。可因剧烈运动、受凉、感冒或劳累而呈急性发作，夜间或晨起时疼痛明显，稍活动后疼痛缓解，遇温缓解，疼痛性质为局部酸沉钝痛。

（2）体征 一般体征包括以下三种。

1）检查显示，腰背部肌肉多紧张甚至僵硬，但无潮红，用手指按压腰背部皮肤后，按压处皮肤色泽恢复速度较其他部位慢。

2）腰背部压痛范围广泛，其中以斜方肌、大圆肌、背阔肌、腰大肌及腰椎两侧横突处的压痛明显。

3）有时可在腰背部扪及紧张的筋膜炎条索或结节。

（3）影像学 X 线检查发现约有 50% 的患者显示胸、腰椎退行性改变，有的患者胸、腰椎退行性改变表现为先天性脊柱侧弯畸形。X 线检查排除骨的病变，或仅见生理缺陷。部分病例进行过 CT、MRI 检查，排除了骨病变的可能。

（4）实验室检查 血液检查可有血沉加快，但抗"O"类风湿因子检查正常。

2. 分类 中医辨证分型将其分为风痹型、寒痹型、湿痹型三种证型。

（1）风痹型 腰背部疼痛游走不定，有放射症状，舌淡，苔薄白，脉浮紧。

（2）寒痹型 腰背部疼痛剧烈，痛有定处，舌淡，苔薄白，脉沉迟。

（3）湿痹型 腰背酸痛重滞，有沉重感，疼痛范围广泛，痛有定处，舌淡，苔厚腻，脉迟缓。但风、寒、湿邪常夹杂而至，故统称为风寒湿痹，当与风寒热痹相区别。

（三）治疗与预防

1. 治疗 本病的治疗要点是消除致病诱因及原发性病灶。治疗中消除或减轻疼痛可使肌肉放松，松解肌肉痉挛又可使疼痛减轻，因而对本病的治疗宜采取中西医结合的综合疗法。

（1）中医治疗

1）手法治疗：①分筋法，患者取卧位，医生用拇指与食指、中指将患者疼痛的肌肉或筋膜捏起后迅速放手，反复数次后，用肘部于患处沿肌纤维走行的垂直方向来回拨动。②理筋法，患者取俯卧位，行分筋手法后，医生用肘部沿肌纤维走向做往返推按，反复数次后，用油剂作为介质，再用手掌于腰背两侧做快速地上下推擦，以局部有温热感为度。③痛点按揉法，分理筋后，医生用肘部按压于患者的痛点或结节上，施于一定力度做连续性滑动按压。

2）针刀治疗：患者取俯卧位，医生选定压痛点并进行局部皮肤无菌操作，顺着肌纤维走行方向在选定的压痛点进针，待患者出现酸胀感或刀下有坚韧感时，先做纵剥，再调整刀口方向做数次铲削，感到刀下松弛柔软后出针。注意把握深度和方向，以防刺入腹腔刺伤内脏。

3）中药治疗：以祛风散寒、除湿通络为法，药以羌活、独活、桂枝等为基础。

（2）西医治疗

1）西药内服：以消炎止痛、营养神经、改善局部微循环为原则。药物可选用布洛芬、吲哚美辛、地塞米松等。

2）手术治疗：临床较少使用，但对系统保守治疗无效的患者，有明显神经卡压症状时可考虑做手术剥离松解。

3）封闭疗法：选用 0.25% ～ 2% 普鲁卡因、醋酸泼尼松龙混悬液、10% 葡萄糖溶液在痛点注射。

2.预防　注意局部防寒保暖，改善居住和工作环境，避免潮湿。老年人要多在户外活动，适当晒太阳，增强体质。可适当配合物理治疗，如频谱仪照射等。

（四）康复处方

1.急性疼痛期

（1）仰卧抱膝腰椎屈曲　仰卧，屈髋屈膝，双手抱膝使双膝靠近胸部，逐渐使臀部抬高离开床面。保持 10 ～ 30 秒为 1 次，间歇 5 秒，3 ～ 5 次 / 组，1 ～ 2 组 / 日。

（2）俯卧支撑腰椎伸展　俯卧，用肘关节撑起上身，用双手支撑抬起上身，伸直手臂，在疼痛允许的范围内尽量抬高上半身，腰腿部完全放松。持续 5 分钟 / 次，2 ～ 3 次 / 日。

（3）坐位转体　坐位，上体正直，双手在胸前握住一橡皮筋，抗皮筋阻力向一侧转体拉紧皮筋，完成动作为 1 次。保持 10 ～ 30 秒为 1 次，间歇 5 秒，5 ～ 10 次 / 组，2 ～ 3 组 / 日。

（4）抗阻侧屈　站立位，手握哑铃，手臂自然下垂放于体侧，侧弯手握哑铃，缓慢用力，恢复至正直的中立位。保持 10 ～ 30 秒为 1 次，间歇 5 秒，5 ～ 10 次 / 组，2 ～ 3 组 / 日。

2.缓解期

（1）"双桥"练习　仰卧，双腿屈曲，双脚平放床上，用力蹬起，使臀部离开床面，尽量挺直身体，并保持平衡。保持 30 秒为 1 次，10 次 / 组，2 ～ 3 组 / 日。

（2）腹肌仰卧举腿练习　仰卧位，双腿并拢，同时抬起并保持双腿伸直。保持一定时间或完成动作或保持至力竭为 1 次，间歇 5 秒，5 ～ 10 次 / 组，2 ～ 3 组 / 日。

（3）"空中"自行车练习　平卧，双腿抬起，在空中模拟骑自行车动作，动作要缓慢而用力。20 ～ 30 次 / 组，间歇 20 秒，3 ～ 5 组连续进行，2 ～ 3 次 / 日。

（4）"飞燕"练习　保持至力竭为 1 次，5 ～ 10 次 / 组，2 ～ 3 组 / 日。

（五）科研进展

在腰背肌筋膜炎的治疗中，随着现代治疗手段的多样性，治疗效果明显。但是关于运动强度与本病发病的相关性是研究热点。

六、腰肌劳损

腰肌劳损，又称功能性腰痛、慢性下腰损伤等，是指由腰背部肌肉、筋膜、韧带等软组织慢性损伤导致的局部无菌性炎症，引起腰背部一侧或两侧弥漫性疼痛的临床综合征，为临床常

NOTE

见病、多发病。本病易反复发作、迁延难愈，若得不到及时有效的治疗会加速椎间盘退变、小关节内聚增生等，进而影响脊柱的稳定性。本病属于中医学"腰痛""痹症"等范畴，多见于青壮年。自行车运动中的持续弯腰，射箭运动中的脊柱侧弯，击剑运动中半蹲侧身的基本实战姿势，划艇运动中单腿跪姿侧身划桨，曲棍球运动中弯腰、屈膝等姿势都会造成腰肌劳损。

（一）损伤机制

当脊柱结构失稳时，起辅助稳定作用的腰背肌将超负荷工作，导致肌肉逐渐产生代偿性肥大、增生。此外，长期弯腰工作者，腰部肌肉呈持续紧张状态，小血管受压，供氧不足，代谢产物积累，刺激局部而形成损伤性炎症，在临床上表现为一个部位腰痛可随时间而向上、向下或对侧发展。部分患者也可因急性腰部外伤治疗不当，迁延而成慢性腰肌劳损。

中医学认为，腰肌劳损病因病机如下。

1. 外邪侵袭 多由居处潮湿，或劳作汗出当风，衣裹冷湿，或冒雨着凉，或长夏之季，劳作于湿热交蒸之处，寒湿、湿热、暑热六淫邪毒乘劳作之虚，造成腰部经脉受阻，气血不畅而发生腰痛。

2. 气滞血瘀 腰部持续用力，劳作太过，或长期体位不正，或腰部用力不当，屏气闪挫，跌仆外伤，劳损经脉气血，或久病入络，气血运行不畅，均可使腰部气机壅滞，血络瘀阻而生腰痛。

3. 肾亏体虚 先天禀赋不足，加之劳累太过，或久病体虚，或年老体衰，或房事不节，以致肾精亏损，无以濡养腰府筋脉而发生腰痛。

（二）诊断与分类

1. 诊断 腰肌劳损在临床诊断时需要结合病史采集、查体及影像学检查，在诊断该疾病时，注意分析好发人群、病因等，避免误诊或漏诊。

（1）症状 腰部酸痛或胀痛，部分刺痛或灼痛；劳累时加重，休息时减轻；适当活动和经常改变体位时减轻，活动过度又加重；不能坚持弯腰工作，常被迫时时伸腰或拳击腰部以缓解疼痛。

（2）体征

1）一般体征：包括腰部有压痛点，多在骶棘肌处，以及髂骨脊后部、骶骨后骶棘肌止点处或腰椎横突处。压之除局部疼痛外，尚可沿痛点处分布的神经纤维末梢向上传导，反射性地出现该处邻近部位疼痛。皮肤较薄者，尚可在痛点处深部触及结节样硬块。腰部外形及活动多无异常，少数患者可见腰部活动稍受限、腰部肌肉紧张、脊柱后突或脊柱侧弯。

2）特异体征：严重者可见单侧或双侧骶棘肌痉挛症。

（3）影像学

1）X线检查：多无异常，少数可有骨质增生或脊柱畸形。

2）骨密度检查：部分腰肌劳损患者可见骨质疏松。

3）MRI检查：长时间的腰背部肌肉疲劳状态会导致形态学发生改变，表现为肌肉体积的萎缩，肌肉边缘轮廓的模糊和凹陷，信号呈现不均质改变，这在横轴位的脂肪抑制像上体现得尤为明显。

2. 分类 中医辨证分型将其分为寒湿型、湿热型、瘀血型、肾虚型四种证型。

（1）寒湿型 腰部冷痛重着，转侧不利，静卧不减，阴雨天加重，舌苔白腻，脉沉。

（2）湿热型　痛处伴有热感，热天或雨天疼痛加重，活动后可减轻，尿赤，舌苔黄腻，脉滑数。

（3）瘀血型　痛有定处，如锥如刺，俯仰不利，伴有血尿，日轻夜重，面晦唇暗，舌质暗或有瘀斑，脉弦或涩。

（4）肾虚型　腰部酸痛乏力，喜按喜揉，足膝无力，遇劳更甚，卧则减轻。偏阳虚者，面色㿠白，手足不温，少气懒言，舌淡，脉沉细；偏阴虚者，心烦失眠，咽干口渴，面色潮红，舌质红少苔，脉弦细数。

（三）治疗与预防

1. 治疗

（1）中医治疗

1）针灸治疗：可针刺肾俞、腰阳关、大肠俞、秩边、阳陵泉、委中、承山及腰臀部。

2）手法治疗：①循经按揉法。患者取俯卧位，医生先用深沉而柔和的滚法、揉法沿两侧足太阳膀胱经从上向下施术 5～6 遍，然后用双指按揉腰部两侧华佗夹脊从 L_1～L_5 反复施术 3～5 遍，再用掌根在痛点周围按揉 1～2 分钟。②点穴通经法。医生以双手拇指依次点按两侧三焦俞、肾俞、气海俞、大肠俞、关元俞、膀胱俞、志室、秩边等穴位，每次 0.5～1 分钟，以酸胀为度。③弹拨腰肌法。医生用单手或双手拇指在患处与肌纤维垂直方向上做弹拨，以患者能耐受为度，每次连续弹拨 1～2 分钟。④活血通络法。患者取俯卧位，医生用掌擦法直擦患者腰背两侧膀胱经，横擦腰骶部，以透热为度，达到活血通络之目的。最后，医生用手掌拍击患者的腰骶部，结束治疗。局部怕冷或酸痛明显者可热敷患部以温经散寒通络止痛。

（2）西医治疗

1）物理治疗：经皮电刺激疗法、干扰电疗法、高频电疗法、直流电离子导入法、红外线偏光疗法。

2）药物治疗：非甾体抗炎药、麻醉性镇痛药。

3）封闭治疗：有固定压痛点者，可用 0.5～1% 普鲁卡因 5～10mL 加醋酸泼尼松龙或醋酸氢化可的松 0.5～1mL 在痛点做封闭治疗。

2. 预防　在日常生活和工作中，注意纠正习惯性姿势不良，尽可能变换体位，勿使腰背肌肉过度疲劳；睡硬板床，同时配合牵引及其他治疗，如物理疗法、热敷、熏洗等；加强腰背肌肉锻炼，使腰部肌肉发达有力、韧带坚强、关节灵活，减少生病的机会。肥胖者应减重，以减轻腰部的负担；腰部注意保暖，汗出不可受风，避免风、寒、湿外邪侵袭；注意劳逸结合，要注意休息，避免过度劳累，佩戴护腰带。急性腰扭伤者应及时治疗，避免迁延不愈形成慢性腰肌劳损。

（四）康复处方

五点支撑：20 次 / 组，2～3 组 / 天。

小燕飞：20 次 / 组，2～3 组 / 天。

（五）科研进展

随着诊治水平的提高，腰肌劳损治疗效果很好。腰肌劳损的研究主要集中在"筋柔骨正"中医理念的内涵上，运用肌骨模型对腰肌进行生物力学评价腰椎的稳定性是研究的热点内容。

七、盘源性腰痛

盘源性腰痛，又称椎间盘源性腰痛，是以椎间盘结构和代谢功能异常为特征，在化学或机械压力刺激综合作用，不伴神经根性症状或节段间过度移位的常见疾病。中医学将此病归属为"痹症"范畴。腰痛的发生率为 65%～80%，而其中盘源性腰痛占 26%～39%。疼痛剧烈时严重影响患者日常工作和生活。

（一）损伤机制

椎间盘组织内部结构的改变被认为是盘源性腰痛产生的重要条件。其中，椎间盘内纤维环出现裂隙是退变早期的主要病理特征。在外力作用下，椎间盘纤维环的损伤诱发引起损伤局部的血管炎性反应，炎性细胞聚集，并分泌炎性介质与炎性因子。由于纤维环外部存在感受痛觉的神经末梢，受炎症刺激，使椎间盘内增生的痛觉感受神经末梢处于致敏兴奋状态，因而发生腰痛。同时，炎性因子沿着纤维化环放射状破裂口渗出，刺激神经根时亦可能出现根性症状。椎间盘纤维环损伤后激发的免疫反应使得破裂的纤维环难以在生长因子诱导下愈合。炎性刺激长期存在，这可能是盘源性腰痛长期存在的原因。中医学认为，盘源性腰痛的病因可分为外因和内因两类，外因主要有外力损伤和风寒湿邪侵扰，内因主要有肝肾亏虚、气滞血瘀和湿热痰滞。

（二）诊断与分类

1. 诊断　在临床诊断盘源性腰痛时，须结合病史采集、查体、影像学检查及其他相关检查综合判断。

（1）症状　以反复的下腰痛为主要表现，也可见臀部、腹股沟区、髋部、大腿前侧疼痛，偶有膝以下的疼痛；下肢的不适以沉重为特点，疼痛区域缺乏沿神经分布；脊柱纵向负荷加大时疼痛加重，久站、久坐、久行后疼痛加重，卧位休息后不能立刻缓解，疼痛持续时间为 6 个月以上。

（2）体征　患者一般无棘突、椎旁压痛；神经系统检查通常无明显异常，无明显肌力减退、感觉障碍，神经根牵拉试验常为阴性。

（3）影像学

1）X 线片：通常 X 线片多为正常，无明显椎间隙变窄，无节段性不稳。

2）腰椎 CT 平扫：普通 CT 检查显示无腰椎间盘突出症、腰椎管狭窄和其他异常。

3）腰椎 MRI 扫描：盘源性腰痛患者 T_2-WI 像上椎间盘信号减弱，或称为"黑间盘"信号影，提示椎间盘退变；伴或不伴有 T_2-WI 矢状位片椎间盘后侧正中位邻近下一椎体上终板处小的圆形或卵圆形高信号区（图 8-3）。研究发现，腰椎椎间盘高信号区（HIZ）是纤维环破裂、血管化肉芽组织增生的表现，也是诊断椎间盘源性下腰痛的可靠标志。

4）椎间盘造影术：是目前诊断椎间盘源性下腰痛的主要检测手段，造影阳性被认为是椎间盘源性下腰痛的诊断金标准（图 8-4）。但是椎间盘造影本身也可以导致患者的不适感或成为疼痛的激发者，因此强调造影过程中诱发的疼痛与平时相似或一致是非常重要的。

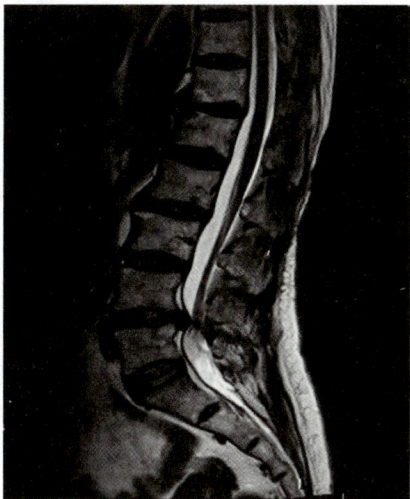

图 8-3　腰椎 MRI

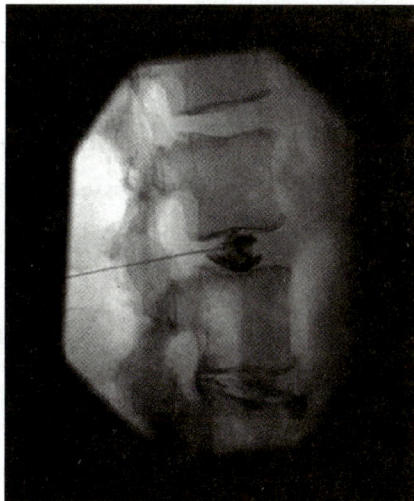

图 8-4　腰椎间盘造影

2. 分类　中医辨证分型将其分为肝肾亏虚型、气滞血瘀型、寒湿阻络型及湿热痰滞型四种证型。

（1）肝肾亏虚型　患者素体禀赋不足，肾脏精血亏损，无法滋养经脉，致腰腿疼痛，酸软无力，缠绵数年，时轻时重。

（2）气滞血瘀型　多见于青壮年，或有外伤史，伤后疼痛，痛有定处，日轻夜重，行走困难，出现一侧腰腿疼痛，腰部活动受限，舌质紫暗，或有瘀点、瘀斑，脉涩或弦数。

（3）寒湿阻络型　多由风寒湿邪外侵而致寒湿之邪阻塞经络，气血运行失调而引起腰腿肌肉、筋膜、筋络抽搐疼痛，腰腿麻木不仁，转侧不利，仰卧不能，静卧痛不减，受寒及阴雨天气加重，舌质淡、苔白或腻，脉沉紧或濡缓。

（4）湿热痰滞型　患者素体脾虚，痰湿留滞，久之则化热，症见腰腿疼痛，沉重发困，乏力，一侧腰腿重，无痛苦容貌，舌质红，苔黄腻，脉细数。

（三）治疗与预防

1. 治疗

（1）中医治疗　中医治疗为保守治疗。

1）中药内服：肝肾亏虚型，治以补肝益肾；气滞血瘀型，治以活血化瘀，通痹止痛；寒湿阻络型，治以祛风除湿，散寒止痛；湿热痰滞型，治以燥湿化痰，清热通络止痛。

2）外用膏药贴敷：如风湿止痛膏、活血化瘀膏等。

3）针灸及推拿：可针刺阿是穴、肾俞、腰阳关、委中、昆仑等，并配合艾灸、火罐等方法；推拿一般选用揉按法，揉按肾俞、腰阳关、八髎或腰痛区。对腰部肌肉力量薄弱者，重点用擦法、揉法，对腰肌痉挛者，重点用捏拿、推法理筋，从而达到舒筋活血、解痉止痛的目的。

（2）西医治疗

1）药物治疗：非甾体抗炎药、止痛药等。

2）微创手术治疗：①椎间盘内射频热凝治疗：一种应用射频探针对髓核进行减压的治疗方法。②椎间盘内臭氧治疗：臭氧是一种强氧化剂，能氧化分解髓核内蛋白质、多糖大分子聚合物，使髓核的体积缩小、固缩，同时臭氧还可消除化学刺激和自体免疫作用，减轻神经根水肿

NOTE

及粘连，达到消炎止痛的目的。

3）开放手术治疗：如椎间融合内固定术，目的在于切除致痛椎间盘、融合相邻椎体、稳定运动节段，从而避免椎体间异常运动导致的疼痛。

2. 预防　主要采取休息、保暖等措施，使腰部肌肉、韧带和脊柱获得修复的时机，再结合具体症状选择合适的治疗方法以减轻疼痛，避免症状加重，待症状缓解后，指导患者进行功能锻炼，以增强腰背肌力量、提高脊柱稳定性和改善局部血液循环。

（四）康复处方

患者仰卧在木板床上，保持伸直位，同时抬颈肩部、腰背部、臀膝部，使患者被动用头、双肘及双足跟撑起全身，背部尽力腾空后伸，每次 20～50 个；锻炼 2～3 周，患者双臂置于胸前，被动用头及双足跟撑在床上，全身腾空后伸，每次 15～30 个。

（五）科研进展

盘源性腰痛是慢性退行性疾病，对于病因、发病机制的研究还存在诸多争议。近年来，生物治疗、细胞移植和基因修饰为治疗椎间盘退变提供了新思路。但目前的研究结果都仅来自动物实验，尚处于早期实验阶段。随着外科进入开放手术 – 微创 – 介入治疗阶段，基因和细胞水平治疗盘源性腰痛将是以后临床和基础研究的重点方向之一。

（刘爱峰）

第二节　骶尾椎与骨盆运动损伤

一、概述

（一）应用解剖

骶尾椎为脊柱的末端，骶骨由 5 个椎体融合而成，尾骨由 3～5 个尾椎组成，下端游离，各尾椎之间有纤维软骨联结且两侧均有韧带加强连接结。骨盆是由两侧髋骨与骶尾骨连结而成的一个坚韧的弹性环。髋骨又由髂骨、坐骨、耻骨构成。前面两侧的耻骨借纤维软骨构成耻骨联合，双侧的髂骨与骶骨构成骶髂关节。骨盆是脊柱与下肢间的桥梁。躯干的重力通过骨盆传至下肢，下肢的震荡也通过骨盆上达脊柱。

骨盆的骨性结构由韧带连结。稳定骶髂关节的韧带有骶髂前韧带、骶髂后长韧带和骶髂后短韧带，骨间韧带短而粗，横跨于髂骨后部和骶骨之间。另外，尚有连结骶骨和坐骨棘的骶棘韧带，连结骶骨和坐骨结节的骶结节韧带。稳定耻骨联合的韧带有四个：耻骨联合前韧带、耻骨联合后韧带、耻骨联合上韧带、耻骨愈联合下韧带。

（二）生物学特征及运动模式

骶尾椎部主要有三个微动关节，分别是骶髂关节、耻骨联合关节、骶尾关节。通过三个微动关节的运动模式可以分析骶尾椎运动特征。

1. 骶髂关节　由髂骨的耳状面与骶骨的耳状面构成。关节面扁平，彼此对合非常紧密，属平面关节。关节囊紧张，紧贴于关节面周缘，周围有许多强韧的韧带加强，关节腔狭小，呈裂隙状，因而骶髂关节活动性很小，有利于支持体重和传递重力。

2. 耻骨联合关节　由两侧的耻骨联合面借纤维软骨连接而成，耻骨表面由透明软骨覆盖，由耻骨上韧带、耻骨弓状韧带加强，其前、后、上、下均有纤维组织、纤维软骨样韧带。

3. 骶尾关节　由第 5 骶椎体与第 1 尾椎体借纤维性椎间盘构成。前面和后面分别有前纵韧带和后纵韧带加强。骶尾关节也在尾骨肌的作用下协助固定骶骨和尾骨，防止骶骨上端因承受重量而过度前倾。

（三）应力损伤机制

骶尾椎与骨盆运动损伤多由直接暴力造成，根据暴力作用的方向及性质，分为以下四种情况。

1. 前后作用力　当骨盆前后受到挤压时，可造成耻骨部和髂骨部联合损伤，可能包括耻骨联合分离合并骶髂关节脱位，或耻骨联合分离合并髂骨翼骨折，或一侧耻骨上、下支骨折合并同侧骶髂关节脱位，或同侧髂骨翼骨折。以上损伤均可累及骨盆的前环或后环，结果会使骨盆向患侧分离扭转。

2. 侧方挤压力　当骨盆受到侧方暴力作用时，损伤多局限于前环，即耻骨支和耻骨联合处。如果着力点靠近股骨大转子部，通常合并髋臼骨折。

3. 外旋外展作用力　下肢处于外展、外旋的体位时，暴力通过股骨干及股骨头从而引起股骨颈基底部或粗隆间骨折。

4. 剪力作用力　可以造成骨盆环的骨折，骶棘韧带和骶结节韧带被撕裂，导致骨盆垂直不稳定。骨盆的损伤程度与暴力大小、骨的强度和韧带结构有关。骨质疏松或高龄者，骨的强度低于韧带的强度，易发生骨折。而对于青壮年，骨的强度大于韧带张度，容易发生韧带的撕裂伤。

此外，骶骨和尾骨受到直接暴力，如高处坠落、楼梯滑落等垂直暴力，可以引起尾骨脱位或骨折。除上述几种直接暴力外，间接暴力如肌肉骤然猛力收缩，可引起肌肉附着的骨盆突起处撕脱骨折，如髂前上、下棘和坐骨结节骨折等。

（四）诊断思路

骶尾椎和骨盆运动损伤时的主要症状包括局部淤血、直接压痛、肿胀和活动受限。根据症状出现的部位进行初步诊断，出现骶尾部疼痛，以及端坐位、半侧臀部坐位、蹲位站立时疼痛加重，多考虑骶尾椎损伤。骨盆局部持续性疼痛，并放射至大腿内侧及臀部，多为骨盆损伤，此时 "4" 字试验（patrick test）、骨盆分离和挤压试验等均为阳性。骨盆骨折时常会发生大出血而出现面色苍白、低血压等全身症状。此外，骶尾骨压痛和有典型坐地外伤史是骶尾椎损伤和尾骨骨折的特异性诊断标准。若骶骨损伤，骶髂关节旋转试验（gaenslen test）、单髋后伸试验（yeoman test）均为阳性。发生骨盆骨折时，常出现脐与两侧髂前上棘距离不等、肛门指诊有血迹及骨折端等体征。

（五）治疗方法

1. 中医治疗　早期治以活血止痛，通腑排便；中期治以和营止痛，接骨续筋；后期治以滋补肝肾，舒筋活络。还可以配合针刺，针刺主要取八髎穴、腰奇穴、长强穴、环跳穴、承扶穴等。尾骨骨折移位成角明显者，可采用传统中医手法复位，矫正畸形，减轻疼痛，利于排便，促进骨折愈合。发生骨盆骨折时，手法上对骶髂关节脱位进行骨牵引，对耻骨联合分离进行骨盆悬吊。外用药可用伤科洗方煎水并熏洗骶尾部或进行坐浴。

2. 西医治疗

（1）非手术治疗　主要包括药物疗法、封闭疗法。药物疗法是指应用止痛剂、抗痉挛药物、局部麻醉药物等。封闭疗法是对局部痛点做封闭治疗，将适量局麻药物及地塞米松或泼尼松注射于骶尾背侧或两侧疼痛明显处。

（2）手术治疗　在治疗骨盆骨折时应注意患者的全身情况。首先测量患者的血压、呼吸、脉搏，并记录损伤时间，以评估休克时间长短。此后，应迅速对患者的血管或内脏损伤做出确切的诊断，在及时抗休克治疗的情况下，紧急组织有关人员处理内脏损伤。在全身情况允许的条件下，可手术治疗骨折。

二、尾骨骨折

尾骨处于人体脊柱的最末端，是进化退变的结构。尾骨骨折是运动损伤常见的疾病之一，多见于体操、篮球、技巧等项目的运动员，多由滑倒或由高处坠下臀部着地撞击尾骨而致。

（一）损伤机制

尾骨骨折在临床中较为常见，多由滑倒坐地时直接暴力所致。外力作用方向多来自后下方，远侧断端常因肛提肌、尾骨肌的牵拉而向前移位，有时合并侧方移位。

《医宗金鉴·正骨心法要旨》曰："尾骶骨，即尻骨也，其形上宽下窄，上承腰脊诸骨，两旁各有四孔，名曰八髎，其末节名曰尾闾，一名骶端，一名橛骨，一名穷骨，俗名尾椿。"损伤早期，局部筋骨遭受冲击，血脉受损，血瘀气阻，不通则痛；中后期，肝肾亏虚，无以濡养筋脉，在病性方面表现为以实证或本虚标实证为主。

（二）诊断与分类

1. 诊断

（1）症状　有较剧烈的尾部疼痛，应考虑有尾骨骨折的可能性。疼痛的特点是坐位时疼痛较重，无法端坐位。当由坐位起立时，疼痛加剧。

（2）体征　检查尾部是否有肿胀、压痛、击尾骨痛；肛门指诊可发现尾骨移位，引起局部剧痛。

（3）影像学　X线侧位片对诊断尾骨骨折或脱位及远端向前移位有很大的帮助。X线正位片可显示有无侧方移位，但应注意尾骨形态变异很大，不可把正常生理变异误认为是骨折或脱位。

2. 分类　尾骨骨折属于中医学"骨折病"范畴，中医辨证以气滞血瘀为主，有外伤史，或过度劳累及负重后突发，骶尾部肿胀、压痛、拒按、活动障碍，舌紫暗，脉多弦。

（三）治疗与预防

1. 治疗

（1）中医治疗　无移位的尾骨骨折不需特殊处理，患者卧床2～3周即可。对有轻度移位者，或有轻度关节脱位者也不需要复位。尾骨骨折移位成角明显者，可采用传统中医手法复位，矫正畸形，减轻疼痛，利于排便，促进骨折愈合。复位方法：对于向前移位者，可经肛门内外手法复位，患者取侧卧位，屈髋、屈膝，医生一只手戴手套后，食指蘸液状石蜡，伸入患者肛内，扳住向前移位的尾骨下端，拇指在外按住骶骨下端，两指同时用力扳按，即可复位。复位后，患者侧卧硬板床休息 3 ～ 4 周，有利于维持位置。复位后还可予以中药治疗，早期治以活血化瘀，消肿止痛，内服复元活血汤，外敷消肿膏；中期治以活血合营，接骨续筋，内服复元通气散合四物汤，或跌打养营汤加减。久伤不愈者，治以补气血，或补肝肾，兼疏通经络。

（2）西医治疗　对尾骨损伤、少数尾骨骨折或脱位的患者，有遗留长时间的尾部疼痛，若经过长时间的非手术治疗效果不良，其尾部疼痛可影响患者的工作、学习和生活。此时，应考虑封闭陈旧性损伤。对疼痛明显者，予以醋酸曲安奈德 10mg 加 1% 利多卡因 2mL 行局部注射治疗。若效果不佳可行手术治疗，即采用尾骨切除术。

2. 预防　损伤初期，坐位时应放置气垫圈保护骨折处；后期可参加训练，但应防止再次受伤，骨折的断端远侧常因尾骨肌的收缩而向前移位，有时合并为侧方移位。

（四）康复处方

骨折愈合后要坚持揉搓八髎穴。八髎穴在尾骨的上端，位于一、二、三、四骶后孔中，左右共八穴，是治疗尾骶骨痛的要穴。每天 2 次，每次 15 分钟。

（五）科研进展

近年来，尾骨骨折的治疗技术取得了长足发展，尤其是诊断技术的发展对治疗尾骨骨折意义重大。目前，对于尾骨骨折后并发尾骨痛的除痛治疗是科研热点。

三、耻骨联合部损伤

耻骨联合部损伤是指包括耻骨联合软骨，以及相邻的耻骨体、耻骨结节、耻骨肌肉附着点的损伤，又称耻骨软骨炎或耻骨联合骨软骨炎。耻骨联合部损伤属于中医学"骨错缝"的范畴。本病常发生于足球、短跑、跳跃、跨栏等运动项目，除了外伤，怀孕和分娩也是致病因素。耻骨联合分离是骨盆损伤的一部分，占骨盆损伤的 24%。

（一）损伤机制

耻骨联合部的耻骨结节、耻骨体为腹直肌、腹内斜肌联合腱的止点和内收肌、耻骨肌、股薄肌的起点，而耻骨联合是由纤维软骨将两块耻骨连接在一起。体育运动中，髋关节在膝关节伸直位做极度外展动作时，内收肌、股薄肌对耻骨附着点的反复牵拉引起积累性损伤，以及耻骨联合受到反复冲撞挤压引起耻骨联合部劳损。

（二）诊断与分类

1. 诊断　有耻骨联合部慢性劳损，或受伤史。

（1）症状　局部有明显疼痛，负重、上楼、远行加重；上楼时前腿跨步，身体重心偏向后腿一侧，左右耻骨错缝，牵拉纤维软骨和韧带而致疼痛。部分患者出现腰背部、腹股沟区疼痛。

（2）体征　检查耻骨联合处触痛明显，间隙增宽，骨盆挤压试验与分离试验阳性。行走时重心移动缓慢，影响步行速度，步态呈鸭步。

（3）影像学　骨盆正位 X 线片，早期可见耻骨联合部变宽，间隙超过 5mm，中后期耻骨联合部可出现吸收型、吸收与增生混合型、增生型、囊变型改变。

2. 分类　中医辨证分型将其分为气血两虚型、风寒束表型、瘀滞筋骨型三种证型。

（1）气血两虚型　症见遍身疼痛，肢体酸楚麻木，头晕，心悸，舌淡苔少，脉弱。

（2）风寒束表型　症见遍身疼痛，屈伸不利，或痛处游走不定，或肢体关节肿胀、麻木，

NOTE

恶寒发热，舌淡苔薄，脉浮紧。

（3）瘀滞筋骨型　症见遍身疼痛，按之痛甚，或痛处筋脉青紫，舌紫暗，脉弦涩。

（三）治疗与预防

1. 治疗

（1）中医治疗　归挤拍打法：患者坐在床边，身体微向后仰，右手捂在耻骨联合处。一助手在背后扶患者后背，另一助手站在患者前方，面向患者，两手握住患者双足踝部。医生坐在患者左侧，以右髋部迎住患者的左髋部，用右手扣住患者右侧的大粗隆部，左手握住患者的左手腕，使患者双腿叉开屈曲，两足跟靠近臀部。医生令助手将患者两腿向前拉直，医生左手拿患者左手拍打患者的右手，同时右手拉按患者右髋部，使之向内合拢。此手法重复使用 2 ～ 3次，轻者 1 次可愈，重者 2 ～ 3 日复诊 1 次，每次治疗后症状均可减轻。

（2）西医治疗

1）封闭治疗：对封闭经久不愈、疼痛明显者，予以醋酸曲安奈德 10mg 加 1% 利多卡因 4mL 对耻骨联合、股直肌止点、内收肌，股薄肌起点在痛点做封闭治疗，每 5 日 1 次，连续注射 3 次。物理治疗可用特定电磁波谱（TDP），每日 1 次，每次 30 分钟。

2）物理治疗：超声波治疗，强度 0.6 ～ 1.5W/cm²，每日 1 次，10 次为 1 个疗程。也可用直流电离子导入，负电极置于耻骨联合疼痛部位，电量以患者耐受为度，每次 20 分钟，每日 1次，10 次为 1 个疗程。

2. 预防　治疗期间可缓慢散步，局部要保暖，避免外伤和性生活，以利于恢复。

（四）康复处方

急性期疼痛发生后，制动，局部热敷，改善循环。当疼痛缓解后，开始功能锻炼，多做腹式呼吸，提肛缩阴，增加腹部肌力，促进盆底肌的肌力，为耻骨提供支撑力，拉近耻骨间距。

（五）科研进展

发生耻骨联合部损伤时常伴随腰骶的疼痛。伴骶髂关节后半脱位者，加腰部后伸扳法；伴骶髂关节前半脱位者，加侧卧位腰部推扳法。

四、骨盆骨折

骨盆环是由髂、耻、坐骨组成的髋骨连同骶尾骨构成的坚固骨环，后方有骶髂关节，前方有耻骨联合。躯干的重量经骨盆传递至下肢，还起着支持脊柱的作用。骨盆骨折多伴有出血、腹部脏器、泌尿系统等损伤，有极高的致死率和致残率，也是较复杂、较严重的骨折之一。骨盆骨折是一种严重外伤，多由高能外伤所致，半数以上伴有并发症，致残率高达 50% ～ 60%。青年足球运动员、体操运动员等受到强大的暴力伤，易致骨盆骨折。最严重的是创伤性失血性休克及盆腔脏器合并伤，救治不当有很高的死亡率，可达 10.2%。

（一）损伤机制

骨盆骨折多由直接暴力所造成，以骨盆左右侧面或前后面被车辆或倒塌的重物挤压为最常见。根据暴力作用的方向及性质、作用的结果，将暴力分为前后作用力、侧方挤压力、外旋外展作用力及剪力作用力。

（二）诊断与分型

1. 诊断　对于骨盆骨折，既要注意骨折局部，也要兼顾并发症。

（1）症状　疼痛广泛，活动下肢或坐位时加重。局部压痛、淤血，下肢旋转、短缩畸形，可见尿道口出血、会阴部肿胀。另外，骨盆骨折会引起低血容量性休克，表现低血压、面色苍白、冷汗、四肢厥冷等。

（2）体征　骨盆分离试验与挤压试验为阳性，肢体长度不对称，会阴部的淤斑是耻骨与坐骨骨折的特有特征。

（3）影像学

1）X 线检查：可显示骨折类型及骨折块移位情况，但骶髂关节情况以 CT 检查更为清晰。CT 的三维重建可以更加立体直观地显示骨折类型和移位方向。

2）超声检查：可作为腹、骨盆脏器损伤的筛选方法。

（4）并发症　骨盆骨折会伴有严重并发症而且常较骨折本身更为严重，应引起重视，常见的并发症如下。

1）腹膜后血肿：骨折可引起广泛出血，巨大血肿可沿腹膜后疏松结缔组织间隙蔓延至肠系膜根部、肾区与膈下，还可向前至侧腹壁。如出现腹膜后主要大动脉、静脉断裂，可迅速致死。

2）腹腔内脏损伤：分为实质性脏器损伤和空腔脏器损伤。实质脏器损伤为肝、肾与脾破裂，表现为腹痛与失血性休克；空腔脏器损伤指充气的肠曲在暴力与脊柱的夹击下可以爆破穿孔或断裂，表现为急性弥漫性腹膜炎。

3）膀胱或后尿道损伤：尿道损伤远比膀胱损伤多见，坐骨支骨折易并发后尿道损伤。

4）直肠损伤：较少见，是会阴部撕裂的后果，女性伤员常伴有阴道壁的撕裂。直肠破裂如发生在腹膜反折以上，可引起弥漫性腹膜炎；如在反折以下，则可发生直肠周围感染。

5）神经损伤：主要是腰骶神经丛与坐骨神经损伤。腰骶神经丛损伤大都为节前性撕脱，预后差；骶骨 I 区与 II 区的骨折，则容易发生 S_1 及 S_2 神经根损伤。

2. 分型　从 20 世纪 50 年代以来，国内外学者根据力学和影像学等提出关于骨盆骨折的分类方法多达数十种，但至今尚未有一种理想的分型系统能涵盖骨盆骨折的所有特点，目前临床以 Tile 分型为常用的分型方法，对临床医生确定治疗方案及手术方式有决定性指导意义。

（1）西医分型

1）A 型：稳定骨折，可有轻度移位。①A1 型，无损于骨盆环完整的骨折，如坐骨结节、髂前上棘和髂骨翼骨折等。②A2 型，稳定骨折，移位较小，如耻骨支或坐骨支单侧或双侧骨折等。③A3 型，骶尾骨的横断骨折，不波及骨盆环。

2）B 型：旋转不稳定，垂直稳定性骨折。①B1 型，翻书型骨折，前后方向挤压暴力或外旋暴力作用在骨盆上，造成耻骨联合分离，使得骨盆像开着的书本。②B2 型，骨盆侧方挤压损伤或髂骨旋转损伤。③B3 型，双侧 B 型损伤。

3）C 型：不稳定骨折，旋转及垂直方向均不稳定。①C1 型，单侧损伤，后部损伤可能为髂骨骨折，骶髂关节无损伤；也可能是骶髂关节单纯脱位或合并骨折；或骶骨骨折，半侧骨盆移向上方。②C2 型，对侧损伤，受力侧髂骨后部和耻骨支骨折。对侧骶髂后韧带、骶棘和骶结节韧带损伤，髂骨外旋，骶髂关节脱位。③C3 型，合并髋臼骨折。

（2）中医辨证分型

1）气滞血瘀型：损伤早期，外伤筋络，内生瘀血，部分可见局部瘀斑，疼痛拒按，骨盆及下肢因疼痛活动受限，动则痛甚，舌质暗淡或有瘀斑，苔白薄黄，脉弦或细涩。

2）肝肾亏虚型：损伤中后期，患者下肢活动不利，活动后疼痛加重，伴腰膝酸软，活动迟缓，舌淡或暗，脉沉或弱。

（三）治疗与预防

治疗应根据全身情况决定治疗步骤，有腹内脏器损伤及泌尿道损伤者应与相关科室协同处理。重度骨盆骨折患者应被送入外科监控室治疗，出现休克时应积极抢救，对各种危及生命的并发症应首先处理，然后进行对症治疗。

1. 治疗

（1）中医治疗　用手法对骶髂关节脱位行骨牵引，对耻骨联合分离进行骨盆悬吊。用中药早期治以活血化瘀，消肿止痛，内服活血丹加减或外用消瘀膏；中后期治以强筋健骨，疏通经络，内服舒经汤，外用海桐皮汤，煎水熏洗。

（2）西医治疗　骨盆边缘性骨折，无移位者不必特殊处理。髂前上棘、髂后下棘撕脱骨折者，可于髋、膝屈曲位卧床休息3～4周。坐骨结节撕脱骨折者，则在卧床休息时采用大腿伸直、外旋位。只有极少数骨折片翻转移位明显者才需手术处理。髂骨翼部骨折者，只需卧床休息，3～4周即可下床活动。有移位的骶骨骨折者，医生可将手指插入肛门内，将骨折片向后推挤复位。骶骨的横行骨折者，若无移位的情况下，则不需要特殊的处理，让患者卧床休息2～3周后，即可在腰骶部支撑带保护下下床活动。骨盆环单处骨折无明显移位者，只需卧床休息。单纯性耻骨联合分离者，在耻骨弓上缘用钢板螺钉做内固定。骨盆环双处骨折伴骨盆环断裂者，大多数医生主张手术复位及内固定，再加上外固定支架。如果患者有低血压伴有腹腔内出血或有尿道损伤需做剖腹术时，则于剖腹手术结束后立即进行骨盆前半部骨折或脱位的切开复位内固定术。间隔7～9天，待情况稳定后做外固定支架固定，在髂嵴上钉骨针，安装三角形支架，视暴力方向决定是撑开骨盆，还是合拢骨盆。

2. 预防　骨盆骨折伴出血的患者应尽量减少搬动，卧硬板床，防止造成骨折端的二次移位出血，并在早期使对休克患者使用抗休克裤。术后患者可在骨质愈合良好的情况下1周后挂拐，4～6周患侧部分负重，3个月后可完全负重。必须提醒一切康复训练必须循序渐进，不可操之过急。

（四）康复处方

制订康复训练方案应坚持以不加重损伤、不影响损伤的预后和正常治疗为原则；分别对待，个性治疗；局部与全身兼顾，动静结合；采取循序渐进和加强医务监督的原则。

1. 第一阶段　术后2～3周，以踝功能和大腿肌肉的等长练习为主，目的在于预防血栓和肌肉萎缩。

2. 第二阶段　术后4～6周，在不负重的情况下，进行轻柔的膝关节、髋关节活动和直腿抬高练习，目的在于改善关节功能和锻炼下肢肌力。

3. 第三阶段　术后2个月，以负重练习和平衡训练为主，目的在于预防骨质疏松和练习行走。下地负重行走时，一是要逐步地负重，二是要比较和缓地平路慢走。

（五）科研进展

使用有限元方法分析骨盆骨折后的生物力学特性是目前的研究热点。目前，应用于临床的 CT 或 MRI 三维重建技术虽然可以直观、准确地反映人体结构，为临床医生提供了诊断信息和依据，但无法进行生物力学分析，存在一定的局限性。

（刘爱峰）

NOTE

第九章　医疗体育

第一节　医疗体育概述

医疗体育亦称"体育疗法""康复体育"，以身体练习为基本手段，提高和促进患者各种人体功能的恢复，加快疾病痊愈，以达到康复保健目的进行特定的体育活动。一般根据疾病性质采取相应的体育活动形式，通常有散步、慢跑、太极拳、气功、按摩、保健操等。

一、医疗体育的治疗原则

医疗体育不但能促进很多疾病的临床痊愈，而且能加速人体各种功能恢复。当前国内外专家也提出使用"运动处方"来解决中老年人及某些慢性病患者的合理运动问题。我国古代就已发现太极拳、气功、按摩等传统医疗体育方法对治疗疾病有着明显的效果，通过体育锻炼可使疾病症状得到缓解，用药量减少。在进行医疗体育的同时，也要遵循以下原则，以预防运动损伤的出现。

（一）循序渐进

循序渐进是指医疗体育内容和运动负荷等的前后时间安排和内容安排，应由易到难，由简到繁，逐步深化提高，使患者系统地掌握科学的锻炼方法。

（二）持之以恒

经常参加体育活动，坚持数周、数月甚至数年，才能使疗效逐步累积、明显、持久，达到治疗的目的。所以，体育锻炼要坚持，不能"三天打鱼、两天晒网"。虽然短时间的锻炼也能对身体功能产生一定的影响，但一旦停止体育锻炼后，这种良好的影响作用会很快消失。一般来说，保证每周锻炼次数不少于 2～3 次，每次锻炼时间不低于 30 分钟。

（三）因人而异

要根据患者的年龄、性别和体力特点、疾病状况、兴趣爱好来决定最适宜的运动项目，并制订合理的强度和计划。

（四）综合治疗

医疗体育与药物、手术或其他物理等治疗方法应互为补充、相辅相成，应用时须全面考虑，优化疗效。

（五）密切观察

在医疗体育锻炼中要随时注意观察和了解身体变化，发现不适，立即修改运动方式和运动量，必要时由医生定期检查身体状况。

二、医疗体育的治疗方法

（一）医疗体操

医疗体操是根据患者的伤病情况，为达到预防、治疗及康复等目的而专门编排的体操运动及功能练习，包括各种肢体和躯干运动、呼吸运动、放松运动、矫正运动、协调运动、平衡运动、牵伸练习、本体促进练习、水中运动、拐杖练习、语言训练等。

医疗体操的特点：①选择性强。②易于控制运动量和强度。③动作多样化。④改善患者的情绪。

（二）医疗性运动

医疗性运动是指将一般体育手段用于疾病预防、治疗和康复的治疗性运动，是医疗体育的主要方法，包括被动运动、主动运动和强制运动三个方面。

1. 被动运动　由医护人员或靠机械来完成的运动。患者本人不做任何患部的主动活动，此方法应该教会患者或其家属，以免因出院中断治疗。

2. 主动运动　是患者在无任何助力和阻力的情况下所进行的运动。主动运动能改善关节的功能，增强肌力，锻炼患者的协调能力，还可以对患者心肺功能及全身功能的改善起促进作用。

3. 强制运动　又称牵张运动，是由医护人员或通过机械装置采用强力动作或由患者利用对抗肌群的收缩来完成。这种运动主要用来改善由于肌肉、韧带等软组织弹性减退而致的关节活动受限。

（三）医疗气功

医疗气功主要通过身、心、息共调，精、气、神同练，从而达到精充、气足、神全的状态，起到强身健体、防病治病的功效。

（四）医疗按摩

医疗按摩主要包括中医骨伤的推拿按摩，即通过"按、摩、推、拿、揉、搓、掐、点、扣、搔、捏、擦"等多种手法，舒筋活络，改善局部血液循环，促进软组织无氧代谢。

（五）自然疗法

自然疗法包括日光浴、空气浴、冷水浴等。

三、医疗体育的适应证与禁忌证

（一）医疗体育的适应证

随着医疗体育事业的不断发展，以前属于医疗体育疗法的慎用证和禁忌证也逐渐地转为适应证，如心力衰竭之前被认为是医疗体育的禁忌证，现在也成了适应证。

1. 内科疾病　高血压、动脉硬化、冠心病、慢性支气管炎、脑血管意外所致的偏瘫、神经衰弱、糖尿病、脑震荡后遗症、代谢性骨病、肥胖症等。

2. 外科疾病或运动创伤　四肢骨折后的恢复、颈椎病、肩周炎、脊柱侧弯、类风湿关节炎、腰椎间盘突出症、周围神经损伤、肱骨外上髁炎、关节扭伤、软组织挫伤、关节脱位、半脱位等。

3. 妇科疾病　盆腔炎、痛经、子宫脱垂、子宫后倾、产后恢复不良。

4. 儿科疾病　小儿麻痹后遗症、术后恢复、儿童脑瘫等。

（二）医疗体育的禁忌证

医疗体育的禁忌证不是绝对的，而是相对的或暂时的。往往在疾病急性期、发作期不适合进行医疗体育。

1. 各种传染病的急性期及高热患者。

2. 心血管系统和呼吸系统疾病急性发作期。

3. 各种创伤局部有出血倾向者。

4. 精神病患者。

5. 巨大动脉瘤。

6. 血管内栓子有脱落危险者。

7. 恶性肿瘤有转移者及良性肿瘤有出血倾向者。

8. 各种有运动猝死和出血倾向的遗传病，如马方综合征、血友病等。

四、医疗体育的常规运动训练与技术

（一）维持与改善关节活动范围的训练

运用各种手段方法以维持和恢复因组织粘连或肌肉痉挛等多种因素引起的功能障碍所采用的运动疗法技术。关节活动范围是指关节运动时所通过的轨迹，主要是围绕三个相互垂直的基本运动轴进行。该技术是以维持正常或现存关节活动范围和防止关节挛缩、变形为目的，包括主动训练、被动训练和助力训练。

（二）增强肌力和肌肉耐力的训练

肌肉耐力是指有关肌肉持续进行某项特定任务（作业）的能力，可以用从开始收缩直到出现疲劳时已收缩了的总次数或所经历的时间来衡量。增强肌力和增强肌耐力训练，可统称为力量练习。力量练习常用于训练肌肉萎缩无力的患者以发展其肌力和耐力，恢复运动功能。

（三）恢复平衡能力训练

恢复平衡能力训练是指为了提高患者维持身体平衡能力所采用的各种训练措施，包含本体感觉训练。通过这种训练能激发姿势反射，加强前庭器的稳定性，从而改善平衡功能。

（四）协调性功能训练

协调性功能训练主要方法是在不同体位下分别进行肢体、躯干、手、足协调的活动训练，反复强化练习。

（五）关节松动技术

关节松动技术是治疗关节功能障碍，如僵硬、可逆的关节活动受限、关节疼痛的技术，目的是减轻关节疼痛或增加关节活动度。

（六）软组织牵伸技术

通过拉长挛缩或短缩的软组织以改善和重新获得关节周围软组织的延展性，以降低肌张力，增加关节活动范围，主要有手法被动牵伸、自我牵伸、器械牵伸等。

（汶希）

第二节　运动处方

一、运动处方的概念

运动处方是由体育工作者或运动康复医生针对体育锻炼者或需要康复的患者，根据医学检查资料，按照健康、体力及心血管功能状况，结合生活环境和运动爱好等个体特点，用处方的形式规定适当的运动种类、运动强度、运动时间及频率，并指出运动中的注意事项，以便有计划地去经常锻炼身体，达到健身或治病的目的。由于各人的情况千差万别，运动处方按目的分为健身运动处方、娱乐运动处方、减肥运动处方、治疗运动处方等多种类型。

二、运动处方的基本内容

运动处方应包括运动目的、运动种类、运动强度、运动时间、运动频率、注意事项与微调整及处方制订程序等。

1. 运动目的　主要根据锻炼者的性别、年龄、职业、爱好和身体健康状况等的不同情况而定。运动目的有消遣娱乐、强身保健、健美减肥、防治疾病、提高运动成绩等。

2. 运动种类　应根据运动处方的制定目的来选择运动种类。另外，现代新兴的运动处方一般包括三种运动种类，即有氧运动、伸展运动及力量性运动。锻炼者的体力、运动水平、运动设施及有无指导者，均会对运动种类的选择产生影响。

3. 运动强度　是运动处方制订的核心部分，不同锻炼者的运动能力是有差异的，需要通过科学的监测来确定适宜的运动强度。运动强度是指单位时间内的运动量。现介绍几种简单易行的确定运动强度的方法。

（1）年龄减算法　运动适宜心率=180（或170）－年龄

适用于身体健康者。

注意：60岁以上或体质较差的中老年人用170。

（2）净增心率计算法　按体质强、中、弱分三组控制运动强度。

强组：运动后心率－安静时心率≤60次/分

中组：运动后心率－安静时心率≤40次/分

弱组：运动后心率－安静时心率≤20次/分

适用于心脏病、高血压、肺气肿等慢性患者。

（3）运动量百分比分级法　计算公式：（运动后心率－运动前心率）/运动前心率×100%

评定：大运动强度：运动后净增心率达 71% 以上。

中运动强度：运动后净增心率在 51% ～ 70%。

小运动强度：运动后净增心率在 50% 以下。

适用于高血压、冠心病和年老体弱者。

（4）运动最佳心率参照值法　靶心率（target heart rate，THR）是指能获得最佳效果并能确保安全的运动心率。

如何确认：最大心率的 60% ～ 85%，相当于 57% ～ 78% 最大吸氧量。

如何测定最大心率：①做极限或症状限制性运动试验以确定最大心率。②大致公式推算（个人误差在 ±10 次左右）：一般人为最大心率 = 220 - 年龄；平时常运动的人为最大心率 = 210 - 0.8× 年龄（在日常工作中为方便起见而常用此法）。

举例：40 岁的中年人可以分为 3 个阶段，每阶段锻炼 6 ～ 8 周，可获得安全及最佳效果。

第一阶段：（220-40）×0.65 = 117 次 / 分

第二阶段：（220-40）×0.75 = 135 次 / 分

第三阶段：（220-40）×0.85 = 153 次 / 分

4. 运动时间　每次运动的持续时间为 15 ～ 60 分钟，一般须持续 20 ～ 40 分钟，达到适宜心率的时间须为 15 分钟以上。当运动量确定时，运动强度与运动时间呈反比。运动强度较大，则运动时间较短；运动强度较小时，则运动时间较长。前者适宜于年轻及体力较好者，后者适宜于老年及体力较弱者。

5. 运动频率　每周锻炼 3 ～ 4 次，即隔天锻炼 1 次，运动效果可得到较好蓄积，锻炼效果好。

6. 注意事项与微调整

（1）提出禁忌的运动项目和易发生危险的动作。

（2）提出运动中的自我观察指标及出现异常时停止运动的标准。

（3）每次锻炼前、后要做好准备活动和整理活动。

（4）在运动处方实施过程中，应根据实际情况进行必要的微调整。

7. 处方制订程序

（1）一般调查。

（2）健康诊断。

（3）运动实验及体力测验。

（4）制订运动处方。

（汶希）

第三节 运动系统疾病的医疗体育

一、肩关节损伤的医疗体育

肩关节由肩胛骨的关节盂和肱骨头构成，属于球窝关节。医疗体育内容如下。

1. 抗阻训练 杠铃仰卧推举：重点锻炼部位为胸大肌、三角肌和肱三头肌。开始位置为仰卧在平的卧推凳上，两脚平踏在地上。两手掌向上握住横杠，两手间距比肩稍微宽些，两臂伸直支撑住杠铃位于胸的上部。动作过程为使两臂向两侧张开，两臂慢慢弯曲，杠铃垂直落下，直至横杠接触到胸部（大约接近乳头线上方），然后向上推举至起始位置，重复做。训练要点：不要把背和臀部拱起或憋气，这样会使肌肉失去控制，比较危险。同时，注意根据患者的情况调节杠铃重量和训练方法组数。

2. 医疗体操或训练

（1）屈伸锻炼法 取站位或坐位，患肢下垂于体侧，逐渐向前上方抬举患肢，必要时可用健肢的手或他人协助进行，然后复原，再使患肢向后尽量伸。

（2）划圈锻炼法 站立位，身体前倾30°～45°，患肢下垂做顺、逆时针方向画圈活动，活动范围由小到大。

（3）爬墙锻炼法 患者面对墙站立，两足尖顶墙，患侧手掌平放在墙壁上，利用手指缓慢向上爬行，每日记录爬行高度。

注意事项：①加强医疗体育是预防和治疗肩关节损伤的有效方法，贵在坚持。如不坚持，则肩关节的功能难以完全恢复正常。②应重视保暖防寒，勿使肩部受凉。一旦着凉要及时治疗，切忌拖延不治。

二、膝关节损伤的医疗体育

膝关节是人体最大且构造最复杂的关节，同时也是损伤机会较多的关节。膝关节的损伤包括膝关节侧副韧带损伤、前后交叉韧带损伤、半月板损伤、损伤性滑膜炎、髌骨劳损等。下面以膝关节半月板损伤和膝关节侧副韧带损伤为例，介绍医疗体育方法的应用。

（一）膝关节半月板损伤

半月板损伤是膝关节最常见的运动创伤之一，多见于足球、篮球、手球、体操、武术等活动，临床表现为局部疼痛、肿胀、关节绞锁、股四头肌萎缩，检查表现为摇摆试验阳性、麦氏征试验阳性、研磨试验阳性。由于只有半月板与关节囊相连的边缘部分及前后角有血液供应，其他部分的营养来自关节滑液，所以除单纯边缘损伤外，多数半月板损伤也难以愈合。对于非手术治疗无效或不适合采用保守治疗的患者，通常在关节镜下进行半月板修复或（部分）切除手术。

膝关节半月板损伤术后的体育疗法如下。

1. 术后2周 鼓励患者进行低强度锻炼，如股四头肌等长收缩、直腿抬高和关节活动度

（ROM）训练（屈膝不超过 90°），以促进关节肿胀的消退。

2. 术后 3 ～ 4 周　医疗体育重点为尽量恢复关节活动范围。患者应常规进行肌肉等长收缩锻炼（直腿抬高）和 ROM 训练，并逐步增加活动范围。随着肌力和关节活动范围的恢复，可以进行有限制的活动，包括部分负重逐渐过渡至完全负重下的行走练习。

3. 术后 4 ～ 5 周　目标是使肌力和活动范围完全恢复正常，或者仅和健侧相差 20% ～ 30%。增加关节活动范围的训练方法：俯卧，在患侧足上加力或者缠绕沙袋，帮助患侧膝关节屈曲；仰卧，两手握毛巾两端，中间套在患侧踝部关节处，手拉毛巾，帮助患膝屈曲。

4. 术后 6 ～ 10 周　帮助患者进一步增加锻炼的阻力，可开始等长锻炼。此后，为了保持肌力，患者可以伤肢足尖点地，缓慢地进行步行训练，还可以骑自行车、游泳等。

（二）膝关节侧副韧带损伤

术后 1 ～ 2 日，即可在支持带保护下开始练习。方法如下：股四头肌静力收缩练习每次 10秒，然后放松 10 秒，共做 5 分钟；直腿抬高练习，采用 10 次最大负荷量的重量，抬腿 10 次；等长伸膝练习 15 次；髋关节屈、伸、内收及外展各 20 次。中后期，可做股四头肌和腘绳肌的抗阻训练。同时，在无明显疼痛的情况下做折返跑练习，训练关节的本体感觉。

三、脊柱侧弯的医疗体育

脊柱侧向弯曲畸形，称为脊柱侧弯症（scoliosis）。引起脊柱侧弯的原因有很多，骨骼、肌肉、神经病变等引起结构性脊柱侧弯，而疼痛、炎症等引起非结构性脊柱侧弯。本章节主要讨论常见的原发性脊柱侧弯的医疗体育方法。其他原因引起的脊柱侧弯可参照此方法。

（一）治疗方案

一般需根据年龄、侧弯程度及侧弯进展情况选择和及时调整矫治方案。矫治方案包括矫正体操、日常活动中的姿势治疗、侧方体表电刺激、牵引、手法、矫形器和手术治疗。根据脊柱侧弯 Cobb 角的大小，选择相应的治疗方案。

1. 脊柱侧弯 Cobb 角 < 10°　注意日常活动中姿势治疗，配合矫正体操，定期随访观察。

2. 脊柱侧弯 Cobb 角 10°～ 20°　除上述方法外，配合侧方体表电刺激，并密切注意脊柱侧弯的进展情况，2 ～ 3 个月复查一次脊柱侧弯情况，当有发展倾向时可及时佩戴矫形器。

3. 脊柱侧弯 Cobb 角 > 20°　穿戴矫形器作为主要矫治方法。采取矫形器、矫正体操、姿势治疗、侧方体表电刺激等综合治疗，可以提高矫治的效果。

4. 脊柱侧弯 Cobb 角 > 45°　侧弯伴有旋转畸形严重者，选择手术治疗，但手术治疗前后仍需配合合适的矫正体操和姿势治疗，以提高和巩固手术效果。

（二）治疗原理

治疗的基本原理是矫正脊柱两旁肌力的不平衡，恢复脊柱正常的排列顺序和应力分布，增强脊柱的稳定性。

1. 增加脊柱的稳定性　胸廓的肋间隙由不同走向的肋间肌和韧带紧密连结，因而肋弓有力地阻止了胸椎的侧弯。腹部前方和侧方的肌肉对腰椎稳定性起重要作用，这些肌肉连结髋部和肋骨，在加强脊柱的同时也增加了肋弓的稳定性。在脊柱侧弯凸侧进行电刺激，可改善该侧肋间肌和腹壁肌群的肌力，增加脊柱的稳定性，减轻脊柱侧弯和旋转的程度。

2. 实施"三点力"矫正的原理 由于侧弯脊柱的椎间隙两侧不对称，椎体、椎间盘的承重两侧也不对称。有针对性地在脊柱凸侧最高部位和凹侧的两端施加"三点"压力，产生作用方向相反的水平压力，可减轻椎体、椎间盘两端的不平衡受力，达到矫正脊柱侧弯和旋转畸形的目的。

3. 增加脊柱本体感觉的调节 通过矫正体操、牵引和日常生活中姿势矫正训练，使脊柱及周围组织的本体感受器反复受到牵拉兴奋，提高敏感性，增加患者主动控制脊柱侧弯的意识。

（三）实践途径

1. 牵拉脊柱侧弯凹侧挛缩组织 矫正体操是通过上、下肢运动引起的肩带和骨盆活动，带动脊柱产生与其凹侧相反、凸侧方向相同的侧屈活动，使得凹侧挛缩的组织受到牵拉，矫正脊柱侧弯程度。

2. 选择性地增强维持脊柱姿势的肌肉力量 如脊柱侧弯凸侧骶棘肌、腹肌、腰大肌和腰方肌，实现脊柱两旁肌肉力量之间的相互平衡。

正常情况下，举起右上肢和抬起右下肢引起胸椎向左侧、腰椎向右侧弯曲，可以用来矫正胸右腰左脊柱侧弯。因此，应根据脊柱侧弯的方向不同，选择脊柱矫正体操和日常活动中的姿势矫正。

（四）医疗体育处方

1. 俯卧向前伸单臂，在垫子上俯卧挺身，使脊柱侧弯的对侧手全力前伸，同侧手后伸，同时做抬头挺胸动作。例如，对胸椎骨右凸者，可做向前伸左臂的动作，俯卧腿和臂同时上举，俯卧在垫子上，用脊柱侧弯的对侧手和同侧脚，同时做挺身和上举的动作。重复 20～30 次，共练习 4 组。

2. 体转动作，（以脊椎左侧弯为例）两手叉腰，左脚顺脚尖方向向前迈一大步成弓步。同时右臂斜上举（掌心向下），左臂后举（掌心向上），上体向左转，眼看左手。脊椎右侧弯则为迈右脚，左臂斜上举，右臂后举，上体向右转。重复 20～30 次，共练习 4 组。

3. 单臂外振动作，身体直立，两脚开立与肩同宽，弯侧手臂伸直，空手用力向体外侧振举到极限，用力放下到体前内侧极限，做 30～50 次。接着手持重物（2.5～5kg）重复 15～20 次，共做 4 组。

4. 悬垂体侧摆，正面双手握单杠或肋木。两腿并拢，向左右侧摆，以使"S"形的脊柱逐渐伸直。重复 30～50 次，共练习 4 组。

5. 单杠单臂悬垂运动，凹侧臂手握单杠悬垂 20～30 秒钟，跳下休息 1 分钟，重复练习 6～8 次。

6. 单臂拉引橡皮筋，身体直立，两脚与肩同宽，手握橡皮筋一端（另一端挂在固定物上），用力向身体另一侧拉引。重复 30～50 次，共练习 4 组。

7. 单臂上举哑铃运动，身体直立，两脚与肩同宽，凹侧手持哑铃（10～15kg），向上举起时伸直臂，放下时屈肘，哑铃位于肩侧停止为 1 次，自然呼吸。重复 10～15 次，共练习 4 组。

四、腰椎间盘突出症的医疗体育

腰椎间盘突出症是较为常见的疾患之一，主要是因为腰椎间盘各部分（髓核、纤维环及软

NOTE

骨板），尤其是髓核，有不同程度的退行性改变后，在外力因素的作用下，椎间盘的纤维环破裂，髓核组织从破裂之处突出（或脱出）于后方或椎管内，导致相邻脊神经根遭受刺激或压迫，从而产生腰部疼痛，以及一侧下肢或双下肢麻木、疼痛等一系列临床症状。腰椎间盘突出症以腰 4～5、腰 5～骶 1 发病率最高，约占 95%。

（一）治疗原则

先慢后快，先小幅度后大幅度，先局部后整体，先轻后重，频率由慢到快，循序渐进，持之以恒。

（二）治疗方案

1. 床上锻炼

（1）直腿抬高锻炼　仰卧，主动进行直腿抬高运动至不能上抬，他人辅助进一步抬高 5°～15°，患者感觉腰背部或患侧肢体稍感不适或轻微疼痛后，缓慢放下，双下肢交替进行。

（2）仰卧位拱桥式腰背肌锻炼　仰卧屈膝，用头部、双肘及双足作为支重点，弓形撑起背部、腰部、臀部及下肢，至患者认为最高度后放下，再撑起。

（3）飞燕点水式背伸肌锻炼　患者俯卧位，头、颈、胸及双下肢同时抬高，两臂后伸，仅腹部着床，整个身体呈反弓形，如飞燕点水姿势。

2. 床下锻炼

（1）脊柱小角度前屈、后伸、侧弯、旋转、环转腰部活动。

（2）蹲 - 站 - 挺胸活动。

（3）慢下蹲运动。

（4）快、慢步交替行走锻炼。

（5）如有脊柱侧弯，身体靠墙直立，双手中指贴于裤缝，一侧中指沿裤缝下滑，脊柱逐渐侧屈至极限，再还原。脊柱向右侧弯者做脊柱左侧屈练习，脊柱左侧弯者做右侧屈练习。

功能锻炼的度和量：3～5 次/天。

五、骨折的医疗体育

骨折的医疗体育作用在于早期促进渗出物的吸收，加快血液循环，并通过运动对神经系统和新陈代谢的刺激，改善局部营养，加速钙质的沉积，从而加速骨折的愈合，并可预防和治疗关节功能障碍。

各种类型的骨折复位后均适合医疗体育锻炼。但局部有明显的炎症、合并化脓性骨髓炎或脱臼、关节有血肿、伤口局部有异物者应暂时停止进行医疗体育锻炼。

（一）四肢骨折

根据四肢骨折的临床特点，可分三期进行治疗。

1. Ⅰ期治疗

（1）预防并发症　改善患者的一般情况，预防由于长期卧床可能引起的并发症，如淤积性肺炎、褥疮等。解决这些症状的体疗方法，即采用呼吸体操及健侧肢体的功能运动，运动量随着患者情况改善而逐渐增加。

（2）改善患肢血液和淋巴循环　消除肿胀，促进骨痂生长。解决这些症状的体疗方法，即采用健侧肢体同名肌肉的运动、患肢未被固定的关节运动和静力性等长收缩运动等。

（3）预防关节功能障碍 采用患肢未被固定的关节功能位置，以不引起骨折错位的小范围内活动关节。

2. Ⅱ期治疗

（1）改善挛缩和加大被动运动 该期临床特点为患肢骨痂已生长，已拆除牵引或固定但肢体的功能存在明显障碍，一般肌力还较差。在医疗体育中主要采用患肢本身的各种功能运动，如已解除固定的关节进行各方向的主动运动、牵拉挛缩组织和加大关节活动范围的被动运动，但要避免强制的被动运动，以免损伤新生的骨痂。

（2）改善力量和恢复功能 体疗的任务与方法是改善和恢复患肢的肌肉力量和关节的功能活动，恢复患者日常生活中的运动技能，对存在残疾的患者，还要建立永久性代偿功能。要大量进行发展肌肉力量的各种运动，如器械运动、抗阻运动等。在运动中，要注意患肢运动和全身性运动相结合。

3. Ⅲ期治疗

（1）恢复肌力 临床特点为骨痂已生长牢固，关节活动功能基本恢复，但还存在肌肉力量不足、运动技巧、协调和灵活性差等后遗症。

（2）恢复运动功能 体疗的任务与方法是全面锻炼患者，恢复患者的各种运动素质，消除后遗症。其锻炼方法是采用各种复杂的功能运动、体操运动、器械运动，以及日常生活中的实用性运动，如走步、跑步及跳跃等。

（二）脊柱骨折

1. 脊柱骨折的临床生理和病理基础 脊柱也是人体的运动器官，功能是支持躯干的重量，其椎间盘起缓冲作用，减缓下肢震动冲击对大脑的影响。脊柱骨折常发生在颈、胸、腰段。骨折的种类有椎体骨折、椎弓骨折、横突骨折和棘突骨折等。在临床上常见的椎体骨折分楔形骨折和粉碎性骨折两种，后者常合并脱位和脊髓损伤。

下胸椎和腰椎压缩性骨折约占所有脊柱骨折的60%。当发生椎体压缩骨折时，通常椎体前部受压缩，脊柱的正常生理弓形被破坏，脊柱的轴线成角弯曲，脊柱的受压部位向后凸起。由于脊柱正常轴线方向的改变，造成椎体两侧压力不平衡，以及骨折片的错位、背部肌肉的正常附着点及其正常张力受到破坏。肌肉张力失去平衡是引起疼痛的主要原因，患者为减轻疼痛就会弯曲背部成驼背，结果背部伸肌被拉长，肌力减弱，支持脊柱的力量亦逐渐减低，椎体前部分所受的压力随之增大。这种病理力学过程如不及时纠正，其上位的椎骨向下滑脱，神经根及脊髓本身可能受到压迫，临床上可能出现知觉障碍、肌肉软弱及运动失调，最后导致下肢不全麻痹或完全性截瘫。所以在脊柱骨折治疗中，恢复脊柱的正常曲线方向是首要任务。只有脊柱曲线恢复，才能给压缩骨折复位创造有利条件。

为了减轻受伤部位的关节及肌肉的持重，可给予轻度而均衡的牵引来恢复正常的肌张力。牵引方法：患者平卧于硬板床上，床头抬高15～30cm，两侧腋窝挂于软牵引带上，这样可以达到轻度牵引的目的。为了保持脊柱的生理弯曲，需要在颈部及腰部生理前凸处垫1个小枕头。有的患者需要在伸展位打石膏背心或使用围腰来维持脊柱的正常曲线，使骨折复位。对粉碎性脊柱骨折，通常需要进行手术将脊柱固定在正常的生理曲线位置。

2. 脊柱骨折的医疗体育 医疗体育对于脊柱骨折保守疗法或手术疗法患者都是重要的辅助

NOTE

治疗手段，最终治疗目的在于恢复脊柱功能。脊柱骨折的体疗也分三期进行。

Ⅰ期医疗体育从骨折后 4～5 天或手术后 1 周左右，患者的一般情况改善后开始。医生教会患者胸式及腹式呼吸运动，两上肢的运动可大胆进行，并与呼吸运动相结合。在这一时期中，下肢运动主要采用交替屈、伸腿运动，运动时足跟在床上滑动而不离开床，以免增加脊柱的负担量。经过几天上、下肢运动后即可开始专门的腰背肌运动锻炼，如两肘支撑做挺胸和挺腰运动。临床研究发现，对保守治疗患者早进行腰背肌锻炼有助于压缩骨折的持续复位，但运动量必须逐渐增加。在这期体疗中禁止做脊柱旋转及屈曲运动，因为这些运动会影响被压缩的骨痂生长。

在开始体疗后的第 2 周，临床上允许患者床上翻身时着重锻炼腰背肌力量。在胸椎骨折时，广泛采用上肢各关节的功能运动来加强肩带肌肉的力量和背肌的练习；在腰椎骨折时，着重锻炼腰肌和骨盆带肌肉的力量来加强脊柱的稳定性，给压缩的骨质复位创造有利条件。进行这些腰背肌锻炼时，除采取仰卧位外，大量的运动在俯卧位进行，如抬头后仰运动等。第 2 周的下肢运动可做足跟离床的屈伸运动、直腿上抬运动，开始时左、右腿交替进行，之后转到双腿同时进行。

Ⅱ期医疗体育从骨折治疗后 3～4 周开始，这时被压缩的骨折逐渐得到复位，有新的骨痂生长，但不牢固，此时患者可以开始下地活动。这一时期的体疗特点是在继续加强患者腰背肌功能锻炼的基础上，开始锻炼脊柱后伸之外等方向的运动。在手膝位的预备姿势上进行脊柱的后伸、侧弯、旋转运动和轻度的后弓腰运动。待上述运动适应后，转为站立位脊柱柔韧性锻炼。前弯腰的锻炼应放在最后，待骨痂生长牢固后进行。临床研究发现，过早下地活动及前弯腰练习使压缩的骨折不易复位，常留下腰痛的后遗症。此期体疗中不应做跳跃性运动，因为这种运动可使新生的骨痂再度受压。本期后半期除医疗体操外，可采用动功练习，如八段锦、易筋经等健身训练。

Ⅲ期医疗体育是后遗症期，脊柱骨折往往留下腰背痛。其原因之一是骨折后往往不能进行有效的运动治疗，结果椎体的压缩部分没有恢复至原位，成楔形畸形愈合。其原因之二是虽经体疗锻炼，但没有按规定的方法进行治疗，过早下床活动，特别是过早做前弯运动和长时间后弓腰式坐位，使压缩的椎体部分复原不充分。

医疗体育在这一时期的特点是在仰卧位、俯卧位和站立位等各种预备姿势上，着重用力锻炼腰背肌力量，力求锻炼成"肌肉围腰"。另外，多锻炼脊柱伸展性后仰运动，如俯卧撑、抬头抬腿的"船形"运动、肋木上悬吊式伸展运动等。除医疗体操外，还可以练习太极拳、练功十八法等。根据临床实践证明，脊柱骨折后要在半年甚至一年后，待骨痂生长非常牢固后才允许参加比赛性体育运动，过早参加体育运动，常会留下不良的后遗症，这点常被患者所忽视，应引起重视。

（汶希）

第十章　运动损伤康复

第一节　运动损伤康复训练的目的和任务

运动损伤发生后，除及时诊断和治疗外，还要考虑减少局部功能损害，提高人体对伤病的适应能力，促进功能恢复，使伤者尽早恢复正常的运动能力，这是运动损伤康复所要解决的问题。康复训练，即康复期的运动训练，要根据损伤特点、功能损害情况及专项运动的特殊要求，由医生、康复治疗师、患者共同制订和实施训练方案，形成三方密切沟通配合的团队工作模式。

一、运动损伤康复训练的目的

（一）维持伤前训练状态

运动员良好的训练状态是提高运动技能的重要保障，往往需要经过长期、高水平的训练才能获得，若受伤后长时间完全停止训练，运动员身体运动功能及心肺等各系统功能将会明显下降，等伤病治愈后又需很长时间才能重新恢复先前的训练水平，严重影响运动成绩。因此，运动员伤后除受损局部应停止或减少活动外，其他部位应当保持足够的运动量。如一侧肢体受伤时可练习对侧肢体，上肢受伤时可练习下肢，立位练习受限时可进行坐位或卧位练习等，以维持已获得的良好训练效果。

（二）预防停训综合征

运动员突然停止训练后会产生全身各个系统因不适应而出现的功能下降和失调，如神经衰弱、胃肠功能障碍、内分泌紊乱等，即停训综合征。因此，因伤停训后仍然要保持一定强度的运动，可有效防止或减轻类似的停训综合征。

（三）防止再损伤

损伤后经过康复训练的运动员发生再次损伤的概率大大低于未经康复训练者。运动损伤常与技术动作密切相关，多属于过劳损伤。因此，在进行康复训练时，要尽量避免或减少致伤动作的练习，纠正错误技术动作。如运动员跟腱周围炎，大多是在踝背伸角过小状态下跑跳过多而引起的过劳损伤，只有改为前足跑跳并减少运动量才能治愈，否则常常会继发跟腱断裂。

（四）促进损伤肢体功能恢复

通过适当的锻炼，可以改善伤部组织的代谢和营养，减少组织粘连、关节僵硬及活动受限，从而促进局部功能恢复。

（五）预防肌肉萎缩及挛缩

伤后因关节制动或缺乏运动，损伤部位的肌肉容易发生失用性萎缩及挛缩。在固定伤肢时，肌肉可产生自由基损伤，是挛缩的成因，这对功能恢复和防止再伤是非常不利的。关节周围的肌肉力量康复训练可以防止肌肉萎缩，增强关节的稳定性。

（六）促进组织化生与再生，预防关节软骨退行性病变

关节软骨和肌腱的营养主要是依靠挤压与牵拉产生的弥散机制来获得的，运动可改善其代谢。缺乏运动和关节长期固定时，由于失去这种弥散作用而导致关节软骨发生退行性改变，因此，要尽量减少固定时间，及时进行关节活动训练。另外，骨软骨骨折或软骨病灶清除深达骨髓时，新生的肉芽组织必须有对应关节面的滑动刺激，才能化生成新的关节面。

（七）控制体重

某些体育运动项目，如体操、举重、摔跤等对于控制体重非常重要。患者伤后进行康复训练可防止过多脂肪堆积；需要住院手术者，必须安排一定强度非伤肢体及躯干的运动，并控制饮食摄入量，预防体重增加。

（八）矫正姿势

射击、射箭运动员训练日久易发生脊柱姿势性侧弯，继发腰背疼痛，影响训练成绩。应当对其进行矫正体操练习，以增强脊柱凸出侧的肌肉力量，同时牵伸对侧缩短的肌肉韧带组织。有脊椎峡部骨折或分离的运动员宜增强腹肌及臀肌的肌力，牵伸腰骶部肌肉韧带组织，以减少腰椎前凸及骶骨前倾角度来增加脊柱的稳定性，并防止滑脱。有足部损伤的运动员，宜做增强屈趾肌及足内翻肌的肌力练习，以防扁平足发生。

二、运动损伤康复训练的任务

运动损伤康复训练的主要任务是缓解疼痛，维持心肺功能，恢复关节活动度，恢复肌力和肌耐力，恢复本体感觉、肌肉运动觉和神经肌肉调节。

（一）缓解疼痛

伤后患者通常会感到疼痛。疼痛与损伤的严重程度、患者对疼痛的个体反应和感觉，以及与损伤时的周围环境有关。损伤后即刻采用"PRICE"法（"P"为保护、"R"为制动休息、"I"为冷疗、"C"为加压包扎、"E"为抬高患肢）可以缓解急性疼痛，还可通过药物来减轻疼痛。持续疼痛会影响力量或柔韧训练，从而影响损伤的康复。因此，对每个患者的损伤治疗及康复训练首先要注意消除疼痛，选用适当的方法，如冷疗法、温热疗法和电刺激法等，有助于在康复过程中缓解疼痛。

（二）维持心肺功能

通常认为，恢复力量和柔韧性是损伤康复的主要任务，而对维持心肺系统的功能水平则不太重视。平时为使心肺系统能够适应高水平比赛的要求，运动员需花费大量时间进行训练。伤后运动员被迫停止训练，心肺系统功能会迅速下降。因此，损伤恢复期运动员必须进行某种替代练习，以维持原有的心肺功能水平。根据损伤状况的不同，运动员可采取多种替代运动，如下肢损伤时采用无负重运动方式。水中运动、固定蹬车运动均可对心肺系统产生积极的正面效应。

（三）恢复关节活动度

关节损伤后总会造成某些运动功能下降。关节运动功能下降与多种病理变化有关，如韧带、关节囊和结缔组织挛缩，肌肉、肌腱和肌膜组成的肌肉与腱单位对牵拉产生阻抗，以及两者合并存在等。康复训练应尽可能维持或恢复伤前的关节活动范围。

（四）恢复肌力和肌耐力

要使损伤肢体的功能恢复至损伤前的状态，肌肉力量的恢复是其中最重要的因素。促进肌肉力量的恢复可采用等长练习（isometric exercise）、等张练习（isotonic exercise）和等速练习（isokinetic exercise）等方式。无论采用哪种练习方式，都必须注意监控训练可能引起的疼痛。进行力量训练的主要目的是恢复关节的全幅度无痛运动。

（五）恢复本体感觉、肌肉运动觉和神经肌肉调节

所有损伤的康复都必须重建本体感觉、肌肉运动觉和神经肌肉调节。本体感觉，即判断关节在空间中位置的能力。肌肉运动觉，则是指肌肉感觉运动特征的能力。除皮肤、视觉和前庭的神经传入外，人体还通过肌肉和关节的机械性刺激感受器感知关节在空间中的位置。神经肌肉调节通过中枢神经系统整合本体感觉和肌肉运动觉信息，然后控制肌肉和关节进行协调运动。

（邓伟）

第二节　运动损伤康复训练的内容与要求

一、运动损伤康复训练的程序

（一）评价损伤状况

制订康复训练计划，必须全面了解损伤状况，如受伤原因，损伤的主要解剖结构、程度，以及其愈合状况或所处的愈合阶段等。

（二）制定并实施康复计划

通常在损伤进入修复阶段，功能部分恢复后，即开始进行损伤的康复。康复练习必须与其他治疗方法，如热疗、冷疗和肌肉电刺激等结合使用。肿胀和肌肉痉挛会限制运动，实施训练计划时必须注意。运动损伤的康复训练，通常可根据损伤修复的3个时期（损伤急性期、恢复期、功能康复期）而划分为3个阶段。每一阶段均应制订相应的康复训练计划，并由医生、康复治疗师、患者共同实施，各方之间密切沟通配合。各康复阶段中，微小的损伤常会出现，治疗中须注意训练量，并能够采用适当的方法及时处理。每个阶段的康复目标及其递进到下一阶段的标准，都必须慎重考虑。

（三）康复期间的保护运动

在损伤急性炎症期，固定损伤组织可控制炎症反应，从而减轻临床症状，促进损伤恢复。损伤进入修复期后，在辅助支具如支持带等调节保护下进行运动，可恢复正常柔韧性和肌肉力量。保护运动对瘢痕组织形成、血管再造、肌肉重建、肌纤维类型转变和拉伸性能的影响都优于无一定活动度的固定。通常在损伤修复末期，临床症状和体征消失，开始功能康复后，应进

NOTE

行渐进性主动关节幅度运动和肌肉强健练习，促进组织重塑和重排。康复过程中损伤结构的负荷量必须逐渐递增。

二、运动损伤康复训练的三级预防

对运动损伤的预防及因运动损伤所导致的残疾预防，是运动医学工作者的工作重点之一，预防工作通过三级预防来实施。

（一）一级预防

针对引起各种运动损伤的原因及发生规律，制订相应的预防原则，包括加强患者对运动损伤的防范意识，调节身体处于良好的状态，做好运动前热身及运动后整理活动，正确地使用保护支持带，提高运动员技术水平及体能，调整运动员竞争的心态。运动员应遵守科学合理的训练原则，如循序渐进原则、全面训练原则及个别对待原则等。

（二）二级预防

一旦出现损伤，要早诊断、早期正确治疗，防止功能丧失，包括缩短伤后急救反应时间，并提高损伤救治水平；早期有效治疗骨折和保护伤口，消除或减少致残因素；早期功能康复，改变家庭与社会态度等。对那些已有损伤的要防止再发生其他损伤，还要防止躯体疾病后再出现精神障碍等。

（三）三级预防

当发生不可逆转的病损时，应积极采取多种措施，防止其恶化成为失能或残障，并防止潜在疾病的发生。这些措施包括提供物理治疗师、作业治疗师、言语矫正治疗师和心理学家所能采用的各种治疗方法。训练伤残者的自理能力，提供如假体（含假肢）或各种矫形器具或支具等辅助技术。还要对特殊患者进行职业训练，使他们能够参加社会、社团活动。引导群众（地方社团和家庭）改善对患者的态度，为功能不全者提供教育和合适的工作，为缺乏自理能力或行动不便者提供适当的居住条件和交通工具，消除体力障碍等。

三、运动损伤康复的分期与治疗原则

（一）运动损伤康复分期

根据结缔组织愈合的过程，运动损伤康复应遵循科学的逻辑顺序。最初是控制疼痛和水肿，可采取物理治疗、药物、固定等方法，按摩、徒手治疗和针灸可减轻疼痛和促进运动恢复。一旦疼痛减轻，即可开始关节活动度和柔韧性的训练。在开始活动训练的早期，可在适当的活动范围内开始行闭链或开链力量训练，在力量训练过程中逐渐增加耐力训练，最后是功能训练与运动项目训练有机结合，应重视神经肌肉平衡、本体感觉和灵敏性训练。因此，运动损伤康复训练可分为以下三个阶段。

1. 急性期　根据组织反应过程，急性期（0～3天）康复训练关注的重点是最大限度地减少炎症反应，以防止肢体功能进一步损害。运动损伤急性期可见肌肉等软组织的拉伤、撕裂伤，肌腱或韧带断裂伤等，可按照"PRICE"原则处理。近年来有学者指出，该原则未能体现早期康复介入的重要性，提出"PRICE"原则应更新为"POLICE"原则：从制动休息（R）到最适负荷（OL）的变化，体现现代运动康复发展中早期介入和个性化等最新理念；保护（P）、冷疗

（I）、加压包扎（C）和抬高患肢（E）所具有的保护支持和止痛作用使其仍保留在整体原则中。

2. 亚急性或恢复期 亚急性或恢复期（3天至数周）的康复重点是恢复关节和软组织的灵活性、力量、耐力和本体感觉。经过早期重点控制炎症后，应开始进行保护性、调控性训练。康复侧重点应从缓解临床症状和体征转移到功能恢复。医生要密切监控患者对治疗的反应和炎症的恢复情况来调整康复训练，逐渐改善力量和关节活动度，此期药物治疗、物理治疗和治疗技术的应用要不断减少，运动处方则是本期康复的主要依据。医生必须要确定患者的灵活性、力量和耐力不足之处，以确定运动处方来改善这些缺陷。运动处方的项目和内容包括训练类型、频率、持续时间及强度等。

3. 功能康复期 功能康复期（几周至几个月）训练重点包括柔韧、力量和本体感觉训练，改善神经肌肉控制，促进专项运动训练和多平面运动训练；纠正可能导致进一步损伤的错误动作，在康复训练中要重视正确的技术动作有助于预防运动损伤的再发生。这一时期，运动员要达到返场比赛的标准。物理治疗和药物只在病情有反复时使用。

（二）运动损伤康复治疗原则

科学合理的康复训练能够使运动员保持良好的训练状态，促进损伤组织愈合和功能恢复，但是错误的训练则可能加重损伤，甚至造成新的伤害，因而伤后的康复训练应当遵循一定的原则。

1. 全面评估 在进行康复训练之前，医生首先要对伤病有全面认识和正确诊断。明确伤病所处阶段及严重程度，了解患者从事的运动项目。如果需要手术治疗，要清楚手术种类、手术方式和术后时间。比如，关节韧带损伤要明确关节不稳的程度，拉伤、部分断裂还是完全断裂，有无合并伤等。因此，医生对康复对象要进行详细问诊，以及仔细的体格检查和必要的辅助检查，再将资料综合分析，根据损伤时情况、治疗经过、目前功能状态、存在问题、需要解决的问题等制订康复训练计划。

2. 早期介入 伤后康复训练要及时介入，尽量保持全身和未伤部位的训练，对伤部肌肉的训练越早越好。例如，膝关节扭伤后，在急性期进行冰敷加压包扎、肢体抬高的同时，要进行股四头肌舒缩的康复训练。但无论进行何种康复训练或功能锻炼，都应以不加重损伤、不影响损伤愈合和正常治疗为前提。

3. 个体施法 根据损伤的性质、程度、部位、病程，以及受伤者的性别、年龄、原有体力基础等因素制订个性化的康复训练计划。计划中应当包括康复训练的形式、每次训练的时间及强度、每一动作重复次数及间隔时间、每天或每周训练的次数等内容。

4. 多措并举 康复训练必须与其他治疗方法，如热疗、冷疗、推拿和肌肉电刺激等结合使用。整个训练过程中要兼顾局部与全身。对于力量练习内容，既要训练原动肌，也要训练拮抗肌；还要训练大肌肉群，同时也不能忽视有关小肌肉群的训练。对于练习方式，可静力性练习与动力性练习相结合，力量性练习与柔韧性练习相结合。

5. 循序渐进 康复训练的运动量安排（幅度、频率、持续时间、负荷量的大小等）必须遵守循序渐进的原则，以活动后不引起患部疼痛和练习后24小时不出现肿胀为度，切忌急于求成和粗暴的被动活动。

6. 医务人员监督 伤后康复训练要加强医务监督，每次训练前要做好准备活动，伤部应使用支持带加以保护。医生应当为患者每周做一次病情检查，然后根据需要，由医生、康复治疗

NOTE

师和患者共同调整康复训练计划和内容。

（邓伟）

第三节 运动损伤患者康复手段

一、肌力训练

肌肉主动收缩后产生的力称为肌力。肌力训练是一种用于维持及发展肌肉功能的专门性练习方法，对运动损伤后的肌肉功能恢复与维持尤为重要。肌力训练的主要目的是通过训练提高患者肌肉力量，以提高运动功能和改善由于肌肉力量降低而出现的疼痛等不适症状。

（一）阻力原则和超量恢复原理

1. 阻力原则 为了增强肌力，训练时必须施加一定的阻力，阻力可以来自肢体本身的重力或外加负荷。

2. 超量恢复原理 运动时和运动后的肌肉会经历一个从疲劳到恢复的过程。肌肉疲劳是肌肉内能源物质、收缩蛋白和各种酶蛋白消耗的过程，而在休息过程中，这些物质得到补充，生理功能也逐渐恢复。在恢复后期，各项指标会有个继续上升并超过运动前水平的过程，即超量恢复阶段。第二次训练如果在前一次训练后的超量恢复阶段内进行，那么就可能以超量恢复阶段的生理水平为起点，使超量恢复效应得到巩固和叠加，从而改善肌肉的形态和功能。根据超量恢复规律，肌力训练时应当遵循两条原则：①超负荷原则：肌力训练时应使肌肉收缩重复一定的次数并持续一定的时间，使肌肉感到一定程度的酸胀、疲劳，这样才会出现较明显的超量恢复现象，以达到增强肌力的效果。但也应注意根据患者的全身情况来控制运动量，避免过度疲劳。②掌握适宜的练习频度：如果相邻两次训练间隔时间太短，肌肉疲劳还未完全恢复，继续训练会加重疲劳而对患者不利；间隔太长，超量恢复已经消退，达不到增强肌力的目的。一般来说，超量恢复常在运动后 1～2 天出现。后一次肌力训练应尽量安排在前一次训练的超量恢复阶段内进行。

（二）常用肌力训练方法

肌力训练必须在肌肉功能测试的基础上，根据现有肌力水平来选择相应的方法。当肌力为 0 级时，只能进行肌肉电刺激疗法及传递神经冲动练习，做主观努力试图引起肌肉收缩，虽然并不能真正产生收缩效应，但它非常有利于以后的肌力恢复。当肌力为 1～2 级时，可进行肌电生物反馈电刺激疗法或在消除重力影响下进行练习，也可做助力练习，如利用悬吊装置或水中运动常可明显地提高肌力。肌力超过 3 级时，即可常规采用抗阻或施加负荷法进行肌力训练。本节重点介绍肌力超过 3 级时的练习方法。

1. 等长练习 保持关节不动，肌肉进行不同强度的收缩。此种练习的特点是肌肉长度不变，可以在关节不同的角度进行练习，根据病情选择不负重或负荷不同的重量锻炼。等长训练有助于促进肢体血液循环，减少伤后或术后的粘连，可及时预防肌萎缩和促进肌力恢复。其优点是对关节刺激小，不易引起关节疼痛，适用于固定肢体的肌力练习，以及关节因急性滑膜炎等损害出现明显疼痛、肿胀时和关节软骨损伤修复早期不宜反复摩擦时。练习方式根据训练目标决定，如膝关节半蹲位静力练习锻炼大腿股四头肌肌力，俯卧位躯干背伸静力练习可锻炼腰背肌肌力，肩关节外展90°静力练习可训练三角肌肌力等。其特点是主要增强静态肌力，有助于改善运动的精确性和协调性，同时有显著的角度特异性，即在某一角度下进行等长收缩训练时，主要募集相应的一部分肌纤维，只对增强练习角度附近约20°范围内的肌力有效，而对整个关节活动的肌力增强作用较弱。为了克服等长练习的角度特异性，近年来有学者提出了多角度等长练习法，即在整个关节活动的范围内每隔20°～30°进行1组等长收缩训练以全面增强肌力。等长收缩训练时可采用的"tens"法则，即收缩10秒，休息10秒，重复10次为1组，每次练习重复10组。

2.等张练习　即利用肌肉等张收缩来进行抗阻练习，是肌肉力量康复中最常用的一种方法。练习时肌肉克服重力或阻力做大幅度关节运动，阻力可由重物、训练器或橡皮筋提供。其中，大负荷少重复的练习，有利于增强肌力；中等负荷多次重复的练习，有利于锻炼肌肉的耐力。等张练习包括等张缩短（即向心性收缩练习）和等张延长（即离心性收缩练习）两种模式：①等张缩短（向心）练习（concentric contraction exercise），指肌肉工作时外界阻力小于肌肉力量，肌肉的起止点互相接近，肌肉的长度缩短。如肘关节由伸直到屈曲的过程是肱二头肌的向心收缩，膝关节由屈曲到伸直的过程是股四头肌的向心收缩。②等张延长（离心）练习（eccentric contraction exercise），指肌肉工作时外界阻力大于肌肉力量，肌肉的起止点相互远离，肌肉被迫拉长。如肘关节由屈曲状态逐渐伸直是肱二头肌的离心收缩；肩外展后上肢匀速落下则需要三角肌、冈上肌等外展肌群的离心收缩。离心收缩练习时，肌肉的耗氧量更大，对于恢复肌力、预防肌肉拉伤具有重要意义，但需要注意的是，过多离心运动较易产生延迟性肌肉酸痛（delayed onset muscle soreness，DOMS）。

3.等速练习　也称等动练习，需要借助于特殊仪器进行练习，运动时肢体带动仪器的杠杆围绕和关节同轴心的机械轴心运动。其特点是可以使肌肉在各个角度上大幅度收缩，而关节运动的角速度恒定，仪器提供的阻力为顺应性阻力，即阻力随肢体运动力矩的大小而变化，当肌肉停止收缩时则阻力消失，这样使肌肉在整个关节运动过程中既能得到充分的锻炼，又能保证其在某一疼痛角度时减小或停止收缩以避免再伤。等速练习的另一个优点是可以读出或记录测定结果，以便治疗前后进行客观评定。由于锻炼者可看到练习后肌力的增长情况，该方法能够增强其康复的信心，发挥正向的心理效应。此外，等速训练仪都适用于往返运动，可同时对一组拮抗肌进行训练，使得肌力平衡发展，这对于维持关节的稳定性十分重要。

4.渐进抗阻练习（progressive resistance exercise，PRE）　此方法最先由德洛姆（Delorme）于1945年提出，故也称Delorme法。其方法是先测定连续重复10次运动所能承受的最大负荷（10-repetition maximum，10RM），练习时做3组各10次的运动练习，依次用50%、75%和100%的10RM值的阻力负荷，前两组用于准备活动，后一组是主要练习。其后每周重复测定10RM值，根据测定结果调整相应的负荷量，使其随着肌力的增长而增加。

5.核心力量训练　核心区是人体的中间环节，指肩关节以下、髋关节以上包括骨盆在内的区域。核心肌群主要由腹直肌、腹斜肌、下背肌和竖脊肌等组成，担负着稳定重心、传导力量等作用，是整体发力的主要环节，对上下肢的活动、用力起着承上启下的枢纽作用。核心力量训练的主要作用为稳定脊柱、骨盆，保持正确的身体姿态，提高身体的控制力和平衡性，提高运动时由核心向四肢及其他肌群的能量输出，提高肢体协调工作效率，降低能量消耗，预防动作中的损伤。其中有以下两类训练方法。

（1）不借助任何器械的单人力量训练　此类训练适用于核心力量训练的初始阶段，目的在于使患者用心体会核心肌群的发力和有效地控制身体。常用的有俯撑桥、侧撑桥和仰撑桥训练。

（2）运用不稳定器械进行的训练　在这种训练方式中，运用最多的是平衡球、平衡板、瑞士球和悬吊训练疗法。使用这一类型的器械进行力量训练，可有效动员核心区域的深层稳定肌参与运动，并在动作过程中控制躯体始终保持正确的运动姿态，从而摒弃传统力量训练中借助外力来支撑躯体的弊端。

二、耐力训练

耐力是继肌力得到一定程度的恢复后必须注意发展的一种运动能力。耐力训练的目的是通过锻炼增强呼吸系统、心血管系统和骨骼肌系统有氧代谢的能力，可以保证人体在一定的强度和时间内重复运动而不易疲劳。由于此类活动的能量是由有氧代谢提供的，所以耐力训练也被称为有氧训练。增强耐力的方法包括肌耐力训练和全身耐力训练。

（一）肌耐力训练

肌肉持续收缩和反复收缩的能力称为肌耐力。肌耐力的具体训练方法与肌力训练基本相同，也可以采用等长练习、等张练习和等速练习等方法，只是运动负荷和持续时间上有所区别。一般来讲，肌力训练要求训练的阻力足够大，能够在较短的重复后达到疲劳；肌耐力训练则要求运动负荷较小，而重复次数足够多。

1. 等张练习法　一般取 10RM 的 60% ～ 80% 作为负荷量，每组训练 25 次，重复 3 组，每组间隔 1 分钟，每天进行 1 ～ 2 次。练习时要注意必须使向心性收缩和离心性收缩协同进行。

2. 等长练习法　可以在不同角度下做逐渐延长时间的"稳定性"等长收缩练习，直至出现肌肉疲劳为止，每天 1 次。例如，下肢可以做不同角度的半蹲，上肢可以做不同角度的支撑等。无论进行何种方式的等长收缩练习，均应注意呼吸自然，不宜憋气，以免血压迅速升高而发生意外。

3. 等速练习法　通过对等速训练仪的速度等参数进行设置，等速训练对提高肌耐力有非常好的效果。如可以调节运动速度为 30°/min，每组尽量多的重复练习，直至力矩值减至初始读数的 50% 为止，重复 3 组，组间休息 1 ～ 2 分钟。每周练习 5 ～ 6 次。

（二）全身耐力训练

全身耐力训练旨在增强心肺功能和提高整体循环代谢水平，主要是做中等强度（40% ～ 70% 最大摄氧量）的有氧运动，一次运动时间通常为 30 ～ 60 分钟，其中达到靶强度的时间应不少于 10 分钟。通常采用大肌群、周期性运动，如步行、跑步、游泳、自行车、划船、爬山等；也可以应用器械来运动，如功率车、活动平板等。

三、恢复关节活动度及肢体柔韧性训练

肌肉、肌腱和韧带等软组织损伤，特别是伤后需要局部制动者，往往继发所在关节软组织的挛缩和粘连，肌肉的失用性萎缩及肌腱、韧带的缩短，从而影响所在关节的活动度和肢体柔

韧性。因此，关节活动度和柔韧性练习是运动损伤康复的重要组成部分。

（一）关节活动度训练

关节活动度（range of movement，ROM）训练的方法有徒手训练和器械训练。徒手训练包括自身和他人徒手训练，器械训练包括被动运动训练器、体操棍、手指活动训练器、各种悬吊及滑轮装置等。根据运动形式可以分为以下几种。

1. 主动运动（active movement）　适用于 3 级以上肌力，主要通过患者主动用力收缩肌肉来完成关节活动。动作平稳缓慢，尽可能达到关节最大活动范围。每一动作重复 10～30 次 / 组，2～4 组 / 日。

2. 助力运动（assistive movement）　适用于 2～3 级肌力，患者主动用力收缩肌肉，治疗师给予适当外力协助完成关节活动，外力也可通过患者健肢或滑轮装置等来实现。每一动作重复 10～30 次 / 组，2～4 组 / 日。

3. 徒手被动运动（manual passive movement，MPM）　适用于 2 级以下肌力，完全依靠治疗师手力来完成关节活动。每一动作重复 10～30 次 / 组，2～4 组 / 日。

4. 持续被动运动（continuous passive motion，CPM）　借助 CPM 训练仪，保持关节持续、长时间、缓慢活动。进行 CPM 训练要循序渐进，从小角度开始，关节活动范围可根据伤者的耐受程度每日渐增或以恰当的时间间隔渐增，直至达到伤者的最大关节活动范围；运行速度由慢到快，可耐受的速度为每 1～2 分钟为一个运动循环，持续运动时间 0.5～1 小时 / 次，1～2 次 / 日。使用过程中要随时观察患肢情况，有伤口渗血、疼痛等不良反应时要立即停止使用并及时处理。

5. 牵张训练（stretching exercise）　借助治疗师等施加的外力，牵张患者肌肉肌腱、韧带等软组织，扩大关节活动范围。每次牵张持续时间 10～20 秒，间歇 10 秒，反复进行数次。动作应当轻柔、缓慢、循序渐进，避免使用暴力。

6. 关节牵引（joint traction）　将患者关节近端固定，远端肢体施加重量，牵引重量最大不超过患者耐痛范围，每次持续牵引 10～20 分钟，1～2 次 / 日。

（二）肢体柔韧性训练

肢体柔韧性训练以拉伸原理为基础，采用牵拉肌肉、肌腱及韧带等组织的方法。牵拉练习可分为两种：一种是动力性牵拉，另一种是静力性牵拉。动力性牵拉主要是进行节奏较快，且多次重复同一动作的练习，如连续踢腿、摆腿等。这种练习可以提高关节在运动中的活动幅度，以适应专项体育活动的需要。静力性牵拉主要是一些缓慢的牵拉练习，如静力压腿等。静力性牵拉比较安全，一般不容易出现运动损伤。在进行柔韧性练习时，最好是两种方法结合使用。不同部位的练习方法如下。

1. 肩部柔韧性练习　借助于把杆做正面直臂握杆向下压肩动作练习，背面直臂握杆做向后拉肩动作练习；利用体操棒做直臂转肩动作练习；两人正对做直臂相互搭肩向下压肩动作练习，以及侧向拉肩和背向拉肩动作练习等。

2. 腿部柔韧性练习　可以运用动力拉伸法，有节奏地通过多次重复拉压练习，使肌肉、肌腱、韧带等软组织逐渐地被拉长。在训练中主要采用正面、侧面和后面压腿动作练习；手扶把杆做正面、侧面和后面踢腿动作练习；相互间的仰卧正面压腿、侧卧侧面压腿和俯卧背面压腿等动作练习。

NOTE

3. 腰部柔韧性练习　做动力性和静力性的立位体前屈，直体和屈体身体左右旋转动作练习；相互间的坐位体前屈下压、俯卧背弓等动作练习。

四、本体感觉及神经肌肉控制能力训练

人体的骨骼肌、肌腱及关节的韧带等处有本体感受器，可以感受肌肉、关节的张力和拉力，产生一定的神经冲动，通过本体感觉传导通路传导至中枢神经系统，经过分析整合，从而产生躯体和四肢运动状态及其位置的感觉，此种感觉为本体感觉。本体感觉对维持人体平衡及完成精确的运动控制发挥着重要作用。关节周围的肌肉、肌腱、韧带等组织结构，是本体感觉功能的物质基础，所以当上述结构发生损伤时，必然会导致人体本体感觉不同程度的下降或缺失，这就会引起关节的不稳，关节运动的控制能力减弱，运动中身体姿势的调整和平衡能力的下降。因此，加强本体感觉及神经肌肉控制能力的练习，既是伤后康复训练的重要内容，也是预防损伤发生的有效手段。

常规在康复训练的早期阶段就开始进行基本的本体觉训练，如关节位置觉和闭合动力链练习。在进行关节位置觉的训练时，要求患者闭上眼睛，治疗师把患者的肢体被动移动到各个不同的运动平面，停止，再将其肢体放回原位，然后指示患者主动将其肢体移动到刚才移动到的位置。康复治疗师应该在患者的关节活动范围之内反复训练其位置觉，并记录患者的训练结果。闭合动力链训练通过关节挤压，刺激关节面的机械感受器，进一步促进关节本体感觉功能的恢复。研究证明，在早期患肢活动受限时，健侧肢体本体感觉训练同样有助于患肢本体感觉的恢复。

随着康复训练的进行，应逐渐开展患肢的动态稳定性训练，以增强患者在运动时对关节的感知能力，这主要通过一些平衡球、平衡板、悬吊带及特殊的仪器设备训练来完成。例如，对膝关节韧带损伤的康复训练，要求患者在平衡板上保持稳定，下蹲25°～30°，并保持该姿势2～3分钟。在膝关节屈曲至大约30°时，腘绳肌和股四头肌达到最大收缩，使关节稳定性增加。有条件者，还可以借助于动态平衡运动控制评定与训练系统强化训练。

本体感觉神经肌肉促进术（proprioceptive neuromuscular facilitation，PNF）是利用本体感觉、皮肤和听觉的神经传入来改善运动传出神经支配功能的一种治疗训练方法，是多种运动损伤康复的重要组成部分。PNF推荐用于增强肌肉力量、增加柔韧性及改善神经肌肉系统的协调反应。PNF应用原则和方法的主要依据是牵张反射的神经生理机制。

PNF技术在康复中主要用于增强肌肉力量和加大关节的运动幅度。通过收缩－放松、静持－放松和慢速－往返－静持－放松技术可提高柔韧性。而重复收缩、慢速－往返、节律性启动和节律性稳态练习则可增强肌肉力量。

（一）肌肉强健方法

要增强患者的肌肉力量、肌肉耐力和协调性，可采用下列方法。

1. 节律性启动（rhythmic initiation）　节律性启动包括一系列渐进性运动。首先是被动运动，然后是主动助力运动，最后是原动肌主动收缩。节律性启动的目的是使运动受限的患者逐步恢复正常肌肉运动范围的力量。

2. 重复收缩（repeated contraction）　当某一肌肉、肌群力量不足或在其运动幅度的某一点

软弱无力时，可进行重复收缩练习。患者对抗最大阻力进行等张收缩直至感觉疲劳，然后在运动范围内感觉疲劳的位点牵拉肌肉，促使肌肉产生更大的收缩力量。所有施加的阻力都必须根据患者的力量水平进行调节。由于重复收缩练习患者的是最大抗阻收缩，因此有某些损伤的患者应禁止使用。

3. 慢速－往返（slow-reversal） 患者对抗最大阻力进行全幅度抗阻运动。阻力用以增强拮抗肌和原动肌群，并保证动作流畅和运动节律。一旦动作完全结束时，立即开始进行反向运动。这种 PNF 技术的主要作用是促进原动肌群和拮抗肌群的正常协调配合。

4. 慢速－往返－静持（slow-reversal-hold） 患者肢体的原动肌群先等张收缩，在等张运动结束时，立即进行等长收缩。这一技术的主要目的是增强肌肉在运动幅度中某一特定点的力量。

5. 节律性稳态（rhythmic stabilization） 在节律性稳态练习中，原动肌先等长收缩，随后拮抗肌等长收缩。原动肌群和拮抗肌群重复联合收缩，可使稳态点的肌肉力量达到最大。

（二）牵拉方法

为了增加关节的运动幅度，可采用下列方法。

1. 收缩－放松（contract-relax） 损伤肢体被动运动直至出现组织抵抗，此时患者等张收缩拮抗肌。等张收缩可抗阻持续 10 秒，或直至疲劳，然后肌肉放松约 10 秒钟。这时运动的肢体可被动移动到一个最大的限度。收缩－放松练习可重复 3 次。

2. 静持－放松（hold-relax） 静持－放松技术与收缩－放松技术类似，不同的是静持－放松练习采用等长收缩。患者将损伤肢体运动到抵抗点后，肌肉抗阻等长收缩持续 10 秒，然后放松肌肉 10 秒钟，这时运动的肢体可主动或被动地移动到一个最大限度。静持－放松练习应重复 3 次。

3. 慢速－往返－静持－放松（slow-reversal-hold-relax） 患者主动运动肢体到抵抗点，肌肉抗阻等长收缩持续 10 秒，然后肌肉放松 10 秒。这种练习可使原动肌收缩时放松对抗肌，从而使肢体运动到一个最大限度。

五、灵敏素质训练

灵敏素质是指人体在各种突然变化的条件下，能够快速、协调、敏捷、准确地完成动作的能力。它是人体的运动技能、神经反应和各种身体素质的综合表现，是预防损伤和损伤复发的重要身体条件。灵敏素质训练的主要手段有让训练者在跑、跳当中迅速、准确、协调地做出各种动作，如快速改变方向的蛇形跑、"8"字跑，各种躲闪和突然启动的训练，各种快速急停和迅速转体的训练等。

（邓伟）

NOTE

第十一章　运动保健

第一节　合理营养与运动能力

人体在不同运动过程中，需要从外界摄入各种营养素，以满足人体需求，这个过程称为运动营养。营养素是指食物中能够被人体消化、吸收、代谢，并能够维持人体正常生命活动的物质。人体需要的营养素可分为六大类，包括碳水化合物（糖类）、脂肪、蛋白质、矿物质、维生素和水。营养学是运动医学至关重要的组成部分。合理营养有助于提高运动能力，促进运动后人体恢复，是保持良好运动健康状态和维持运动能力的物质基础。

一、影响运动能力的基本营养素

1. 糖类　糖类种类繁多，有单糖、双糖、低聚糖、可消化多糖、不可消化多糖等。人体对每种类型的糖类反应也不尽相同。肌肉产生能量的主要原料是葡萄糖。如果肌肉葡萄糖输送不足，就无法维持高强度的运动。血液中的葡萄糖（血糖）是大脑能量的主要来源。当体内血糖浓度降低时，神经系统就会出现疲劳，进而导致肌肉疲劳。

2. 脂肪　脂肪作为一种高能量密度的物质，在能量供给方面发挥着重要作用。每克糖类和蛋白质平均提供 4kcal 的能量，而每克脂肪能提供 9kcal 的能量。在休息状态下，人体 60% 的能量来源于体内脂肪。一般来说，运动强度越小，持续时间越长，依靠脂肪氧化供能占人体总能量代谢的百分率越高。随着运动强度的增加，脂肪消耗提供能量的比例不断下降，而糖类消耗提供能量的比例增加。脂肪必须在氧充足的情况下才能完全氧化。在氧不充足时，脂肪因氧化不充分而产生酮体，酮体会使身体酸性增加，对人体和运动产生不良影响。

3. 蛋白质　蛋白质是人体组织器官、细胞的重要组成部分，是构成生命的物质基础。氨基酸是构成蛋白质的基本单位。在人体蛋白质所含的 20 种氨基酸中，有 9 种氨基酸无法在人体内合成，需要通过食物获取，这些氨基酸被称为必需氨基酸，其他能在体内合成的氨基酸称为非必需氨基酸。根据蛋白质中是否含有充足的必需氨基酸，食用蛋白质分为完全蛋白质和不完全蛋白质。很多植物蛋白质缺少一些必需氨基酸，属于不完全蛋白质；动物蛋白质含有所有的必需氨基酸，属于完全蛋白质。在蛋白质摄入量方面，对于参加一般健身项目的人，每天摄入 0.8 ～ 1.0g/kg 体重的蛋白质就可以满足其蛋白质需求；而对于参加比赛的运动员或者参加高强度运动的个人，要摄入更多的蛋白质才能满足训练的需求。

4. 矿物质　矿物质是人体必需的元素，在体内无法合成，需要通过食物摄取来满足人体活动的需求。人体内矿物质包括钙、磷、钠、氯化物、钾等。矿物质可以强化骨骼的力量和结构，使骨骼保持强壮；可以维持组织和血液中的酸碱度；可以调节细胞新陈代谢等。矿物质还参与体内的糖酵解、脂肪水解、蛋白质水解过程，参与酶系统的作用、神经反射、肌肉收缩等，从而帮助人体维持运动能力。

5. 维生素　维生素是细胞所需的用来促进特定化学反应的物质。人体需要 13 种维生素，这些维生素分为水溶性维生素和脂溶性维生素。维生素 B_6、维生素 B_{12} 和叶酸可以用来形成红细胞，并将氧气传输到肌细胞。维生素 C 对于肾上腺素的产生是必需的，肾上腺素起到促进脂肪组织释放游离脂肪酸（FFA）的作用。烟酸可以在运动中阻止释放 FFA。维生素 C、维生素 E 和 β-胡萝卜素会中和活性氧（ROS），并防止肌肉和其他组织的自由基损伤。摄入充足的维生素 B 很重要，因为维生素 B 能够确保最佳的能量供应，很好地构建和修复肌肉组织。尽管维生素具有这么多的重要作用，但鲜有研究报道维生素能够增进运动员的身体功能。一些维生素可能通过减少氧化性损伤来帮助运动员承受更高强度的训练，帮助运动员在高强度运动中保持健康的免疫系统。

6. 水　水约占成年人体重的 60%，是维持生命活动的基本物质。水在物质运输、代谢产物排泄、体温调节等方面具有重要作用。正常情况下，为了维持体内的体液平衡，人需要每日摄入一定量的水，摄入量受到年龄、活动量、环境温度等多方面影响。一般情况下，成人每日从食物和日常饮水等方面的摄水量为 1500～2500mL。维持体液平衡是运动员保持高水平运动表现的唯一关键因素。在大运动量比赛或训练中，大量热量必须通过汗液的蒸发散发出去。因此，运动员要积极寻求维持体内水合状态的方法，防止因体内水液流失过多而提早出现运动疲劳。水是血液的主要成分，血液将氧气、营养素、激素等输送至细胞，并带走细胞新陈代谢的副产物；水可以保护脊髓和大脑免遭突发性损伤；水还是人体温度调节机制的关键成分。水和电解质成分参与渗透压的调控，可调节细胞内外的液体含量。身体含水量充足，称为水合正常；身体含水量低于人体正常水平，称为低水合；如果情况严重，称为脱水；如果含水量高于正常人体水平，称为超水合。只有在正常水合状态下，运动员才能保持良好的运动状态。

二、营养状态评估

运动训练是一个长期的大负荷过程。在运动过程中，运动员营养消耗大，能量代谢快。因此，运动员需要足够的营养摄入才能适应人体的正常运转。合理的营养摄入可维持良好的运动状态；反之，运动员身体功能就会下降。要保持运动员合理的营养供给，科学的营养评估是必不可少的手段，定期、及时评估运动员的营养状态对促进运动员身体健康有着重要作用。

营养状态评估目的是判定人体的营养状况，确定可能存在营养不良的类型和程度，评估营养不良可能导致的风险，并监测营养支持的效果。营养评估内容包括人体组成测定、人体测量、实验室检查和临床体格检查。

常用的营养状态评估方法如下。

1. 场地测量法　该法要求流程简单、设备便携，并能够在短时间内进行多人测试。身体质量指数（BMI）是最常用的评估方法。该方法是用体重千克数除以身高米数的平方得出的结果。根据测量结果，可以将人分为偏瘦、正常、超重和肥胖四类。测量 BMI 不会给身体带来创伤，只需要一部精确的体重秤和测距仪即可。BMI 的缺点是不评估人体的实际成分，也不区分脂肪组织和肌肉组织。

2. 皮褶法　通过测量皮肤的厚度来估测身体脂肪含量的一种评估方法。测试人员通常选用三个部位的皮褶。男性选用胸部、腹部和大腿部的皮褶。女性采用肱三头肌、前腰和大腿部的皮褶。这些皮褶测量数据，每个部位都应测量 2～3 次，然后计算平均值，代入公式可以算出人体的脂肪含量。皮褶法的优点是简单、迅捷、无创和廉价。该方法的不足之处是不同测试人员间存在的差异性。另外，代入的计算公式众多，不同公式算出的身体脂肪含量会有所差异。

3. 水下称重法　在该评估方法中，被测量者浸入水中，应用阿基米德的浮力原理来确定被测量者的身体成分。水下称重法假定脂肪组织和非脂肪组织的密度是恒定的，非脂肪组织的密度大于水，而脂肪组织密度小于水。

4. 生物电阻抗法　该方法通过测量穿过身体的一小部分电流量来测量身体的成分。人体含有大量的水分和电解液，这些液体都会影响外加电流的阻抗。生物电阻抗法是通过测量全身水分含量，间接地确定去脂体重。该方法不足之处是不能准确地测量人体成分的短期变化，也不能准确地测量肥胖人群和非常瘦的人群身体的成分。

5. 实验室测量法　与现场测量相比，实验室测量法更加精确，但也更加昂贵和耗时。常用的测量方法包括身体成分测量仪（BOD POD）分析和双能 X 射线吸收测定法等，其中 BOD POD 是一种新型的可以在大范围、各种类型试验对象中快速、安全地进行体成分测试的一种方法；双能 X 射线吸收测定法是目前国内外快速测定评估骨密度的一种方法，该方法广泛应用于临床药物和流行病学调查中。

三、运动状态下的营养补给

运动过程中人体能量消耗剧增，伴随着酶、激素、血液有形成分参与能量代谢和氧运输，许多维生素、矿物质等调节营养素也伴随着消耗。因此，在运动状态下要科学合理地补充营养素，维持运动员运动所需能量储存，缓解运动员身心疲劳，保证运动训练质量。

1. 运动状态下糖的补给　运动状态下，人体糖原储备不足将导致运动疲劳。运动过程中，规律的补糖可以提高运动能力、延缓疲劳出现。糖是人体最重要的供能物质，能在任何运动场合参与三磷酸腺苷（ATP）合成。人体所需的大部分能量来自肌糖原和肝糖原。因此，对于参加大运动量训练的，特别是从事长时间有氧运动的人群，糖的补充是必需的。在正常饮食中，大约 75% 摄入的糖原会被储存在肌肉组织中，而高糖饮食会使肝糖原的储存显著提高。在进行长时间耐力运动时，肝糖原会转化为葡萄糖提供人体能量。因此，长期大运动量训练会导致人体肝糖原的储备下降，影响个体的运动能力。因此，大运动量训练期间，应注意高糖饮食的摄入；大运动量运动后的疲劳状态中，在运动后 30 分钟摄入糖与蛋白质相混合的食物。这些都可以提高肝糖原的储备。

2. 运动状态下蛋白质的补给　正常成人每日蛋白质的摄入量约为 0.8g/kg 体重，而从事大运动量训练的人摄入量为 1.5g/kg 体重。因此，对于从事大运动量，特别是肌肉力量训练的人群，应多补充一些富含蛋白质的食物。蛋白质的氧化作用在短时间、高强度的运动中并不明显，但在耐力训练中，总计 3%～5% 的能量需求来自蛋白质。当糖原水平低、血糖水平低、训练强度高或训练持续时间较长时，蛋白质的供能会高达总能量需求的 5% 以上。

高蛋白食物会使胃排空的时间延长，因此，在训练前或训练过程中不推荐摄入高蛋白类的食物。采用向葡萄糖和钠的运动饮料中添加蛋白质的方法对人体耐力和力量的提升没有任何作用，有增加胃肠道不适的风险，并且可能延缓液体和碳水化合物向需要能量补给的肌肉的供应速率。

3. 运动状态下水的补给　运动过程中，通过汗液的蒸发调节体温，对维持人体正常生理功能极其重要。当人体大量出汗时，细胞内液、外液和电解质（K^+、Na^+、Cl^- 等）就会大量丢失，人体正常的水平衡和电解质平衡遭到破坏，体温逐渐升高，脱水症状也随之而来。因此，运动状态下，运动员在达到失水的应激之前就应注意补水。除了运动前适当补水以外，运动中一般每隔 15 ～ 30 分钟就应当补液 100 ～ 300mL，补液量一般以不大于 800mL/h 为宜。在运动中，补液量一般为出汗量的 1/3 ～ 1/2。

运动员在比赛中，人体汗液处于相对高渗状态。因此，补充的液体一般应是低渗的液体。一个理想的补液饮料或运动饮料必须含有适当的糖浓度、最佳的糖组合、多种可转运的糖、合理的渗透压浓度、适量的电解质等成分，以满足快速补充体液和能量需要。

剧烈运动后及时纠正脱水和补充能量可加速功能恢复。有效恢复运动中丢失的体液应包括液体总量和电解质两部分。运动后的体液恢复以摄取含糖电解质饮料效果较佳。

4. 运动状态下维生素和矿物质的补给　运动锻炼过程中，大量出汗还会造成许多微量元素和矿物质的丢失。因此，运动状态下维生素和矿物质的补充也需得到重视。

维生素 A 是形成视网膜中视紫质的原料，能维持适宜的视觉和上皮组织。对于从事视觉要求高的运动活动，如射击、乒乓球、羽毛球、排球、拳击等，应适当补充维生素 A。维生素 B_1 缺乏会出现更多的丙酮酸积累而生成乳酸，从而加快疲劳发生，降低有氧能力。维生素 B_2 是构成体内线粒体呼吸链中黄素酶的辅酶成分，在线粒体电子传递系统中起着重要作用，对运动耐力有明显的影响。维生素 B_2 缺乏会使肌肉乏力，运动能力显著下降，而且易疲劳。运动锻炼中补充维生素 C 可以提高人体免疫力，降低疲劳和肌肉酸痛，保护细胞免受自由基损伤。

矿物质是人体重要的调节营养素，每种矿物质都有着重要的功能。在特殊情况下，如大运动量运动、膳食不平衡或特殊地理生活环境，会出现某些矿物质的缺乏。运动中也可造成矿物质的消耗或丢失。因此，运动锻炼也要考虑到矿物质的补充。常规解决方法就是尽可能多地选择不同种类的食物，同时可选择一些饮料作为补充。

（唐占英）

第二节　运动损伤的预防

一、运动损伤预防的重要性

无论是专业运动员，还是运动爱好者，在体育运动中可能都会存在一个无法避免的运动损伤问题。对于专业运动员，运动损伤不仅降低身体生理素质，削弱竞争力，而且易患慢性肌肉骨骼疾病；对于运动爱好者，运动损伤会影响个人身体健康和学习，较为严重的运动损伤还可造成不利的社会和心理问题。

近年来，在运动员体能提升和损伤预防方面，出现了很多科学化的训练和新的康复理念。探索运动损伤预防和促进体能提升的方法，不但可以使运动员享受运动本身所带来的快乐，而且最大限度地减轻运动创伤造成的痛苦，还可以使之在向人体生理极限挑战的同时，保持良好的竞技状态，取得理想的运动成绩，并延长其运动寿命。

二、常见运动损伤预防和发病后保护

（一）肩袖损伤

1. 发病前预防

（1）预防外部损伤　在日常体育活动中，应做好充足的热身准备，避免肩部外伤。如受外伤，应立即停止锻炼，并积极进行治疗，防止肩袖损伤的发生。大量统计资料表明，肩袖疾病的发生多与外部损伤密切相关。

（2）注意肩部保暖　防止肩部持续性感受风寒，尤其在夏季天气炎热或出汗比较多时更应引起注意。在进行大运动量体育活动后，如果出汗比较多，肩部长时间暴露于比温度比较低的环境中，很容易诱发肩袖损伤后疼痛症状的发生。

2. 发病后保护

（1）功能锻炼　肩袖损伤后的功能锻炼以减轻疼痛、恢复肩部运动能力为主要目的。在肩袖损伤早期，疼痛较剧烈时，以肩关节支具固定为主，限制肩部活动，同时配合肩锁关节、胸锁关节练习和肩关节肌群等长肌力训练等。在肩袖损伤中期，疼痛症状缓解时，可逐步解除肩关节固定，同时配合肩锁关节、胸锁关节抗阻训练，肩关节肌群等长收缩训练，肱三头肌向心收缩训练等。在肩袖损伤后期，疼痛症状基本消失时，以增强上肢力量康复训练为主，可进行肩胛带支撑训练、肩关节稳定性训练、肩关节屈曲的向心和离心收缩训练、小负荷抗阻外旋训练等。

（2）自我按摩　如果肩袖损伤患者关节活动障碍仅累及一侧，可以用健侧上肢对患侧进行自我按摩。自我按摩的步骤及方法如下。

1）用健侧的拇指或手掌自上而下按揉患侧肩关节的前部及外侧，时间1～2分钟，在局部痛点处可以用拇指点按片刻。

2）用健侧手的第2～4指的指腹按揉肩关节后部的各个部位，时间1～2分钟，按揉过程中发现有局部痛点亦可用手指点按片刻。

3）用健侧拇指及其余手指揉捏患侧上肢的上臂肌肉，由下至上揉捏至肩部，时间1～2分钟。

4）最后，用手掌自上而下掌揉1～2分钟，对于肩后部按摩不到的部位，可用拍打法进行治疗。

（二）网球肘

1. 发病前预防

（1）注意肘部保暖　在体育活动或日常生活中注意肘部保暖，防止肘关节感受寒邪的侵袭。

（2）避免肘部劳损和外伤　在体育活动中，应注意进行充分的运动前准备工作。对于羽毛球、乒乓球等肘关节运动频繁的活动，可在运动中合理佩戴护具，避免肘关节肌肉劳损和外伤。

2. 发病后保护　肘部过度运动是网球肘发病的主要因素，因此，肘部制动是发病后保护的重要措施。功能锻炼在网球肘发病后期的康复中具有重要作用，常用的功能锻炼方法如下。

（1）渐进性力量练习　改善肌肉柔软度，松解纤维瘢痕组织。

1）桡侧腕短伸肌的主动抑制训练：肘关节伸直位，前臂旋前，将腕部向尺侧偏斜并且屈曲腕关节和手指。在训练时，以腕短伸肌有被牵张的感觉，但不增加肘关节疼痛为度。

2）腕伸肌群的自我牵张训练：将患侧手背紧贴于墙面，手指向下，维持肘关节伸直，前臂呈旋前位状态；患侧手背紧贴墙面向上移动，当腕伸肌感到牵张时，维持该姿势 1 ～ 2 分钟；放松后再重复上述过程。

（2）增强肌力练习　网球肘在疼痛症状明显减轻后，可逐步在弹力带辅助下进行前臂力量训练。首先，进行肘部屈肌的力量训练，取站立位或者坐位，将弹力带中间在墙上牢固固定，双手紧握弹力带的两端，通过屈肘的动作回拉弹力带。在康复训练的过程中，要注意避免身体后仰。上述动作每次 2 组，每组重复 15 次。其次，进行肩内旋肌、外旋肌群的锻炼。将弹力带的一端在墙上牢固固定，另一端在手中握紧，上臂夹紧身体，通过前臂的内收和外展来拉动弹力带。在进行康复训练时，要保证前臂每次活动都能达到最大的位置。同时，在整个训练过程中，使弹力带始终保持处于有张力的状态。上述动作每次 3 组，每组重复 10 次，外展与内收动作交替进行。

（3）自我按摩

1）按揉曲池穴和合谷穴：用健侧手的拇指指端按压住患侧上肢的曲池穴、合谷穴，以感到酸胀为佳，然后按顺时针方向点揉两穴，每穴各约 1 分钟。曲池穴、合谷穴是全身清热止痛的要穴，经常点揉，除了可以缓解局部及全身疼痛外，还有强身健体的作用。

2）按揉手三里穴：用健侧手的拇指指端按压住患侧上肢的手三里穴，以感到酸胀为佳，然后按顺时针方向点揉约 1 分钟。手三里穴是治疗网球肘最有效的穴位之一。

3）按揉肘髎穴：肘髎穴位于肘关节部，肱骨外缘空隙凹陷中。网球肘患者在肘髎穴通常能找到压痛点，治疗点亦于此处。用健侧手的拇指指端按压住该穴，适当用力按揉 1 分钟左右。

4）被动运动患肢：患肢完全放松，用健侧手握住患侧腕部，然后带动患侧手做左右旋转和前后屈伸动作。注意力度要缓和均匀，不宜过强、过快，各操作 3 分钟。

5）掌擦肘外侧：以一只手掌心放在患侧肘部，适当用力在肘部上下擦摩 1 ～ 2 分钟，以肘部发热为佳。该手法可以温经散寒，调理气血，促进整个肘关节的血液循环，加快炎症的消退。

（三）腕管综合征

1. 发病前预防

（1）合理运动　合理运动在腕管综合征的预防中有重要作用。很少参加体育活动的人群，腕管综合征发生的概率是参加体育锻炼人群的 6 倍。在体育运动中要注意对腕关节的保护，尤其是对长期反复腕关节屈伸的运动，应在运动中佩戴适当的护腕，以减少腕关节的劳损。

（2）正确使用鼠标和键盘　对于长期使用电脑办公的人群，正确使用鼠标和键盘，保持正确的坐姿，是预防腕管综合征有效的办法。键盘应该摆在正前方位置，键盘和鼠标的高度不宜过高。鼠标的位置越高，对手腕关节的损伤越大；鼠标的距离距身体越远，对肩关节的损伤越大。因此，鼠标应该放在一个稍低位置，在手臂自然下垂时，肘关节的高度就是鼠标摆放的高度，这样有利于减少操作电脑时对腰背、颈部肌肉和手腕部肌肉的损伤。键盘的位置也应该和鼠标的位置相同。使用鼠标时，手臂要避免悬空，以减轻手腕的压力，移动鼠标时应当轻巧，减少手腕受力。不要用力敲打键盘及鼠标的按键，用力轻松适中为度。

（3）避免上肢过度使用　要尽量避免上肢长时间处于反复、机械而频繁的活动状态。在连续使用电脑一小时以后，需要适当休息，并进行手部、肩部的活动，如做握拳、捏指等放松手指的动作。

2. 发病后保护

（1）早期发现　对于有长期腕关节劳损的人群，如果出现前臂和手部刺痛、酸麻、无力等症状，应及时去医院就诊，以避免形成性永久损害。

（2）自我康复锻炼　选择质地偏硬的纸，将其搓成一小团，然后展开，再搓成团，不断重复这个动作，不限时间、地点和次数。随手可及的打印纸、报纸等都是很好的选择。

（3）自我按摩

1）按揉外关穴：外关穴取穴时应让患者采用正坐或仰卧、俯掌的姿势，该穴位于人体的前臂背侧、手腕横纹向上三指宽处，用健侧食指和中指按顺时针方向按揉外关穴1～2分钟，再逆时针按揉外关穴1～2分钟。

2）按揉阳溪穴：取穴时屈肘，掌心向胸，阳溪穴在腕关节桡侧，大拇指向上翘起，此时拇指侧手腕位置有一凹陷，用健侧食指和中指按顺时针方向按揉阳溪穴1～2分钟，再逆时针按揉阳溪穴1～2分钟。

3）按揉合谷穴：用健侧食指和中指按顺时针方向按揉合谷穴1～2分钟，再逆时针按揉合谷穴1～2分钟。

4）按揉大陵穴：伸臂仰掌，于掌后第一横纹，掌长肌腱与桡侧腕屈肌腱之间，用健侧食指和中指按顺时针方向按揉大陵穴1～2分钟，再逆时针按揉大陵穴1～2分钟。

5）按揉阳池穴：在腕背横纹中，当指总伸肌腱的尺侧缘凹陷处。用健侧食指和中指按顺时针方向按揉阳池穴1～2分钟，再逆时针按揉阳池穴1～2分钟。

6）按揉劳宫穴：手掌心，第2、3掌骨之间偏于第3掌骨，握拳屈指时中指尖处。用健侧食指和中指按顺时针方向按揉劳宫穴1～2分钟，再逆时针按揉劳宫穴1～2分钟。

7）按揉鱼际穴：手掌桡侧，第1掌骨桡侧中点赤白肉际处，用健侧食指和中指按顺时针方向按揉鱼际穴1～2分钟，再逆时针按揉鱼际穴1～2分钟。

（四）膝关节韧带损伤

1. 发病前预防　由于本病多发于中老年人，且多为女性肥胖患者，或长久从事剧烈体育运动者及生活环境寒冷潮湿者。在日常生活、运动及劳动中，必须消除影响健康的各种危险因素，注意保护关节，才能避免或延缓膝关节韧带损伤的发生。

（1）控制体重　在日常生活中应注意体重的控制，减少自身体重对关节的负荷。

（2）适度运动　日常体育活动要适度，选择适合自身的体育运动。体重超重的膝关节韧带损伤患者，宜饮食控制，适当进行负重较轻的体育活动，如游泳、骑自行车等；应积极施行减肥，防止膝关节超负荷，延缓膝关节退变。

（3）改善生活环境　注意关节保暖，避免长久在寒冷潮湿处居住或工作。

（4）注意饮食调节　合理膳食，尤其是绝经后妇女和老年人应多食含钙高和富含胶原蛋白的食物，调节人体内环境平衡和稳定。

2. 发病后保护

（1）早发现、早诊断及早治疗　在早期症状出现之时就必须到医院检查治疗。患者膝关节疼痛症状通常与 X 线检查结果缺乏明显的相关性，因此治疗应以关节功能及客观发现为主。治疗方案的实施应根据每个患者的病情而定，制订综合性、个体化、长疗程的治疗方案。

（2）防止传变　膝关节韧带损伤早期主要是周围肌肉软组织病变，后期可发展为关节软骨退变，进而出现膝关节力学结构改变。面对这样一个缓慢复杂的病理过程，对于已有膝关节韧带损伤的患者，应根据其病情程度不同，采取相应治疗措施，阻断病情发展，并保护关节功能。

（3）积极预防

1）控制运动量：积极控制膝关节疼痛症状，把运动量限制在膝关节耐受的范围内。病变膝关节的过度使用，不仅加剧了疼痛，而且增加了病变膝关节的损伤程度。尽量减少上下楼梯、爬山等运动。对于急性期肿痛症状严重者，应卧床休息，短期功能位膝关节支具固定。

2）能量节约：佩戴支具，改变下肢力线，在最佳体位下进行工作或活动；改造家庭环境，如楼梯安装扶手，使用坐便器，以适应膝关节韧带损伤患者的需求。

（4）自我按摩

1）按揉阿是穴：阿是穴，又称压痛点、天应穴、不定穴等。对于膝关节病韧带损伤患者，在膝关节周围容易出现一些压痛点。医生找到压痛点以后，可以用拇指由轻到重进行按揉，以有酸胀感为佳。

2）按揉膝周五穴：膝周五穴分别是阳陵泉、阴陵泉、梁丘、血海和足三里，也是用拇指由轻到重进行按揉，以有酸胀感为佳。

3）推揉髌骨：用一个手掌或者是两个手掌慢慢压在髌骨的上方，然后由轻到重慢慢用力，进行来回地推揉。通过推揉的手法达到松解粘连、改善髌骨活动度的目的。

4）揉拿股四头肌：用双手掌自下而上或自上而下按揉股四头肌数分钟，以局部微微发热为度，然后用双手多指由上而下捏拿股四头肌数遍。

（5）减少不合理运动　对于有膝关节韧带损伤的患者，在恢复期间应选择散步、慢跑、骑自行车和游泳等非负重运动。这些运动可增加局部肌肉力量，有助于骨骼肌肉和关节的功能恢复。应避免过多的下蹲运动或负重、跳跃、登高，以免加重关节劳损。

寒冷、潮湿的气候与居住环境亦是诱发膝关节韧带损伤后疼痛症状复发的危险因素。长期的冷刺激会使膝关节周围韧带和软骨代谢能力减弱，免疫能力降低，造成韧带、软骨的损害。因此，应根据气温的变化，为膝关节做好保暖防护。

（五）踝关节扭伤

1. 发病前预防

（1）加强对预防踝关节损伤的认识　中老年人可以通过读、听、看等方式了解更多有关踝关节扭伤的常识，熟知导致踝关节扭伤的危险因素，了解中老年人适宜的运动方式及运动强度，树立安全意识，学会自我防护，降低运动损伤的发生概率。

（2）选择合适的鞋子　鞋子介于人体足底与地面之间，缓冲下肢与地面之间的作用力，为下肢运动提供稳定性。在日常生活中，应少穿高跟鞋，尤其是尖跟鞋。有习惯性扭伤史者，可以穿戴护踝、缠绷带或选用舒适的高帮鞋。

（3）避免危险动作　在日常活动时，应注意避免一些危险的动作。例如，上下楼梯时要注意扶好扶手，不在凹凸不平的地面或楼梯上追赶等。

（4）加强锻炼　可适当选择跳绳或平地慢跑等活动，通过运动增加踝关节周围肌肉力量，增强踝关节稳定性和协调性。

（5）选择合适的穿戴和安全的运动场地　运动时要着装轻便，衣服面料的选择要保持一定弹性，尽量避免穿过紧或过松的衣服参加体育活动。场地的选择也很重要，踝关节扭伤多因运动场地选择的不合适所导致。

（6）注意适当的热身运动　良好的热身准备活动对于任何体育运动都是必要的。热身运动可使运动者在进行体育锻炼前，从心、肺、肌肉、关节和思想上做好充分准备。尤其是在寒冷季节，运动前的热身尤为重要。热身运动的运动强度因人而异，以自感发热，微微出汗为度，准备活动做得好可明显降低踝关节扭伤或骨折的发生率。

2. 发病后保护　踝关节扭伤常常会导致韧带损伤，损伤的韧带通过瘢痕组织来修复。瘢痕组织由非常脆的、硬的纤维组织构成，在修复过程中还会产生挛缩和变形。因此，这些瘢痕组织弹性较差，强度也达不到正常韧带的标准，影响踝关节功能恢复。踝关节扭伤后积极正确的康复训练和治疗，有助于局部瘢痕组织消除和踝关节功能恢复。

（1）必须坚持活动练习　踝关节扭伤后会在局部产生软组织水肿，这些水肿一般会在72小时以后开始减退。此时可以开始轻微活动。轻微活动不仅能促进血液循环，而且还可以激活淋巴系统。在活动之时需要注意，要避免任何对受伤部位有损伤的动作，必须以循序渐进为原则。

（2）积极进行康复治疗　一般来说，扭伤的韧带在2周就会痊愈，但这并不代表韧带功能完全恢复。一方面，刚愈合的韧带，强度尚未达到正常水平；另一方面，损伤周围的软组织及本体感受器也常由于扭伤而丧失功能。所以，伤后必须进行物理治疗以重建足踝原有功能。在愈合期，物理治疗可以选择电疗、热疗、超声波疗法等方法来达到止痛、消肿、促进愈合的目的。

（3）积极进行运动治疗　运动治疗主要分为三个方面。

1）肌肉拉伸运动：主要以小腿后肌群拉伸为主。小腿后肌群的松紧度可影响步行时足底适应地面变化的能力。肌肉拉伸的方式可以选择"弓箭步"或采用"站立斜板"等方式。

2）本体感觉训练：本体感觉对人体平衡功能具有较大的影响。踝关节扭伤时可造成本体感觉丧失，进而导致习惯性扭伤。最简单的本体感觉训练是进行患侧单足站立支撑训练。在训练之初，可选用睁眼单足支撑训练；随着踝关节本体感觉的恢复，后期可逐渐过渡为闭眼单足支撑训练。

3）踝关节外旋肌群力量训练：踝关节以内翻扭伤最为多见，常导致踝关节外侧韧带损伤。反复扭伤会导致踝关节外侧韧带松弛、肌力减弱，引起踝关节不稳定。因此，在日常踝关节肌力训练中，以训练足踝外侧肌肉力量为主。

（4）坚持自我水疗　使用"冷热交替式水疗"，方法如下：先将患部浸在38～40℃温水中，在无痛的范围内活动4～6分钟，立刻改浸在10～16℃冷水中1～2分钟，再回到热水中活动。如此冷热交替各做5次，最后1次须浸在热水中。水疗完毕后将患部抬高活动5分钟，应用弹性绷带缠绕固定。冷热交替式水疗治疗频率为每天2～3次。该方法对消除踝关节扭伤后关节肿胀有较好效果。

（六）腰肌劳损

1. 发病前预防

（1）活动方式调整　应避免进行会增加脊柱应力的高冲击性运动，避免反复旋转和弯腰运动。如果某一特定活动会引起严重腰痛，或使疼痛明显加重，则应避免进行该活动，而尝试其他活动方式。步行、游泳、低冲击性有氧运动都是较好的体育锻炼方式。

（2）正确的姿势　久坐、腰部长时间呈微屈体位、频繁弯腰的活动对腰部肌肉是不利的。不正确的搬动重物方式、频繁搬动重物或搬动过重物体都可能导致腰肌劳损的产生和症状加重。应掌握正确弯腰和搬动重物的技巧。搬动重物时，应下蹲，膝关节屈曲，将物体尽量靠近身体，并使腹肌维持紧张以保护腰部较弱的肌肉，防止其拉伤。使用符合人体工学设计的腰垫和坐垫以辅助维持正确坐姿。

2. 发病后保护

（1）维持活动和卧床　在耐受范围内维持规律的日常活动并进行一定强度的锻炼很重要。适当运动有助于缓解肌肉痉挛，防止肌力下降。对于需要卧床休息以缓解严重症状的患者，应在症状好转后，鼓励其尽早回归适度正常活动。较舒适的卧床姿势是仰卧位，在膝关节和头下各放置1个枕头，将肩部抬高；或者侧卧位，位于上方的膝关节屈曲，在两侧膝关节之间放置1个枕头。

（2）床垫的选择　中等硬度的床垫应是首选。中等硬度床垫对卧床时疼痛改善及疼痛相关功能障碍的改善要优于硬质床垫。床垫的硬度可直接影响睡眠质量，与硬质的木板床和软质的海绵床垫相比，中等硬度的弹簧床垫更易获得良好的睡眠。

（3）护具的使用　腰部的护具可通过限制脊柱活动起到缓解疼痛、预防病情加重的作用。同时，使用护具也可能会加大患者对腰部问题的心理负担，从而产生躲避行为及活动限制，阻碍患者参与运动。因此，通常不作为常规推荐，而对于那些可以积极保持运动的亚急性腰痛患者，护具的使用仍是有益的。

（4）核心肌力训练　通过协调的方式训练核心肌群可以增强腰椎稳定性。一般4周的核心肌力训练可以减少腰肌劳损患者腰部疼痛症状，并改善其功能。

（5）身心训练　身心训练可促进患者肌力、柔韧性及平衡能力的改善。身心训练包含大量的放松技术，符合腰肌劳损康复目标。常见的身心训练方法如下。

1）瑜珈：瑜珈训练包含特殊体位训练、呼吸技术及精神集中训练。对于缓解腰痛和改善腰部功能，瑜珈优于自我护理及常规治疗，但与腰部运动效果相似。

2）普拉提：普拉提训练侧重于核心的稳定训练。对于腰肌劳损患者，练习普拉提对疼痛的缓解要优于无治疗及最小量运动。

（唐占英）

NOTE

第三节　运动与健康

一、运动与身体功能状态

在体育活动过程中，从正式比赛或训练前开始，人体生理功能就会发生一系列的反应和规律性变化，这些变化可以一直持续到运动结束后的一段时间。这一系列的生理功能变化大致可以分为赛前状态、工作状态、稳定状态、疲劳和恢复五个阶段。

1. 赛前状态　人体在参加比赛前或运动前，某些器官系统会产生一系列条件反射性变化，这时的功能状态称为赛前状态。赛前状态可出现在运动前数天、数小时或数分钟。赛前状态根据人体表现不同，分为准备状态型、起赛热症型和起赛冷症型。其中，起赛热症型常表现为过度兴奋，常有寝食不安、无所适从、四肢无力、全身颤抖等反应；起赛冷症型常表现为兴奋性过低，对比赛淡漠、无兴趣、浑身无力。这两种类型均属于不良赛前状态。

（1）赛前状态调整　在赛前，针对运动员不同的状态要进行积极的引导，不断提高运动员的心理素质，正确认识比赛的意义，努力使赛前反应调整至最适宜状态。

（2）准备活动　准备活动是指在比赛、训练和体育课的基本部分之前，为克服内脏器官生理惰性，缩短进入工作状态时程和预防运动创伤而有目的进行的身体练习，为即将来临的剧烈运动或比赛做好准备。在准备活动过程中，通过预先进行的肌肉活动在神经中枢相应部位留下了提高兴奋性的痕迹，这一痕迹产生的生理效应能使正式比赛时中枢神经系统兴奋性处于最适宜水平，调节功能得到改善，内脏器官功能惰性得到克服，新陈代谢加快，有利于运动员发挥最佳的运动水平。

2. 工作状态　在体育活动或日常生活生产劳动中，人的效率在活动开始后一段时间内逐步提高，最后达到最高水平，这个逐步提高的过程称为进入工作状态。工作强度、工作性质、个人特点、训练水平和当时人体的功能状态是影响进入工作状态的主要因素。在进入工作状态过程中，随着运动的强度和持续时间的延迟，人体会有"极点"和"第二次呼吸"现象出现。

（1）"极点"　"极点"主要是指人体在进行具有一定强度和持续时间的周期性运动时，在运动进行到某一时程时，常常产生一些难以忍受的生理反应，如呼吸困难、胸闷、头晕、心率剧增、肌肉酸软无力、动作迟缓不协调，甚至产生停止运动的念头等。"极点"产生的原因主要是内脏器官的功能惰性与肌肉活动不相称，致使人体供氧不足，这不仅影响神经肌肉的兴奋性，还反射性地引起呼吸、循环系统活动紊乱。

（2）"第二次呼吸"　"极点"出现后，运动员如果依靠意志力和调整运动节奏继续运动，一些不良生理反应便会逐渐减轻或消失，动作变得轻松有力，呼吸变得均匀自如，这种状态称为"第二次呼吸"。"第二次呼吸"产生的原因主要是运动中内脏器官惰性逐步得到克服，氧供应增加，乳酸逐步清除，同时运动速度的下降使运动每分需氧量下降，减少了乳酸的产生，人体内环境得到改善，被破坏的动力定型得到恢复。"第二次呼吸"的出现标志着人体进入工作状态阶段的结束。

3. 稳定状态　进入工作状态阶段结束后，人体就会进入稳定状态。在这段时期内，人体将保持在一个较高且变动范围不大的水平上。稳定状态根据运动强度不同，可分为真稳定状态和假稳定状态。

（1）真稳定状态　在进行小强度和中等强度的长时间运动时，进入工作状态阶段结束后，人体所需要的氧可以得到满足，即吸氧量和需氧量保持动态平衡，这种状态称为真稳定状态。

（2）假稳定状态　在进行强度较大、持续时间较长的运动时，进入工作状态结束后，氧量已达到并稳定在最大吸氧量水平，但仍不能满足人体对氧的需要，这种状态称为假稳定状态。

4. 疲劳和恢复　运动性疲劳是指运动引起的肌肉最大收缩或者最大输出功率暂时性下降的生理现象。肌肉运动能力下降是运动性疲劳的基本标志和本质特性。运动性疲劳作为一种生理现象，始终陪伴着运动实践，不仅造成运动员功能能力下降，导致运动员技术动作扭曲变形，还会产生运动损伤和运动性疾病等诸多不利后果。

不同运动强度、运动时间和运动方式，产生的运动疲劳机制不同。运动疲劳的产生机制概括起来主要包括衰竭学说、堵塞学说、内环境稳定性失调学说、保护性抑制学说、突变理论和自由基学说等。一般来说，运动疲劳较易发生的部位是神经中枢、运动终板等处。根据发生部位的不同，可分为中枢疲劳、神经 - 肌肉节点疲劳和外周疲劳。

运动疲劳产生后，积极干预可以有助于消除疲劳。常用干预方法概括起来有改善代谢法如整理活动、温水浴和按摩等，以及调节神经系统法如放松练习、音乐疗法、睡眠等。另外，积极合理补充营养物质也有利于运动疲劳的消除。

二、传统功法与身心调节

传统功法是通过肢体的运动来防治伤病、增进健康的一种疗法，是我国古代人民在长期的生活劳动中，在与疾病、衰老的斗争中，逐渐认识和创造出来的一项独特民族文化遗产，是中医学重要组成部分。传统功法起源于唐尧时代，发展于春秋战国时期，在以后的发展过程中，根据中医理论，并吸收历代道家、儒家、佛教等各种有益于身心健康的理论和锻炼方法使其得到不断充实，为人民的养生保健事业作出巨大贡献。

传统功法基本方法可分为"调息""调身""调心"三类。调息即呼吸或内气的锻炼，调身即姿势或动作的锻炼，调心即意念掌握和运用的锻炼。每一次传统功法锻炼的过程都是这三者的有机结合与运用。

（一）调身

调身指调整身形，是对身体姿势或动作主动、自觉地调整和锻炼，使之逐渐达到练功要求和目的。调身是调息和调心的前提，是进行健身气功锻炼的基础。传统功法中的导引练形、庄严身象等，均属于调身的范畴。

（二）调息

调息要求在锻炼过程中，有意识地注意自己呼吸的调整，不断去体会、运用和掌握与自己身体情况相适应的呼吸方法。调息的基本要求是均匀、细密、柔和、深长。调息要遵循顺其自然、循序渐进的原则，切忌刻意追求、生搬硬套。调息是在形正体松、心神安静的基础上，通过长期练习而逐步达到"形、气、神"三者合一的状态。

（三）调心

调心指意念锻炼，是指练功者在吐纳调息锻炼中，掌握运用意念，不断排除杂念，将注意力集中到身体上或某一事物上，通过安静的练功促进身心健康。在练习过程中，安宁、轻松、愉快、喜悦的良性心理活动，有利于调节心理、心态，也利于身体功能的恢复与提升。

三、常见传统功法对身心调节的作用

传统功法对身心调节有重大价值，对各种慢性疾病具有预防和康复作用。常见传统功法有太极拳、五禽戏、八段锦等，这些功法集中了我国古代运动导引的精华，是人民群众重要的预防疾病、健身长寿手段。经常坚持练习传统功法，对于延缓肌力衰退，保持关节的灵活性，特别是脊柱的灵活性具有明显作用。

（一）太极拳

太极拳的拳理、动作和心法符合人体筋骨、身心保健的需要。太极拳强调身体放松，姿势正确，经常练习有助于调节脊柱两侧肌肉力量平衡，促使脊柱发挥正常功能，降低脊柱相关疾病的发生。太极拳运动以腰部脊柱为轴心，用腰胯带动躯干、四肢活动，动作圆活缓慢而放松，可有效带动体内气血的运行，使精神得到放松，起到有病治病、无病防身健体的作用。

（二）五禽戏

五禽戏为"仿生式"导引法，讲究"形、神、意、气"相结合，外导内因，形松意冲，动静结合，练养相兼，发展至今已形成独具特色的风格。

（三）八段锦

八段锦动作舒展优美，编排精致，在身心调节方面有以下特点。

（1）柔和缓慢，圆活连贯　柔和，指在八段锦的练习过程中，动作轻松自如，不僵不拘，舒展大方。缓慢，指在练习八段锦时，身体时刻保持重心平稳，虚实分明，轻飘徐缓。圆活，指八段锦的各个动作带有弧形，不直来直往，符合人体关节自然弯曲的状态，是以腰脊为轴，带动四肢运动，上下相随，节节贯通。连贯，要求动作似行云流水连绵不断，使人神清气爽，从而达到疏通经络、畅通气血、强身健体的目的。

（2）松紧结合，动静相兼　松，指在练习八段锦时，周身的肌肉、关节、神经系统及内脏器官等保持放松状态。在意识的主动支配下，保持正确的姿势，逐步达到呼吸柔和、心静体松、松而不懈的状态，同时将这种放松程度不断加深。紧，指在练习中适当缓慢用力。松紧配合得当，使人体达到阴阳平衡、经络疏通、关节滑利、气血调和、筋骨强壮的状态。动，是在意念的引导下，动作轻灵活泼、节节贯穿、舒适自然。静，指在动作的节分处做到沉稳。动静结合能够使人体相应的部位受到一定的强度刺激，有助于提高锻炼效果。

（3）神与形合，气寓其中　八段锦的各个动作及动作间充满了对称与和谐，体现出内实精神、外示安逸、虚实相生、刚柔相济，做到了意动形随、神形兼备。

（唐占英）

附　录

运动处方示例

运动处方

姓名：　　　　　　　性别：　　　　　　　年龄：

一、运动负荷试验结果

试验中达到的最高心率为 165 次/分，血压未测量，运动强度为中等强度，靶心率（THR）为 140～150 次/分。注：实验最高心率数值是在中慢速晨跑测得的，故未能达到实际最高心率，取计算靶心率为测得最高心率的 85%。

二、心率监护

活动时每 5～10 分钟由桡动脉或颈动脉测定一次脉搏，及时调整负荷强度，使其维持在低限和高限之间。低限：22 次/10 秒，高限：27 次/10 秒。

三、活动安排

准备活动：5～10 分钟，充分活动，避免意外受伤，并且让内脏器官克服生理惰性，使心率逐渐进入靶心率范围。

1. 颈部运动　颈部肌肉的伸展，低头、仰头、向左侧、右侧，最后头分别由左向右或由右向左绕环，4×8 拍。

2. 弓步压腿运动　左脚向正前方跨出一大步，全脚掌着地，大腿与地面平行；右腿挺直，前脚掌着地，上体正直，抬头挺胸，身体上下起伏，4×8 拍，动作相同，方向相反。

3. 膝关节运动　左脚向左跨出与肩同宽，两膝微屈，两手手指自然并拢，放于两膝上，由左至右、由右至左或是由内向外、由外向内绕环，4×8 拍。

4. 脚腕、手腕运动　两手交叉自然置于胸前，左脚脚尖着地，脚腕手腕自然放松，按照顺、逆时针方向绕环。4×8 拍，后 2 个 8 拍换右脚，动作相同。

基本部分如下。

（1）20～30 分钟　主要以单人运动、有氧耐力运动为主，心率须保持在靶心率范围之内，不能持续完成时，中间可以慢跑代替静止休息。

（2）0～5分钟　以中慢速跑为主，遵循循序渐进的思路，使身体逐渐适应增加的活动量，调整呼吸节奏，为提速做准备。

（3）5～30分钟　以中（快）速匀速跑为主，中途可以休息，但休息不得完全停下，可以快走及慢跑，同时根据自己体力状况和跑步速度变化，呼吸可以采取二步一吸、二步一呼或三步一吸、三步一呼的方法。

整理活动：4～7分钟，前期逐渐减速，以慢跑为主，同时减慢呼吸速率，以预防重力性休克；后期以拉伸为主，增强柔韧性和肌肉耐受性。

四、每周活动次数

2～3次，根据具体情况（天气、身体健康程度等）而定。

五、注意事项

若跑步中出现头晕、心悸等不适状况，应立即停止训练并休息（跑步速度应逐渐减缓，不可急停），不要盲目坚持。

跑步后注意事项。

1. 不蹲坐　健身运动后若立即蹲坐下来休息，会阻碍下肢血液回流，影响血液循环，加深人体疲劳。该情况多见于那些运动量比较大的活动，如长跑。正确的做法是在每次运动结束后，多做一些放松、整理活动，如慢行等。

2. 不吃冷饮　运动时会损失大量热量，应立即补充水分。但运动后人体消化系统仍处于抑制状态，贪吃大量冷饮极易引起胃肠痉挛、腹泻、呕吐，并易诱发胃肠道疾病。

3. 不立即进食　运动时，全身的血液进行重新分配，使胃肠道的蠕动减弱、各种消化腺的分泌也大为减少，若在运动后不经休息立即吃饭，容易引起人体消化系统的紊乱和功能性失调。

4. 不宜骤降温　如果室外温度较高，运动后会感到燥热难耐，倘若此时立即走进空调房间或风口纳凉小憩，会打破正常的生理调节功能，易得感冒、腹泻、哮喘等疾病。

处方制订指导者：　　　　　　　　　　　　　　　　处方制订日期：

主要参考书目

1. 曲绵域，于长隆．实用运动医学 [M].4 版．北京：北京大学医学出版社，2003.

2. 王安利．运动医学 [M]．北京：人民体育出版社，2007.

3. 潘华山，王艳．运动医学 [M]．北京：中国中医药出版社，2017.

4. 吴林生，金嫣莉．运动创伤的诊断与中医治疗 [M]．北京：人民卫生出版社，2000.

5. 敖英芳．膝关节镜手术学 [M]．北京：北京大学医学出版社，2004.

6. 周士枋，范振华．实用康复医学 [M]．南京：东南大学出版社，1998.

7. 王拥军，潘华山．运动医学 [M].2 版．北京：人民卫生出版社，2018.

8. 黄桂成，王拥军．中医骨伤科学 [M]．北京：中国中医药出版社，2018.

9. 吴绪平．针刀医学 [M]．北京：中国医药科技出版社，2016.

10. 石学敏．针灸治疗学 [M].2 版．北京：人民卫生出版社，2011.

11. 张世明．中西医结合运动创伤学 [M]．北京：北京大学医学出版社，2008.

12. 邹克扬．运动性疾病治疗 [M]．北京：北京师范大学出版社，2009.

13. 严隽陶．推拿学 [M].2 版．北京：中国中医药出版社，2009.

14. 梅全喜，何庭华．中药熏蒸疗法 [M]．北京：中国中医药出版社，2017.

15. 亓建洪．运动创伤学 [M]．北京：人民军医出版社，2008.

16. 林明祥，张新定．实用运动损伤学 [M]．海口：海南出版社，2007.

17. 王予彬，王人卫，陈佩杰．运动创伤学 [M]．北京：人民军医出版社 2011.

18. 敖英芳，李国平．运动医学进展 [M]．北京：中华医学电子音像出版社，2018.

19. 陈孝平，汪建平，赵继宗，等．外科学 [M]．北京：人民卫生出版社，2018.

20. 孙树椿．中医骨伤学 [M]．北京：中华医学电子音像出版社，2016.

21. 岳寿伟．肌肉骨骼康复学 [M]．北京：人民卫生出版社，2018.

22. 张作君．肩部损伤诊疗学 [M]．北京：中国中医药出版社，2009.

23. 于长隆，敖英芳．中华骨科学运动创伤篇 [M]．北京：人民卫生出版社，2010.

24. 冯华，姜春岩．实用骨科运动损伤临床诊断 [M]．北京：人民军医出版社，2012.

25. 王亦璁，姜保国，等．骨与关节损伤 [M]．北京：人民卫生出版社，2015.

26. 邱贵兴，戴尅戎，等．中华骨科学 [M]．北京：人民卫生出版社，2010.

27. 李智勇．肘关节外科手术诊断与治疗 [M]．广州：中山大学出版社，2016.

28. 闻善乐，闻亚飞．肘关节损伤诊断与治疗 [M]．北京：北京科学技术出版社，2013.

29. 詹红生．中西医结合骨伤科学 [M]．北京：中国中医药出版社，2013.

30. 励建安，王彤．康复医学 [M]．北京：科学技术出版社，2005.

31. 刘义兰，罗凯燕，熊莉娟. 关节镜手术及运动康复护理 [M]. 北京：人民军医出版社，2012.

32. 孙树春，孙之镐. 中医筋伤学 [M].2 版. 北京：人民卫生出版社，1999

33. 王怀经，赵玲辉. 局部解剖学 [M]. 北京：人民卫生出版社，2005.

34. 赵建宁，王瑞. 奈特简明骨科学图谱 [M]. 北京：北京大学医学出版社，2013.

35. 柏树令. 系统解剖学 [M]. 北京：人民卫生出版社，2005.

36. 邓友章，杨利学. 中西医临床骨伤科学 [M]. 北京：中国医药科技出版社，2012.

37. 张春慧，张笑昆，任彦波. 运动损伤与康复 [M]. 哈尔滨：黑龙江教育出版社，2007.

38. 赵文海，张俐，温建民. 中医骨伤学 [M]. 北京：科学出版社，2017.

39. 冯华，张辉. 髌股关节不稳定临床评估与治疗 [M]. 北京：人民军医出版社，2014.

40. 王琳，王安利. 实用运动医务监督 [M]. 北京：北京体育大学出版社，2005.

41. 黄涛. 运动损伤的治疗与康复 [M]. 北京：北京体育大学出版社，2010.

42. 韦贵康，施杞. 实用中医骨伤科学 [M]. 上海：上海科学技术出版社，2006.

43. 周谋望，陈亚平，葛杰. 骨关节损伤与疾病康复治疗方案及图解 [M]. 北京：清华大学出版社，2007.

44. 朱立国，李金学. 脊柱骨伤科学 [M]. 北京：人民卫生出版社，2015.

45. 王之虹，于天源. 推拿学 [M]. 北京：中国中医药出版社，2012.

46. 李冀. 方剂学 [M]. 北京：中国中医药出版社，2012.

47. 吴勉华，王新月. 中医内科学 [M]. 北京：中国中医药出版社，2012.

48. 王华，杜元灏. 针灸学 [M]. 北京：中国中医药出版社，2012.

49. 南登昆. 康复医学 [M]. 北京：人民卫生出版社，2008.

50. 廖威明，盛璞义，万用. 骨科疾病临床诊断与治疗方案. 北京：科学技术文献出版社，2010.

51. 黄涛. 运动损伤的治疗与康复 [M]. 北京：北京体育大学出版社，2010.

52. 张希彬，张世明. 中医骨伤科学 [M]. 成都：四川科学技术出版社，1991.

53. 郭仲华. 中医手法治尾骨骨折 [M]. 北京：中国中医药报，2012.

54. 王岩，毕文志，陈继营. 坎贝尔骨科手术学 [M].12 版. 北京：人民军医出版社，2013.

55. 胥少汀，葛宝丰，卢世璧. 实用骨科学 [M]. 郑州：河南科学技术出版社，2019.

56. 孙树椿，孙之镐. 临床骨伤科学 [M]. 北京：人民卫生出版社，2006.

57. 吴在德，吴肇汉. 外科学 [M].7 版. 北京：人民卫生出版社，2008.

58. 褚立希. 运动医学 [M]. 北京：人民卫生出版社，2012.

59. 黄美，陈健华，等. 医疗体育 [M]. 北京：科学普及出版社，2009.

60. 纪树荣. 运动疗法技术学 [M].2 版. 北京：华夏出版社，2011.

61. 刘波. 常见运动创伤中医康复手册 [M]. 成都：四川大学出版社，2015.

NOTE